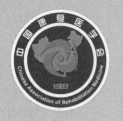

中国康复医学会作业治疗专业委员会作业治疗丛书

总主编　闫彦宁　李奎成　罗　伦

# 辅助技术与
# 环境改造

Assistive Technology and
Environmental Modification

U0247285

主编　李奎成　刘　岩

江苏凤凰科学技术出版社·南京

**图书在版编目（CIP）数据**

辅助技术与环境改造 / 李奎成，刘岩主编. — 南京：
江苏凤凰科学技术出版社，2023.2
（中国康复医学会作业治疗专业委员会作业治疗丛书）
ISBN 978 - 7 - 5713 - 3309 - 6

Ⅰ. ①辅…　Ⅱ. ①李…　②刘…　Ⅲ. ①康复训练—医
疗器械　Ⅳ. ①R496

中国版本图书馆 CIP 数据核字（2022）第 218715 号

中国康复医学会作业治疗专业委员会作业治疗丛书

**辅助技术与环境改造**

| | |
|---|---|
| 主　　编 | 李奎成　刘　岩 |
| 策　　划 | 傅永红　杨小波 |
| 责 任 编 辑 | 楼立理 |
| 责 任 校 对 | 仲　敏 |
| 责 任 监 制 | 刘文洋 |

| | |
|---|---|
| 出 版 发 行 | 江苏凤凰科学技术出版社 |
| 出版社地址 | 南京市湖南路 1 号 A 楼，邮编：210009 |
| 出版社网址 | http://www.pspress.cn |
| 照　　排 | 南京新洲印刷有限公司 |
| 印　　刷 | 南京新洲印刷有限公司 |

| | |
|---|---|
| 开　　本 | 889 mm×1194 mm　1/16 |
| 印　　张 | 17 |
| 字　　数 | 475 000 |
| 版　　次 | 2023 年 2 月第 1 版 |
| 印　　次 | 2023 年 2 月第 1 次印刷 |

| | |
|---|---|
| 标 准 书 号 | ISBN 978 - 7 - 5713 - 3309 - 6 |
| 定　　价 | 108.00 元 |

图书如有印装质量问题，可随时向我社印务部调换。

# 中国康复医学会作业治疗专业委员会作业治疗丛书
## 编写委员会

# 辅助技术与环境改造
## 编者名单

主　　编　李奎成　刘　岩

副 主 编　刘夕东　黄　河　王　杨

编　　者　（按姓氏笔画排序）

王　杨　广东省工伤康复医院

史东东　江阴惠友骨科医院

朱　茜　徐州市中心医院

刘　岩　黑龙江省第二医院

刘　巍　昆明医科大学

刘夕东　四川省八一康复中心（四川省康复医院）

芦剑峰　河北省人民医院

杜芳芳　辽宁中医药大学附属医院

李奎成　潍坊医学院

李艳杰　黑龙江省第二医院

汪　杰　常德市第一人民医院

林　伟　深圳汉尼康科技有限公司

周　晶　南方医科大学珠江医院

周文培　深圳市残疾人综合服务中心

夏　青　天津中医药大学

夏鹤飞　深圳市残疾人综合服务中心

黄　云　长沙市中心医院

黄　河　深圳市残疾人综合服务中心

傅道元　曼纽科集团

鲁　智　宜兴九如城康复医院

解　益　郑州大学第五附属医院

秘　　书　鲁　智　宜兴九如城康复医院

芦剑峰　河北省人民医院

# 推荐序 Recommended order

世界卫生组织文件中指出"康复是一项有益的投资,因为可以提升人类的能力……任何人都可能在生命中的某一时刻需要康复。"根据2021年世界卫生组织发表于《柳叶刀》的研究报告,2019年全球有24.1亿人可从康复中获益。当今,康复的重要性和必要性已成为人们的广泛共识。《"健康中国2030"规划纲要》更是将康复提升到前所未有的高度,全民健康、健康中国已上升为国家战略。2021年6月,国家卫生健康委、国家发展改革委、教育部等八部委联合发布了《关于加快推进康复医疗工作发展的意见》,指出"以人民健康为中心,以社会需求为导向,健全完善康复医疗服务体系,加强康复医疗专业队伍建设,提高康复医疗服务能力,推进康复医疗领域改革创新,推动康复医疗服务高质量发展。"的总体目标,推出了"加强康复医疗人才教育培养""强化康复医疗专业人员岗位培训",鼓励有条件的院校要"积极设置康复治疗学和康复工程学等紧缺专业,并根据实际设置康复物理治疗学、康复作业治疗学、听力与言语康复学等专业",并且提出"根据医疗机构功能定位和康复医疗临床需求,有计划、分层次地对医疗机构中正在从事和拟从事康复医疗工作的人员开展培训,提升康复医疗服务能力。"

作业治疗作为康复医学的重要组成部分,近年来得到了快速发展。2017年11月成立了中国康复医学会作业治疗专业委员会,并于2018年5月成为世界作业治疗师联盟(World Federation of Occupational Therapists, WFOT)的正式会员,这是我国作业治疗专业发展的一个重要里程碑。自2020年开始中国康复医学会作业治疗专业委员会开始承担WFOT最低教育标准作业治疗教育项目国际认证的材料审核工作。据不完全统计,目前我国已有15所本科院校开设康复作业治疗学专业(其中7所已通过WFOT认证),另有一些高职院校也开始开设康复治疗技术(作业治疗方向)的培养课程。然而,目前国内还没有一套专门的作业治疗专业教材,也没有系统的作业治疗系列专著。本次由中国康复医学会作业治疗专业委员会组织编写的国内首套"作业治疗丛书",系统化地介绍了作业治疗的基本理论、常用技术以及在各个系统疾病或群体中的实际应用。丛书以临床需求为导向,以岗位胜任力为核心,不仅可以为作业治疗专业人才培养/培训提供系统的参考用书,也可以作为作业治疗临床/教学的重要参考用书,具有非常重要的现实意义。

作为康复医学界的一位老兵和推动者,我从2011年就开始组织并推动作业治疗国际化师资培训,至今已举办了十余期,在以往的培训中均缺少系统的培训教材和参考专著。我非常高兴地看到本套丛书得以出版,为此由衷地推荐给广大读者,相信大家一定可以从中获益。同时我也希望各位编委总结经验,尽快出版作业治疗学系列教材,以满足作业治疗教育的需要。

励建安

美国国家医学科学院国际院士

南京医科大学教授

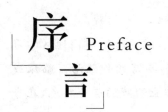

# 序言 Preface

为满足人们日益增长的康复医疗服务需求,2021年6月国家卫生健康委、国家发展改革委等八部门共同发布了《关于加快推进康复医疗工作发展的意见》,提出"力争到2022年,逐步建立一支数量合理、素质优良的康复医疗专业队伍",并对康复从业人员的数量和服务质量提出了具体的要求。

作业治疗作为康复医疗的重要手段之一,是促进病(伤、残)者回归家庭、重返社会的重要纽带,在康复医疗工作中发挥着不可替代的作用。近年来,随着我国康复医疗工作的不断推进,许多医院已经将原来的综合康复治疗师专科逐步向物理治疗师、作业治疗师、言语治疗师的专科化方向发展。

在我国,现代作业治疗自20世纪80年代随着康复医学引入,经过40余年的发展,从业人员的数量和服务质量都有了很大的提高。2017年12月,中国康复医学会作业治疗专业委员会成立,并于2018年5月成为世界作业治疗师联盟(World Federation of Occupational Therapists, WFOT)正式会员,为我国作业治疗从业者搭建了更高的学术平台,为推动我国作业治疗师队伍走向世界打下了基础。目前,我国已经有近20所高校开设了作业治疗专业(或康复治疗学专业作业治疗方向),其中7所高校的作业治疗本科课程通过了WFOT教育项目的认证。2017年,教育部正式批准部分高校开设"康复作业治疗学"本科专业,标志着我国作业治疗高等教育走向了专科化发展的轨道。可是,目前国内尚无一套系统的作业治疗专业教材,为了促进国内作业治疗的专业化、规范化发展,满足作业治疗从业人员的需求,有必要出版一套系统、全面且符合中国国情的作业治疗丛书。因此,在中国康复医学会的指导下,由中国康复医学会作业治疗专业委员会牵头启动了我国首套作业治疗丛书的编写工作,以期为国内作业治疗、康复治疗、康复医学等相关专业临床及教学工作者提供一套较为全面和系统的参考工具书,同时该套丛书也可作为作业治疗及相关专业学生的教材使用。

本套丛书共有14个分册,涵盖了作业治疗理论、作业治疗评定、常用作业治疗技术、临床常见病症的作业治疗、特殊群体的作业治疗以及作业治疗循证研究等模块,包括《作业治疗基本理论》《作业治疗评定》《日常生活活动》《职业康复》《矫形器制作与应用》《辅助技术与环境改造》《神经系统疾病作业治疗》《骨骼肌肉系统疾病作业治疗》《心理社会功能障碍作业治疗》《烧伤作业治疗》

《儿童作业治疗》《老年作业治疗》《社区作业治疗》《循证作业治疗》。

参加本套丛书编写的人员多数有在国外或我国台湾、香港、澳门地区学习作业治疗的经历,或具备深厚的作业治疗理论基础和丰富的作业治疗临床或教学实践经验。在编写过程中,本套丛书力图体现作业治疗的专业特色,在专业技术方面做到详细、实用、具体,具有可操作性。

丛书编写工作得到了康复领域多位专家的悉心指导,得到了中国康复医学会、江苏凤凰科学技术出版社以及参编人员所在单位的大力支持,同时也离不开所有参编人员的共同努力,在此我们一并表示衷心的感谢。

作为本套丛书的总主编,我们深感责任重大。作为国内首套作业治疗丛书,由于可供参考的资料不多,且参编人员较多,写作水平和风格不尽一致,书中难免存在不足或疏漏之处,我们恳请各位同道不吝指正,以便修订时完善。

闫彦宁　李奎成　罗　伦
中国康复医学会作业治疗专业委员会
2022 年 8 月

# 前言 Foreword

辅助技术可分为辅助器具和辅助技术服务,在康复中发挥重要的作用,是不可或缺的康复手段。据世界卫生组织估计,全球有10亿余人需要一种或多种辅助器具,但仅有约10%的需要者能够获得这些器具,其原因包括费用问题、资源有限、缺乏对辅助器具的认识和缺少经过培训的专业人员等。因此,辅助技术的培训和推广就尤显重要,编写一本实用的工具书则更为必要。环境改造与辅助技术密不可分,辅助器具的使用往往需要环境的配合,需要进行无障碍环境改造,而且辅助器具的使用本身也是环境改造的一部分。为此,经过慎重讨论,我们将两部分内容整合,组织编写了这本《辅助技术与环境改造》。

全书包括两大部分,共二十章,前十三章为辅助技术部分,后七章为环境改造部分。辅助技术部分除第一章辅助技术概述和第二章辅助技术评估外,其他章节主要根据国标的分类分别介绍了技能训练康复辅助器具(第三章)、个人生活自理和防护康复辅助器具(第四章)、个人移动康复辅助器具(第五章)、家务康复辅助器具(第六章)、家庭和其他场所使用的家具及其适配件(第七章)、沟通和信息康复辅助器具(第八章)、操作物品和器具的康复辅助器具(第九章)、休闲娱乐康复辅助器具(第十章),由于临床应用最为广泛,特别将助行器(第十一章)、轮椅(第十二章)从个人移动康复辅助器具(第五章)类别中抽出重点编写。此外,增加了与辅助技术关系密切的节省体能技术与关节保护技术(第十三章)。需说明的是,矫形器和假肢、职业康复辅助器具、个人医疗辅助器具、就业和职业培训辅助器具同属康复辅助器具主类,但由于专业性太强,或丛书中有单独一本书进行系统介绍,故本书中不做单独分章介绍。环境改造部分包括第十四章环境改造概述、第十五章无障碍环境与通用设计原则、第十六章环境评定、第十七章居家环境改造、第十八章社区环境改造、第十九章工作环境改造,环境控制系统(第二十章)与智能家居和辅助技术及环境改造均高度相关,故放于全书最后。

我们邀请了经验丰富的康复工程专家和作业治疗专家组成编委会,历经多次讨论,编委们各展所长,又相互学习,取长补短,较好地完成了编写任务。

本书既可以作为广大作业治疗师、作业治疗教师、康复治疗师等康复工作者的工具书,也可作为作业治疗及康复治疗相关专业学生的教材使用,还可作为康复辅助技术咨询师这一新兴职业的考试和工作参考用书。

　　本书编写历时两年多,几经波折,编委们呕心沥血,力图为读者们奉上一本全面、实用的辅助技术与环境改造精品专著。但由于编写水平有限,加之辅助科技发展迅速,书中内容难免会存在一些不足之处,还请广大读者们不吝批评和指正。

李奎成　　刘　岩

2022 年 11 月

# 目录 Contents

# 第一章

# 辅助技术概述

辅助技术是康复治疗的重要技术之一,在全面康复中发挥着重要的作用。辅助技术可提高康复对象的行动能力,促进参与社会和重返社会,使康复对象能够过上健康、富有成效、独立和有尊严的生活。

辅助器具是辅助技术的核心,辅助技术是对涉及辅助器具的有组织的知识和技能(包括系统和服务)的应用。据世界卫生组织(WHO)估计,全球有10亿余人需要一种或多种辅助器具。随着人口老龄化及非传染性疾病流行率的上升,到2050年需要辅助器具的人数预计将增加至20亿以上。然而,目前仅有约10%的需求者能够获得这些器具,其原因包括辅助器具费用问题、资源有限、缺乏对辅助器具的认识和缺少经过培训的专业人员。因此,辅助技术的培训和推广就尤显重要。

## 第一节

## 概念

1. 辅助技术　辅助技术(assistive technology, AT)是指用来帮助残疾人、老年人和其他功能障碍者进行功能代偿,以促进其独立生活并充分发挥他们潜力的多种技术、服务和系统的总称。其内涵包括三方面:①技术:硬件(器具)、软件(方法);②服务:适配服务和供应服务;③系统:包括研发、生产、供应、服务和管理。辅助技术可概括为辅助器具(assistive device,AD)和辅助技术服务(assistive technology service,ATS)两个方面。

2. 辅助器具　根据WHO定义,辅助器具是指专门生产或普遍可得的任何外用器具(包括装置、设备、仪器或软件),其主要目的是维持或改善个人的身体功能和独立性。辅助器具也用于预防损害和继发健康问题。我国近年逐渐统一将辅助器具称为康复辅助器具,2016年所发布的国家标准《康复辅助器具 分类和术语》(GB/T 16432—2016/ISO 9999:2011)中将康复辅助器具定义为"功能障碍者使用的,特殊制作或一般可得到的有助于参与性,对身体功能(结构)和活动起保护、支撑、训练、测量或替代作用,防止损伤、活动受限或参与限制的任何产品(包括器械、仪器、设备和软件)"。

3. 重点辅助器具　重点辅助器具是WHO在2016年特别提出的概念,指需求量极高,对维持或改善个人的身体功能是绝对必要的,需要以社区/国家可以负担得起的价格提供的一类辅助器具。WHO经过一系列程序,经全球范围专家和使用者筛选制定了《重点辅助器具清单》(表1-1-1)。重点辅助器具清单选定了广泛需求和对个人生活影响的50种重点辅助器具。清单不是限制性的,目的是为成员国提供样板,WHO支持各国制定自己的国家清单,以促进辅助技术的获得,也可以用来指导产品研发、生产、服务提供、市场成形、采购和报销政策。

4. 辅助技术服务　根据联合国《身心障碍者权利公约》,"任何协助个体在选择、取得及使用辅助器具过程中的服务,都称为辅助技术服务"。其内容包括需求评定、经费取得、设计、订做、修改、维护、维修、训练及技术支持等。以一位脊髓损伤者选配一台合适的轮椅为例:轮椅及配件是辅助器具,而辅助技术服务则包括相关的身体功能评定、轮椅需求评定、轮椅处方的制订、费用的解决或申请

表 1-1-1　世界卫生组织《重点辅助器具清单》

| | |
|---|---|
| 1. 带有光/声/振动的警报器 | 26. 个人数字辅助装置 |
| 2. 带有数字无障碍信息系统有声图书形式（DAISY）功能的音频播放器 | 27. 个人紧急报警系统 |
| 3. 盲文点显器（记事簿） | 28. 药盒 |
| 4. 盲文书写设备 | 29. 防压疮坐垫 |
| 5. 手杖 | 30. 防压疮床垫 |
| 6. 淋浴/洗澡/大小便座椅 | 31. 下肢假肢 |
| 7. 可隐藏的字幕显示 | 32. 可移动坡道 |
| 8. 马蹄内翻足支具 | 33. 录音机 |
| 9. 沟通板/书/卡片 | 34. 轮式助行器 |
| 10. 沟通软件 | 35. 读屏软件 |
| 11. 腋拐/肘拐 | 36. 简便的移动手机 |
| 12. 聋盲人沟通装置 | 37. 眼镜：用于弱视、近距离、远距离、滤光和防护 |
| 13. 摔倒探测器 | 38. 可调节站立支撑架 |
| 14. 将手势转成口语的技术 | 39. 治疗性鞋具：用于糖尿病、神经源性足病、矫形 |
| 15. 全球定位系统（GPS）定位功能设备 | 40. 日历和时间表 |
| 16. 扶手杆/支撑杆 | 41. 便携旅行辅助工具 |
| 17. 数字式助听器和电池 | 42. 三轮车 |
| 18. 听力回路/调频系统 | 43. 视频沟通装置 |
| 19. 吸水性防失禁制品 | 44. 框式助行器 |
| 20. 模拟键盘和鼠标的软件 | 45. 语音/点字手表 |
| 21. 手持式电子助视器 | 46. 使用者自己驱动的轮椅 |
| 22. 光学放大镜 | 47. 他人控制的手驱轮椅 |
| 23. 下肢矫形器 | 48. 提供姿势支撑的手驱轮椅 |
| 24. 脊柱矫形器 | 49. 电动轮椅 |
| 25. 上肢矫形器 | 50. 盲杖 |

经费的支持、购买轮椅、进行轮椅适配、使用训练、维护保养等。

## 第二节
# 辅助技术分类及特点

辅助技术包括辅助器具和辅助技术服务两大类。

### 一、康复辅助器具

#### （一）分类

1. 按辅助器具的使用功能分类　根据国家标准《康复辅助器具 分类和术语》（GB/T 16432—2016/ISO 9999：2011）及国际标准化组织（ISO）的标准，康复辅助器具按功能分为 12 个主类、130 个次类和大约 980 个细类。这是我国目前执行的国家分类标准（GB/T 16432—2016），也等同于国际标准（ISO 9999：2011）。具体 12 个主类，如表 1-2-1。

该分类方法的优点是每主类、次类和每一细类辅助器具都有自己的数字代码（如表 1-2-1 分类中左侧数字为主类代码），每细类产品都有自己的 6 位数代码，如"大腿矫形器"代码为"06 12 17"，"06"为主类"矫形器和假肢"代码，"06 12"为次类"下肢矫形器"代码，"06 12 17"则是"大腿矫形器"代码，这个代码是唯一的。此种分类通过代码就能反映出各种辅助器具在功能上的联系和区别，有利于统计和管理。此外,代码不用连续数字,而是04、05、06、09、12等,便于插入新的分类,如2016年标准较2004年就在27和30主类之间增加了"28就业和职业培训辅助器具"。

表1-2-1　康复辅助器具分类

| | 按功能分类* | 按使用人群分类 | 按使用环境分类 |
|---|---|---|---|
| 分类 | 04 个人医疗辅助器具<br>05 技能训练辅助器具<br>06 矫形器和假肢<br>09 个人生活自理和防护辅助器具<br>12 个人移动辅助器具<br>15 家务辅助器具<br>18 家庭和其他场所的家具和适配件<br>21 沟通和信息辅助器具<br>24 操作物品和器具的辅助器具<br>27 环境改善和评估辅助器具<br>28 就业和职业培训辅助器具<br>30 休闲娱乐辅助器具 | 视力残疾辅助器具<br>听力残疾辅助器具<br>言语残疾辅助器具<br>智力残疾辅助器具<br>精神残疾辅助器具<br>肢体残疾辅助器具<br>多重残疾辅助器具<br>老年人辅助器具 | 生活用辅助器具<br>移乘用辅助器具<br>通信用辅助器具<br>教育用辅助器具<br>就业用辅助器具<br>文体用辅助器具<br>宗教用辅助器具<br>公共建筑用辅助器具<br>私人建筑用辅助器具 |
| 优点 | 国家和国际标准,分类清晰,每种产品唯一分类,可增补或删减 | 使用方便,方便使用者获得 | 使用方便、针对性强 |
| 缺点 | 分类有些复杂,种类多 | 反映不出这些辅助器具的本质区别,同一辅助器具可供不同人群使用 | 反映不出这些辅助器具的本质区别,有些辅助器具在不同环境下都需要 |

注:*分类中前面数字为该主类辅助器具的国际编码。

2. **按使用人群分类**　不同类型的功能障碍者需要不同的辅助器具。根据《中华人民共和国残疾人保障法》,我国有7类残疾人,加上部分有需要的老年人,共分8类,分别需要不同的辅助器具,其分类如表1-2-1。这种分类方法的优点是使用方便,利于使用者获得;缺点是反映不出这些辅助器具的本质区别,许多辅助器具并不局限于上述某一类人群,属于通用辅助器具。

3. **按使用环境分类**　不同的辅助器具用于不同的环境,《国际功能、残疾和健康分类》(ICF)中,根据辅助器具的使用环境分为9类(表1-2-1)。该分类方法的优点是使用方便、针对性强、康复医生写辅助器具建议时很实用;缺点是反映不出这些辅助器具的本质区别,而且有些辅助器具如计算机辅助器具,在许多不同的环境下都需要,并不是唯一使用环境。

4. **按技术含量分类**　有些国家和地区习惯于按技术含量将辅助器具分为高科技辅助器具和低科技辅助器具。

**(二)特点**

辅助器具的特点包括独特性、适配性、广泛性、多样性、及时性、长期性等。

1. **独特性**　辅助器具的应用因人而异,不同的使用对象、不同的功能状态、不同的环境和个人因素均会使辅助器具不同于他人。

2. **适配性**　辅助器具不是依据技术含量或价格的高低来进行选择,而是以适用为主,适合使用者的就是最好的辅助器具,所有辅助器具应用中均需进行适配性检查和评估,以确保适合使用者。

3. **广泛性**　辅助器具应用十分广泛,可以说人人需要辅助器具,如眼镜是很多人都需要的辅助器具。

4. **多样性**　辅助器具品种繁多,如国标中的分类就有近千个细类,而每一细类又有多个产品。

5. **及时性**　对于大部分功能障碍者,特别是永久性功能障碍者,辅助器具越早使用越好,除提高活动的参与度外,也可预防功能的衰退及并发症的发生。

6. **长期性**　部分辅助器具需长期甚至终身使用,如截肢者使用的假肢、截瘫者使用的轮椅等。

## 二、辅助技术服务

**(一)分类**

辅助技术服务主要包括以下方面:

1. 辅助器具需求评定　对功能障碍者的辅助技术服务需求进行评定。

2. 辅助器具的获取　包括采购、租用或其他途径获取。

3. 与辅助器具使用有关的服务　如选择、设计、安装、订做、调整、申请、维护、修理、替换。

4. 辅助器具相关资源整合　整合医疗、介入或服务的辅助器具资源。

5. 辅助器具使用训练或技术协助　对身心障碍者及其家庭成员的训练或技术协助，如果适合，也可以包括监护人、服务提供者或法定代理人。

6. 对相关专业人员的支持　为相关专业人员（包括提供教育和康复服务人员）、雇主或其他人提供服务、雇用。

（二）特点

1. 独特性　每位使用者的功能障碍不同、需求不同、所处环境不同及需要的辅助器具不同，则所提供的服务也不相同。在服务过程中关注使用者需求比关注辅助器具本身更重要。

2. 多样性　多数功能障碍者可能不只有一种困难，而是需要多种辅助器具，因此需要多样性服务。

3. 连续性　功能障碍者的辅助技术服务，一旦开始就需要连续服务，包括评估、适配、训练、维修等，直至获得满意的辅助器具，此后还要提供定期跟踪服务。

4. 长期性　由于部分功能障碍者的功能损伤和结构损伤是永久的，而且随着年龄的增长，能力及需求不断变化而需要持续的服务。因此，辅助器具服务是长期的，甚至是终身服务。

5. 专业性　辅助技术服务从开始到结束包括很多环节，需要很多专业知识，以及不同专业人士组成的专业团队来实施服务。

（李奎成）

第三节

## 辅助技术的理论模型

辅助技术的理论模型为学科知识体系的完善和专业实践的成熟提供了理论基础。本节将介绍四个常用的辅助技术理论模型：人、活动与辅助技术模型；ICF模型；人与技术整合模型；辅助技术系统模型，以及这四个模型的理论构成和在辅助技术中的实践应用。

## 一、人、活动与辅助技术模型

### （一）模型简介

人、活动与辅助技术模型（human activity assistive technology model，HAAT）是 Albert M. Cook 和 Susan M. Hussey 于1995年提出，主要由活动、人、环境和辅助技术四个要素构成（图1-3-1）。该模型是描述个体（human）在某种环境下（context），使用辅助技术（assistive technology）完成某个活动（activity）。对这个模型的应用开始于个体参与活动，并在活动中引入辅助技术。此模型被广泛地应用于辅助技术的发展、研究、评估及持续评价等领域。

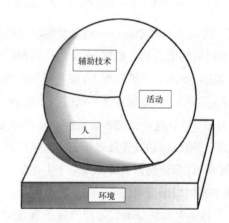

**图1-3-1　人、活动与辅助技术模型**

1. 活动　在进行评估时，首先需要考虑人所需完成的活动，即需要执行的任务。在人、活动与辅助技术模型中，模型设计者将活动分为自我照顾、生产活动（工作、学习、志愿活动）和休闲三个方面，在设计活动时，不仅要考虑活动的不同，也要注意不同活动的时长和频率，以及是否涉及其他人等。活动是出发点，明确使用者想要或需要参与的活动是非常重要的。通过设计活动可以明确个体需求，引导产品的研发，加快辅助技术的选择、使用及评估的流程。

2. 人　该部分需要评估使用者在动作、感官、认知、情感等方面的能力。此外，也要明确使用者的角色及使用辅助技术的经验、动机及使用周期等。角色因不同活动、不同情境而异，一般包括父母、学生、工人、教师、消费者等，角色不同，所需完成的活动也不同。动机是该部分的一个重要方面，包括完成特定活动的动机和使用辅助技术的动机两个方面。使用辅助技术的经验不同也会影响辅助技术的评估和使用。由于缺乏经验和知识，新手需要依靠专业人员获得更多的信息，而有经验的使用者知道自己想要的技术，在获得辅助技术的过程中也会更加积极主动。

3. 环境　该部分主要包括以下四个方面：①物理环境，包括自然环境、建筑物和物理参数；②社会环境，包括同伴和陌生人；③文化环境；④制度环境，包括法律、法案和法规，教育、工作、组织和社区环境等制度层面的政策、实践和程序，以及宗教等社会文化机构。随着社会的发展，公众对残疾的理解从医学模式逐渐过渡到社会模式，认为残疾是人、物理环境和文化环境动态影响的结果，社会认知、态度、制度和政策、基础设施等都会影响残疾人参与社会活动。对辅助技术的需求会因环境不同而存在差异，因此要考虑使用者的使用环境。

4. 辅助技术　人、活动与辅助技术模型将辅助技术视为个体在环境中进行活动的推动者。该部分主要包括四个方面——人机界面、处理器、环境界面和活动输出。辅助技术通过活动表现作为活动输出，人机界面和活动输出通过处理器相连接，将人所获得的信息和能力转换为信号作为输出。一些辅助技术如感官辅助器具需要检测外部环境的数据，这一过程通过环境界面来完成。在检测到外部数据后，处理器进行理解和加工，使它们通过人机界面传送给用户。Cook 等认为，辅助技术不仅可以是主流市场中普通的技术，也可以是专门为残障人士设计的装置或设备，包括：简单、易获得的低成本辅助技术；复杂、成本较高的高科技辅助技术；或计算机、移动装置、助听器等硬件装置；或软件应用等软件装置。

人、活动与辅助技术模型是在综合考虑人、环境、活动、辅助技术四个内容的基础上，通过专业人员的评估，确定使用者在活动及辅助技术上的需求，适用于各个年龄段的身心障碍者。

**（二）模型应用**

需求来自个体生活的各个方面，辅助技术系统的目标取决于个体所选择的活动。活动所需的任务、使用环境和人的技能，共同决定了个体能够使用的辅助技术。这些任务必须与使用者的能力和技能相匹配才能被顺利执行。这个匹配的过程即是通过辅助技术来替代使用者失去的功能或者强化使用者退化的功能。

1. 第一步，确定对个体来说有意义的、需要和想要完成的活动。可以使用加拿大作业表现测量表（Canadian occupational performance measure，COPM）来帮助确定个体想要参与的活动。一些简单的提问，也可以帮助确定个体想要参与的活动。例如，谁将亲自执行这项活动？由个体自己独立完成这项活动对患者来说是否具有重要的意义？患者是否能接受由其他人或科技来帮助自己完成？当患者愿意接受来自他人或科技的帮助时，谁（家人/朋友/护工）来提供帮助。如果这项活动涉及个人隐私，例如如厕，患者也许只接受由其指定的人提供的帮助。此外，务必要确认，个体能接受的对活动的调试程度如何。有多个方法可以调试活动，如改变活动完成的方式、改变执行者、调整活动的时间安排和执行频率，或者用另外一项活动替代该项活动。使用者能否接受活动的调试取决于他们赋予该活动的意义。例如，一个使用者之前能够参与一项竞技性运动，一旦使用者不能以以往的水平参与这项活动，就很难从中获得成就感。

2. 第二步，考虑使用者因素。一旦确认了目标活动，系统配适的重点就转移到人的因素。在这一部分的重点是使用者个人的属性、感知觉和个人偏好，全面评估使用者的身体和认知能力，以及其情绪状态。在此阶段，个人的选择很重要，如使用者选择参与的活动以及如何调试特定的活动。适配者可以提供给使用者选择辅助技术的专业知识，但使用者有权利做出符合他们个人偏好的选择。使用者也可以选择如何完成一项活动。辅助技术的使用者可以在自己执行任务、使用技术或向他人寻求帮助之间进行选择，对于既定的活动，使用者也可以将这三个要素进行组合。

影响一个人选择自己完成一项活动，从他人那里获得帮助或使用技术,或者三者结合的因素是什么。对每个使用者来说,这些因素都是独特的,不只是取决于个人实际的身体和认知能力。当个人认为自己有能力完成一项活动或其中的一部分时,他会选择去完成。相反,当一个人不相信自己有能力完成一项任务时,即使其确实具备完成任务的能力,仍有可能选择不执行及依赖别人完成。

辅助器具设备的特性也是决定个体选择的因素。比起其他设备,使用者会更大可能地选择一种可靠的且操作方法简单的设备。其他因素包括使用辅助器具是否会招来他人歧视、是否方便携带、是否易维护、是否购买得起等。另外,还要看使用的环境是否支持,不同环境支持不同的辅助设备的运行和使用。例如,电动轮椅也许是在社区内转移时不错的选择,但不一定是在家中转移的最佳辅助器具选择。

3. 第三步,考虑环境因素。在配置辅助器具时,有许多关于环境的重要问题需要考虑。前文已讨论了环境对使用者选择如何完成活动的影响。辅助技术将在哪里使用?使用者是否希望在单独的环境中使用它?还是需要在不同的空间地理位置使用它?如果要在不同的环境中使用该辅助器具,必须考虑环境对其使用的影响。例如,极端的温度会影响材料的性能。在北方地区,极端的低温可能会改变材料的性能,从而影响设备分配压力的能力。同样,极端的温度会对任何带有电子元件的设备产生有害的影响。环境中的光和声音也可能会影响设备的性能。

其次是环境对活动表现的影响。一项活动在所有相关环境中是如何执行的,差别是什么?环境的通用设计原则促进了各种能力水平的个体参与活动。制度上的政策也可能会妨碍或促进一项活动的进行。有无资助是另一个重要的考虑因素。根据一些资助项目,个体只有在特定的环境(如家庭)中使用设备时才有资格获得设备。在这种情况下,辅助技术适配工作必须确定设备和环境是否兼容。如物理环境可达性和社会支持是否支持辅助器具的使用。

4. 第四步,选择辅助技术/器具。关于辅助技术的选择,适配人员应该推荐一种尽可能简单但能满足使用者需求的设备,而非选择更复杂又难获得的辅助设备。

## 二、国际功能分类模型

WHO 于 1980 年首次发布了《国际残损、残疾和残障分类》(ICIDH)。该模型于 2001 年重新修订和命名为《国际功能、残疾和健康分类》。该模型描述的是个体的功能水平,而不是功能缺陷或功能障碍的水平。从 WHO 这次的修订可以看出,ICF 强调描述个人的功能层级,而非描述损伤层面。此架构可以提供评估、诊断、介入以及成效评价等参考。ICF 模型强调从多个维度来衡量一个人的健康状况,可简单分为身体功能与结构、活动表现、角色参与、环境与个人因素。身体功能与结构是指解剖生理功能。活动表现则是某情境下个体需要展现的能力,如移动肢体或说话。参与则包括作为人生角色这一部分的情况。环境因素是指人们生活的物理和社会文化背景,包括产品和技术、建筑环境、与他人的关系、态度,以及服务、系统和策略。个人因素包括个人基本信息和生活水平指标,例如,年龄、性别、婚姻状况、出生地、生活安排、教育水平、就业状况和收入。该模型重视个人执行功能的程度,同时也将情境对个人功能表现的影响考虑在内。ICF 模型提供了一个有用的框架。表 1-3-1 描述了一个 ICF 辅助技术模型,该模型为辅助设备分类、报销模式、资助标准和结果评价的工具。

ICF 模型成功地改变了康复研究的视角。从"人的问题"架构转换到一个以"系统性的问题"为特征的概念框架中。Lenker 和 Jutai(2002)的 ICF 辅助技术模型是 ICF 框架的一个扩展,该框架在视觉上将功能状态和容量、AT 设备的类型、实践领域、报销模型、资助标准和结果度量工具联系起来。它被进一步延伸为一个有意义和实用的系统,可供各种康复工作者用于不同文化中的卫生政策、质量和结果评估,并作为统计工具、研究工具、临床工具、社会政策应用,以及作为制定教育政策的工具。例如,若个人基本生理功能有缺损,就以医疗上的辅助性科技设备为主,如心律调节器、人工关节、人工电子耳等,并提供医疗上的各项检测与资源;若认知、感觉、动作等方面的活动表现元素有困难,那么专业人士可建议使用移动辅助器具、矫形器、助听器、沟通辅助器具等设备以改善个体的活动表现，并利用标准化的评估工具来了解个体的状况与介入后的成效。若在角色参与上有困难，如工作上的困难，则可利用就业相关辅助器具及工作调整等策略协助个体，并且寻求就业辅导相关经费补助。若是涉及社会及公共环境政策的改变和调整方向，则可借鉴环境相关的工具帮助制定和实施。

表 1-3-1　ICF 辅助技术模型框架

| ICF 领域 | 身体功能和结构（身体水平） | 活动（个体级别） | 参与（角色级别） | 情景背景因素（社会水平） |
|---|---|---|---|---|
| 相关领域举例 | 功能和结构整合与损伤包括生理过程和器官系统功能：认知、感觉、知觉、运动，生理和心理过程 | 行动或活动的表现（认知、感觉、肌肉运动的和/或行为的）促进多个角色的表现：<br>—启动、组织、序列、评价、参加<br>—坐、抬、站、攀爬、伸手、捏、抓、握、放<br>—联系、互动、解决<br>—听、说、看、尝、动<br>—读、写、学习、理解 | 参与生活情境和发生在特定情境下的角色表现（家庭、工作和教育、自我照顾、休闲） | 会影响个人的身体及社会的特征，但不特定于个人的能力或失能；公共场所的物理障碍，雇主态度，社会福利资金；公共政策<br>—辅助器具/产品<br>—建筑环境<br>—人（朋友、亲戚、同事） |
| 辅助科技相关领域 | 身体结构和功能：心脏起搏器、髋/膝关节置换、人工耳蜗、巴氯芬泵 | 移动辅助器具：轮椅、拐杖、手杖、步行器；上肢矫形器、眼镜、助听器、增强和替代沟通技术（AAC） | 职业改造（任务/设备/环境的改造）；居家改造；车辆改造；基于计算机操作的辅助技术 | 可进入的公共场所：建筑、交通、沟通、娱乐、第三方报销辅助器具服务和设备 |
| 资助模式 | 医疗保险 | 医疗保险 | 职业康复、特殊教育体系、雇主等 | 公共政策 |
| 资助标准 | 医疗必需品 | 医疗必需品 | 职业相关<br>教育相关 | 社会价值 |
| 具体领域测量 | 心电图、血压、Ashworth 肌张力量表 | 功能独立性测评（FIM）量表、视敏度、听力测试、语言功能 | 工作表现<br>学校表现<br>角色参与 | 环境质量评估量表 |
| 跨域测量 | 魁北克用户对辅助技术的满意度评估（QUEST）<br>辅助设备的心理社会影响量表（PIADS）<br>加拿大作业表现评估（COPM）<br>辅助技术设备倾向评估（ATDPA） | | | |

## 三、人与技术整合模型

### （一）理论概念

人与技术整合（matching person and technology，MPT）模型是由 Scherer（2004）创立，这个模型强调环境（environment）、人（person）以及科技（technology）三要素的整合，三者整合的密切与否决定了辅助技术应用的成效。中心目标是为身心障碍者提供最适合的辅助技术，以提高其独立性和生活品质。该模型以使用者为中心，利用结构化的评估过程与评估量表，探讨如何让个人与科技、环境达到最有效的契合。人与技术整合模型（MPT）不仅适用于评估个体需要的辅助科技，也可以评价辅助技术介入的成效，如图 1-3-2。

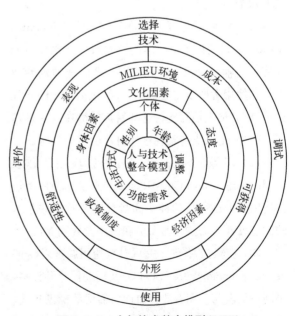

图 1-3-2　人与技术整合模型（MPT）

## （二）评估架构

**1. 评估架构** Scherer 等依据此模型的概念发展出六个步骤的评估流程及相关的评估量表,适用于所有身心障碍者。从初评、个人历史回顾乃至最后介入计划的制订,每个步骤都必须同时考量环境、个人与辅助科技三个因素。

（1）环境部分:必须考虑个体使用辅助设备的环境与社会心理情境（psychosocial setting）。例如,在评量个体的移动辅助器具使用需求时,康复相关人员与使用者可以共同讨论使用者需要去的地点,去那里有无困难? 环境中有哪些部分需要改变以达到目的?

（2）个人部分:则需考虑使用者的个性、喜好和性情,如果辅助器具可符合个体需求而且方便使用,则可以达到个人与科技的契合。例如,在前述移动辅助器具的例子中,需要考虑个人需要/想要什么协助方式? 使用者是否想要从现有的设备中选用? 个体使用此项设备后,是否会改变其原本的生活方式?

（3）科技本身的因素:考虑其特性,例如,设备是否容易获取? 是否安全、可靠与舒适? 是否容易使用和方便维修? 康复相关人员与使用者可以共同列出可供选择的辅助器具清单,讨论后再进行选择。

**2. 评估步骤** 整体而言,评估工作可以分为以下六个步骤:

（1）步骤一,主要使用 MPT 初评表单（initial worksheet）,用以了解个体的初始目标并预期可能会使用的辅助器具。使用 MPT 评估表确定专业人员和使用者所设定的初步目标,包括可能的替代目标;在表格上填写支持这些目标的潜在的干预措施。此外,记录支持实现这些目标所需的技术。

（2）步骤二,通过使用者科技应用工作表（technology utilization worksheet）来了解使用者过去使用辅助性科技的种类和状况以及对这些技术的满意度。这需要专业人员和使用者共同完成。

（3）步骤三,首先须完成科技使用调查表（survey of technology use, SOTU）及辅助器具预评估,协助评估者与使用者选择目前所需要的辅助科技,接着考虑使用者所处的环境以及所扮演的角色以完成教育科技、职场科技或医疗保健科技等相关预估,探讨如何利用辅助科技协助个体解决生活上的问题,同时讨论如何协调评估者建议与使用者偏好之间的差异。了解使用者在听力、言语、身体力量等九大功能领域的残疾程度、使用者希望优先改善的方面、使用者的心理特征以及使用辅助技术后的感想等。

（4）步骤四,专业人员和使用者共同讨论使用该技术后所存在的问题。

（5）步骤五,在确定所存在的问题后,专业人员和使用者制订具体的干预措施及解决问题的行动计划。

（6）步骤六,根据以上步骤的评估,将评估结果、问题的解决策略、行动计划等形成书面文件,为后续的评估和使用提供理论上的指导。

MPT 模型强调应从个人、环境与科技三个纬度来评估个体辅助性科技设备的使用需求。该模型所发展的评估量表并无特定的使用对象,主要是通过阶段性的评估过程来了解辅助性科技对个人所产生的影响。MPT 的评估过程是使用者和专业人员合作完成的过程。MPT 不仅与使用者的优势能力和使用需求相匹配,同时也考虑到使用者的使用偏好。MPT 适用于所有的身心障碍者,且已被广泛地用于临床上,用户满意度也非常高。

# 四、辅助技术系统模型

辅助技术系统（the comprehensive assistive technology, CAT）模型的发展涉及全面性和简洁性之间的权衡。因为随着所涉及的因素增多,复杂性也会更高。Hersh 和 Johnson 的 CAT 模型的设计灵感来自 Cook 和 Hussey 提出的人、活动与辅助技术模型,以提高对辅助科技如何帮助提高人类表现的理解。它是为了响应扩大 AT 建模框架的灵活性和适用性的需要而开发的。

功能障碍社会模型和以用户为中心的设计视角都对 CAT 模型产生了很大的影响,CAT 模型本质上可以描述为生物-心理-社会工具。它由人、背景、活动和辅助技术四个部分组成。它可用于:识别环境障碍;分析现有辅助技术解决方案;制定辅助技术设计指南;综合评价辅助技术配置的结果。CAT 模型的灵活性和开放性使其可以轻松适应任何综合康复计划。它为用户、医疗和护理人员以及辅助技术设计人员提供了一种通用语言,使其成为促成许多辅助技术解决方案的过程中非常重要和有价值的工具。目前,CAT 模型的主要限制是缺乏实用的评估工具,这限制了该模型在现实中的广泛应用。

CAT 模型是用来描述辅助技术、设备、系统、应用程序以及其完整的社会的和工程的背景。它基于对四个属性的详细分解(图 1-3-3)。

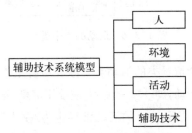

图 1-3-3　辅助技术系统模型

辅助技术系统模型具有树形结构但在任何层级不会使用过多的分支机构。该模型的优点是易于理解、浏览和修改,有助于辅助技术中交互式软件的开发。该模型基于分解后的属性层级涵盖了人、人所处的环境以及正在使用的辅助技术系统以支持人执行活动。

**(一)人的属性**

若想要成功地使用特定的辅助技术,人或一个群体是整个系统成功的核心。人的属性(图 1-3-4),第二层级包含特征、社会、态度三个方面。在第三层级,"特征"变量包括个人信息、损伤、技能和个人偏好。个人信息包括年龄、性别和种族。损伤涉及感觉、运动功能、认知、心理健康和其他障碍。这些损害影响人的活动,他们可能在执行活动时会遇到障碍,因此需要辅助技术和合适的设计,以解决使用中的问题。技能可能是天生的,也可以是经过教育和培训后获得的。个人偏好包括对设备界面类型的偏好、设备外观,以及接收基本或详细信息及信息的呈现方式的偏好,如语音、文本、图片或多种形式的组合。在第三层级,社会方面的因素包括社区支持以及教育和就业。社区支持可能涉及情感、实践和/或经济支持等方面。它涉及当地社区、家人和朋友的支持。这种支持和鼓励可能是使用者能成功使用辅助设备的重要因素。教育和就业包括

当前的就业状况、就业史、教育和培训史和资质资历等。在第三层级,"态度"变量包括对辅助技术的态度和一般态度。使用者对辅助技术的态度包括使用辅助技术和其他技术的经验,以及他们多大程度上愿意尝试新技术。一般态度包括自尊心、自我认同、对残疾的态度、(自我)动机及其毅力程度。

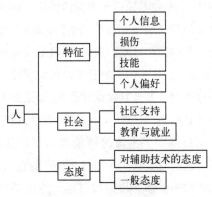

图 1-3-4　人的属性层级

**(二)环境**

第二层级描述了环境的主要类型(图 1-3-5),第三层级则对不同环境做了细节的描述。重要的是辅助技术设计是基于使用者的现有环境,不需要再去大规模更改它,例如,要求有基本的现代化基础设施。第二层级中有三种类型的环境:文化及社会环境、国家环境、当地环境。

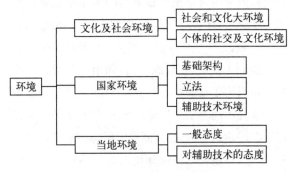

图 1-3-5　环境属性层级

在第三层级,文化和社会环境可分为更广泛的社会和文化环境,以及使用者的社会和文化背景。这两个环境通常非常相似,特别是对于来自主流文化和社会背景的人群。但两者也经常会有差异,如当中的少数群体,包括残疾人。差异包括语言、其他文化因素、对残疾人的态度以及对辅助技术的态度。语言和其他文化因素特别重要,因为现有辅助技术设备的许多功能仅提供英语语言及少量的其

他国家语言,包括语音输出(如果有)的文件和手册需要使用当地语言。另外,用于控制的符号和标签在当地文化背景下应当明确无歧义。

国家环境的构成部分可以用于区分历史、社会经济状况和基础设施发展状况迥然不同的国家的情况。与更广泛的社会背景和环境一样,这是该模型的特征之一,使其适用于不同的国家。国家环境组成部分的第三层级分为基础架构、立法和辅助技术环境。基础架构环境因素,如供电的普遍性和可靠性、信息电信技术的发展状况及可以使用这些技术的人口比例。其他基础设施因素,如道路的发展和铁路基础设施。显然,在一个电力供应持续不稳定的国家提供需要电源的辅助器具作用并不大。立法环境包括有关残疾人和社会融合的立法,以及相关建筑物的无障碍设施或其他会影响辅助技术的法规或全国性标准。辅助技术环境包括国家、地区、当地分段和支付以及提供辅助技术服务的支持、培训和维护。例如,残障人士是否可申请资助及拨款计划以雇用助理或用于购买他们自选的辅助器具。

当地环境描述了使用者希望辅助设备可使用的各种场景设施。它的第三级构成位置和环境以及物理变量。位置和环境包括室内、室外或两者兼有。室内环境可以根据建筑物的类型或主要用途进一步分类,如多层公寓楼、单层房屋、多层房屋或作为家庭、工作场所或教育机构。户外环境可以更进一步分为城市、乡村或郊野,如山区和海边。有些设备只用于某些特定类型的环境,而其他设备可用于几种不同类型的环境。例如,带盲文的电梯可用于多层建筑物的内部,而轮椅可能用于室内和室外。当地环境包括任何环境产生的约束或限制因素,如门或房间的大小。物理变量包括温度和湿度水平、噪声的级别和类型等。

### (三)活动

将一个人可能要执行的各种活动归类,其中一些活动可能需要辅助技术的支持。系统模型将所有活动分为两个组别下的六大类别。主要分类:流动、沟通、通信、认知类的基本活动类别;日常生活、教育和就业、娱乐等的背景情景类活动。

基本活动和背景类活动的活动类别和ICF模

型中的活动分类是相似的。第二层级则由六个主要组成部分构成(图1-3-6)。

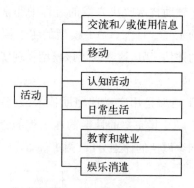

**图1-3-6　活动的六个类别**

每个情景类的活动类别涉及所有基本活动类别中的活动,即一些交流和/或使用信息、移动和认知活动。这是这类的活动被界定为"基本"活动的原因之一。例如,使用计算机和互联网可以应用在日常生活、工作场所或教育机构中,以及获取休闲活动的信息。许多日常生活、教育和就业以及娱乐活动需要一些计划以及组织、决策和信息分析。因此,为了避免歧义和重复,认知、移动和沟通以及信息活动不会在情景类活动中重复。

### (四)辅助技术属性

由于社区环境通常不是专门为残疾人而设计,所以许多残疾人需要辅助技术来执行其期望的活动。在某些地区,适当的辅助技术系统尚不可用,因此一些残疾人将面临很大的困难,无法实现某些期望的活动。在第二层级(图1-3-7),辅助技术系统的属性可以划分为以下几部分:活动规范,设计,系统技术,用户终端。

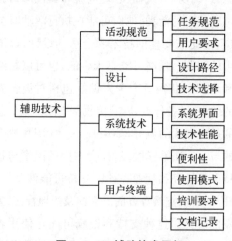

**图1-3-7　辅助技术层级**

在第三层级,活动规范包括任务规范和用户要求。在任务规范中,任务或活动被分解为子任务列表,由辅助技术完成。用户需求包括对使用者的身体、感觉和认知的要求。例如,举起一定重量物品的能力或能遵循一系列的指示。一般而言,对用户需求越小,则这项特定辅助技术可以用于使用的人群就越大。在第三层级,设计分为设计路径和技术选择。设计方法是整体设计理念或使用的策略。这包括它是否属于通用设计或针对特定人群的设计和/或环境设计。通用设计旨在为尽可能多的群体服务,不论年龄、性别、种族或残障程度。技术选择则是确定设计使用的主要技术。例如,对于障碍物检测的辅助设备,技术选择可能介于红外和超声波技术之间,其选择过程会考虑诸如性能、用户界面、可靠性、技术规范和成本等。

在第三层级,辅助技术系统包括系统界面和技术性能。系统接口规范包括是单模式还是多模式,以及哪种模式可用,例如语音、文本、图标和/或盲文。技术性能包括多种因素,例如可靠性、坚固性、安全性和是否易于维护。在第三层级,用户终端可以归类为便利性、使用模式、培训要求和文档记录。使用的便利性和吸引力包括辅助技术是否为"用户友好"的、直观易用的,以及设备的尺寸、重量、便携性和外观。使用模式包括设备是便携式的还是要安装在固定的位置,以及它是独立的还是隶属于较大系统的一部分。培训要求说明培训类型(不同的用户组)对于辅助技术能否成功使用很有必要,包括使用前的首次培训和之后的持续培训。与文档记录相关的因素包括提供在线或纸质格式的文档。

辅助技术仍然是一门相对较年轻的学科,其基础理论也仍在不断发展。以上这些理论框架帮助我们从传统的生物医学模式视角逐渐转到全面考虑的社会医学模式视角,为我们在综合考虑个体、活动、辅助技术、环境这四者的交互作用起了很好的指导作用,为辅助器具配置提供了系统的理论依据和参考框架。

(周 晶)

## 第四节

## 第四节
# 辅助技术的作用及应用人群

## 一、辅助技术的作用

辅助技术的应用,在一定程度上消除或抵消了功能障碍者的缺陷和不足,克服了其自身的功能障碍,因而在某种意义上消除了功能障碍者重返社会的物理障碍,实现平等、参与和共享。辅助技术服务则促进了辅助器具作用的实现。辅助器具的作用包括以下内容:

1. 代替和补偿丧失的功能 如假肢可代替所丧失的肢体的功能,助视器、助听器可补偿视、听功能。

2. 提供保护和支持 如矫形器可用于骨折的早期固定和保护。

3. 提高运动功能,减少并发症 如轮椅、助行器等可以提高行动和站立能力,减少长期卧床造成的全身功能衰退、压疮和骨质疏松等。

4. 提高生活自理能力 如个人生活自理辅助器具能够提高衣、食、住、行、个人卫生等生活自理能力。

5. 提高学习和交流能力 书写、阅读、打电话辅助器具及助听器可提高学习和交流能力。

6. 节省体能 如助行器具的使用减少了步行时的体能消耗。

7. 增加就业机会,减轻社会负担 如截瘫患者借助轮椅和其他辅助器具完全可以胜任一定的工作。

8. 改善心理状态 如康复对象可借助辅助器具重新站立和行走,脱离终日卧床的困境,可平等地与人交流,大大地提高康复对象生活的勇气和信心,改善心理状态。

9. 节约资源 辅助器具应用可预防原发性和继发性问题,缩短住院时间,降低医疗费用,减少人、财、物力的浪费。

10. 促进参与和社会融入 增加融入和参与度,促进享受有尊严的生活。

11. 提高生活质量 运动能力的增强、独立程度的增加、心理状态的改善和参与程度的提高可整体上提升使用者的生活质量。

## 二、辅助器具的应用人群

辅助器具的主要应用人群如下：

1. 老年人 由于老年人视、听等感觉功能减退和运动功能、认知功能衰退，可能需要多种辅助器具。

2. 残疾人 据研究，我国有超过 38% 的残疾人需要辅助器具，特别是中重度残疾人，包括肢体、智力、视觉、听觉、精神、多重残疾者，都可能需要一种或多种辅助器具。

3. 急、慢性疾病或损伤者 如下肢骨折者早期可能需要矫形器、轮椅或拐杖。

4. 精神疾病患者 包括痴呆患者，可能需要沟通类辅助器具、安全类辅助器具等。

5. 其他 身体功能逐步衰退者。

### 第五节

# 辅助技术的应用原则及注意事项

辅助技术应以满足基本功能需要并有助于使用者发挥潜能为最佳，应用辅助技术时需遵循一些基本的原则和注意事项。

## 一、应用原则

### （一）通用设计原则

通用设计（universal design，UD）指对于产品的设计和环境的考虑应尽最大可能地面向所有的使用者的一种创造设计活动。配置辅助器具时，在有市售产品的情况下，首选市售的通用设计辅助器具而不是特别制作的辅助器具。基本原则如下：

1. 公平原则 不受其他条件限制，公平对待每一个有需求者，产品的设计应该尽可能地让所有人都能公平使用。

2. 简单实用原则 在保证功能的前提下，尽可能地选择简单、易得、易用的辅助器具或技术。辅助器具使用方法应简单易懂，不受使用者的经验、知识、语言能力等的影响。

3. 容错性设计原则 即不伤害原则，所设计或选用辅助技术必须是安全的，即使使用过程中发生意外，所致伤害也应该是最轻的。

4. 节省体能原则 辅助器具应有利于节省能量消耗，在不导致疲劳的情况下易于舒适地使用。

5. 感知信息传递原则 无论周围环境或使用者有无感官上的缺陷，都应把必要的信息传递给使用者。

6. 空间兼容原则 提供适当的大小和空间，让使用者易接近和操作，不被体形、姿势或行动障碍所影响。

### （二）个体化原则

应用辅助技术时必须考虑使用者的个体化情况，作为选择辅助技术时的参考。在必要的情况下，需对辅助器具进行修改，如果修改也不能满足使用者则需量身定制。

1. 功能导向原则 所选辅助技术应结合使用者的身体功能和认知心理功能，满足基本功能需要并有助于发挥功能潜力。

2. 合身原则 所选择的辅助器具尺寸符合使用者的需要。

3. 弹性使用原则 使用者可根据自己的需要和喜好选择辅助器具及服务。

## 二、应用注意事项

### （一）从使用者的需要出发

（1）与辅助器具使用者建立良好的合作关系，以充分了解其需求。

（2）做好解释和说明，鼓励使用者参与讨论，避免使用专门术语、艰涩词句。

（3）目标制订过程需要辅助器具使用者及团队的参与。

（4）辅助器具使用者有最终的决定权，决定使用何种辅助器具。

### （二）确保安全，不可造成伤害

（1）所提供的辅助技术在满足功能需要的同时，确保产品安全和使用过程安全。

（2）适当的时候可转介给其他专业人员共同合作。

（3）随时注意自己与使用者的卫生及安全事项。

### （三）注重使用者的能力及潜力

（1）辅助技术应用的主要目的是让使用者进

行活动和参与,而非通过辅助器具提高功能。

(2)辅助技术的最终目的是增加功能独立,同时降低疾病影响。

(3)提供辅助技术者在考虑康复对象能力的同时,还需要考虑其潜力。

**(四)介入或解决问题的方法需简单有效**

(1)通过全面评估,从整体上看使用者的问题。

(2)考虑多方面的解决方法。

(3)考虑短期、长期的辅助器具应用与可能的结果。

(4)考虑使用者特殊需求的个别化处理方法。

(5)尽量与使用者原来代偿方式差异不大。

(6)寻求最简单而有效的方法。

**(五)考虑阶梯化的辅助器具处理介入原则**

当出现功能障碍时,应按以下顺序思考和解决问题,只有当确有必要时才选用辅助器具。

(1)首先考虑重新修改活动来促进参与。

(2)不能通过调整活动解决问题时,则应考虑发展或训练必需的技巧或能力来促进活动和参与。

(3)在必须使用辅助器具时,首先在市面上寻找给一般人使用的器具,或将一般产品创意性使用。

(4)在一般器具不能满足需要时,考虑在市面上寻找给功能障碍者使用的产品。

(5)在市售辅助器具不能满足需要时,需进行修改或改造以满足需要。

(6)以上都不能满足需要时,则要量身订制或设计特殊的辅助器具。

以上过程简化为 BAD 原则,即 B(buy,买):当有批量生产的辅助器具适用时优先采用,这是最经济、快速的方法;A(adapt,改):买不到合适成品时,选择功能相近的辅助器具加以修改,也能达到要求,此方式较为费时,且其价格比成品辅助器具高;D(design,设计):市场上的成品无法满足要求或市场上找不到合适产品时,才进行重新设计、量身定制,此种方式周期长且价格最高。简言之,具体选择辅助器具产品时,能买则买,买不到则改,改不了才设计制作。

第六节

# 辅助技术应用流程

辅助器具选配必须经专业人员严格评估、适配、使用前后训练、必要的环境改造、安全指导和随访。不适当的辅助器具或使用不当不仅造成资金的浪费,还可能导致功能障碍加重,甚至带来严重的安全问题。因此,辅助器具选配需进行严格管理,规范流程,以便最大限度地发挥辅助器具的功能和减少不必要的浪费。辅助技术应用流程,如图 1-6-1。

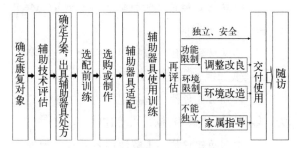

**图 1-6-1　辅助技术应用流程**

## 一、确定康复对象

辅助器具应用的第一步是明确康复对象,而为了确定康复对象,需要了解以下信息:

1. 确定康复对象的辅助技术需求

(1)首先了解转介来源及转介目的。

(2)筛选康复对象基本信息,如年龄、功能障碍发生时间、障碍程度、障碍进展情况、辅助器具经费来源、家庭支持情况等。

(3)了解今后辅助器具介入变更的可能性,如手术、搬家、药物改变等。

2. 确认康复对象的功能目标　康复对象希望能达到的目标及利用辅助器具在何种情况下进行哪些作业活动。

3. 记录康复对象基本需求及存在的主要问题书面记录康复对象的需求及主要功能情况。

4. 初步判断辅助技术是否可以满足康复对象的需求　根据初步功能情况判断是否可以通过辅助技术达到康复对象的需求,并确定是否提供辅助技术服务。

## 二、辅助技术评估

根据功能障碍不同,康复对象所需的辅助器具也不同,不同的辅助器具对使用者的功能要求也不尽相同。因此,进行辅助器具选配前一定要进行系统的辅助技术评估,了解使用者的目前功能及预后情况,以选择最适合使用者的辅助器具。辅助技术评估内容包括使用者的功能评估、辅助器具评估、环境评估等。当然,并不是所有评估均由同一位治疗师完成,可以由康复团队的其他成员完成相应的工作。

### (一)使用者的功能评估

1. **运动功能评估** 包括肌力、耐力、ROM、平衡、转移能力等评估。

2. **感觉功能评估** 包括深浅感觉、复合感觉、特殊感觉(如视、听觉)等的评估。

3. **认知功能评估** 包括定向力、注意力、记忆力、学习能力、理解力、执行力等评估。

4. **心理功能评估** 了解使用者心理状况及有无抑郁、焦虑等异常心理问题。

5. **情绪行为评估** 了解使用者有无攻击行为、自伤行为、过激行为等以确保辅助器具应用的安全性。

### (二)辅助器具评估

(1)根据活动、参与等需求目标,结合康复对象的身体结构与功能,对预选的辅助器具进行评估。

(2)评估辅助器具对使用者身体功能的要求,并平衡辅助器具的功用与康复对象的需求之间的差异。

(3)如有必要,可先试用辅助器具,以明确能否满足康复对象的需求。

### (三)环境评估

对康复对象使用辅助器具进行活动的环境进行评估,包括居家环境、学习环境、工作环境、社区环境等。

## 三、确定辅助方案

### (一)确定辅助技术方案的过程

(1)确定辅助器具为借用、试用、租借或直接购买。

(2)确定能否直接应用通用设计产品或市售辅助器具,或是对市售辅助器具进行改良、量身定制辅助器具,以满足功能需求。

(3)出具辅助器具处方。

### (二)辅助器具处方

1. **处方内容** 辅助器具处方主要考虑辅助器具类型、尺寸、材料、使用范围。如需购买,需包含辅助器具名称、型号、尺寸、材料、颜色、承重、其他配件、特殊需求等。如需制作,则需提供辅助器具名称、尺寸、材料、承重、其他配件、特殊需求、图纸等内容。此外,还要考虑使用者的意愿、操作能力、安全性、重量、使用地点、外观、价格等。

2. **不同功能障碍者可能需要的辅助器具** 因功能障碍的性质和程度不同,往往需要不同的辅助器具。以下简单介绍脑卒中、脊髓损伤、脑瘫患者及老年人常用的辅助器具。

(1)脑卒中患者常用的辅助器:如表1-6-1。

表1-6-1　脑卒中患者常用的辅助器具

| 功能活动 | 辅助器具 |
|---|---|
| 进食 | 带弹簧片的筷子、加粗手柄器具、防滑垫、防洒碟、防洒碗、万能袖套等 |
| 修饰 | 特制指甲钳、电动剃须刀、长粗柄梳子、带吸盘的刷子 |
| 穿衣 | 穿衣器、扣纽器、穿袜器、特制外衣纽扣 |
| 大小便 | 坐便椅、加高坐厕、坐厕及扶手、便后清洁器、厕纸夹 |
| 洗澡 | 长柄刷、带扣环毛巾、防滑沐浴垫、洗澡板、洗澡椅、洗澡凳、扶手装置 |
| 转移 | 单脚手杖、四脚手杖、助行架、轮椅、单手操作轮椅、转移带、转移滑板、转移车 |
| 交流 | 沟通板、有大按键的电话机、书写器、扬声器、计算机输入辅助器具 |
| 做饭 | 特制砧板、切割器、特制开瓶器、钳式削皮器、开罐器(供单手使用) |
| 其他 | 特制手柄钥匙、开瓶器、矫形器 |

(2)脊髓损伤患者常用的辅助器具:如表1-6-2。

表1-6-2　脊髓损伤患者常用的辅助器具

| 功能活动 | 辅助器具 |
|---|---|
| 进食 | 万能袖套、带C形夹的勺子、带腕固定带的勺子、防滑垫、防洒碟、防洒碗、自动喂食器等 |
| 修饰 | 电动剃须刀、带C形夹的梳子和剃须刀、带固定带的牙刷、电动牙刷 |

（续表）

| 功能活动 | 辅助器具 |
|---|---|
| 穿衣 | 穿衣器、扣纽器、穿袜器、鞋拔、带指环的拉链等 |
| 大小便 | 坐便椅、坐厕、加高坐厕、扶手、床边便椅、厕纸夹、集尿器、纸尿裤 |
| 洗澡 | 带扣环的毛巾、长柄擦(海绵)、防滑垫、洗澡板、洗澡椅、扶手 |
| 转移 | 电动轮椅、手动轮椅、手轮圈带有突起的轮椅、转移板、助行架、腋杖、肘杖、手杖、转移车、转移系统 |
| 交流 | 电话托、手写器、翻书器、计算机输入辅助器具(头棍、口棍等) |
| 其他 | 防压疮坐垫、特制手柄钥匙、拾物器、开瓶器、环境控制系统、矫形器等 |

（3）脑瘫患儿常用的辅助器具：如表1-6-3。

表1-6-3　脑瘫患儿常用的辅助器具

| 功能活动 | 辅助器具 |
|---|---|
| 进食 | 特制筷子、加粗手柄器具、万能袖套、带C形夹的勺子、带腕固定带的勺子、防滑垫、防洒碟、特制碟、特制碗 |
| 修饰 | 特制指甲钳、长柄梳子、加粗手柄梳子、万能袖套 |
| 穿衣 | 穿衣器、扣纽器、穿袜器、特制外衣纽扣、鞋拔 |
| 大小便 | 坐便椅、儿童坐厕、扶手、便后清洗器、厕纸夹 |
| 洗澡 | 长柄刷、带扣环的毛巾、防滑沐浴垫、洗澡板、洗澡椅、扶手装置 |
| 移动及转移 | 助行架、步行推车、轮椅、转移带、转移滑板、儿童轮椅 |
| 交流 | 沟通板、带大按键的电话、书写器、扬声器、翻书器、计算机输入辅助器具(头棍、口棍等)、折射眼镜等 |
| 其他 | 加大码钥匙、钥匙旋转器、马形钥匙柄、易松钳、环境控制系统、矫形器、矫形鞋(鞋垫) |

（4）老年人常用辅助器具：如表1-6-4。

表1-6-4　老年人常用的辅助器具

| 功能活动 | 辅助器具 |
|---|---|
| 视觉参与的活动 | 老花镜、放大镜、助视器、阅读器、带有光声/振动的警报器、盲文点选器、盲文书写设备、语音手表、特殊输入键盘、语音输入装置、智能音箱(控制家用电器) |
| 听觉参与的活动 | 助听器、闪光门铃、特殊电话(骨导电话)、可视电话、扬声器等 |
| 进食 | 防抖勺子、特制筷子、加粗手柄器具、防滑垫、防洒碟、特制碟、特制碗 |
| 修饰 | 特制指甲钳、长柄梳子、加粗手柄梳子、万能袖套 |
| 穿衣 | 穿衣器、扣纽器、穿袜器、特制外衣纽扣、鞋拔 |
| 大小便 | 坐便椅、坐厕、扶手、便后清洗器、智能马桶、集尿器 |

（续表）

| 功能活动 | 辅助器具 |
|---|---|
| 洗澡 | 洗浴床、坐式淋浴装置、长柄刷、带扣环的毛巾、防滑沐浴垫、洗澡板、洗澡椅、扶手装置 |
| 移动及转移 | 手杖、四脚杖、助行架、步行推车、轮椅、转移带、转移滑板、天轨转移系统 |
| 交流 | 沟通板、带大按键电话、书写器、扬声器、翻书器、语音输入装置等 |
| 其他 | 智能药盒、老年人手机、老年人智能定位手表、加大码钥匙、钥匙旋转器、马形钥匙柄、易松钳、环境控制系统、矫形器等 |

## 四、提供辅助技术服务

1. 选配前训练　在配置前应进行系统训练，以利于日后更好地应用辅助器具。训练内容根据功能评估结果确定，包括肌力、耐力训练、ROM训练、平衡训练、转移训练、感觉训练、认知训练、心理治疗等。

2. 制作或选购　需考虑的因素如下：制作的时间、体位、使用者的体形、耐受程度、配装过程、安全性、是否符合人体功效学和生物力学原理、制造商的信誉、维修保养等。最好能提供给使用者样品并试用，以便其选择最喜欢并且适合其功能的产品。

3. 适配　所有辅助器具配置必须经过适配环节，以确保所配的辅助器具符合使用者的需求。

4. 选配后的适应性训练　适应性训练是辅助器具配置后必不可少的环节。使用者需在适应性训练中了解并掌握辅助器具的性能、保养、使用技巧等。训练应包括穿戴或组装、保持平衡、转移、驱动、利用辅助器具进行日常生活活动（ADL）等内容，具体每一类辅助器具使用详见相关章节。

5. 环境改造　如有需要，需进行环境改造，具体内容详见环境改造章节。

## 五、再评估

选配辅助器具并进行适应性训练后需要进行再次评估，以了解是否达到预计的功能目标，使用者能否正常使用，是否需要再进行改良，有无安全方面的顾虑等，如存在问题应及时处理。

经评估，如果使用者可以安全独立地使用辅助器具，就可交付其使用并给予详细的使用保养指导；如果达不到功能目标，则需要对辅助器具进行改装；如果存在环境方面的限制而影响使用，应进行环境的改造并进行环境适应性训练；如果使用者不能独立使用而需要他人照顾，则应教会护理者正确的使用及保养的方法。

## 六、随访

辅助器具交付使用后要根据产品情况定期进行随访，了解使用过程中存在的问题及确定是否需要进行跟踪处理。

1. 随访的目的和意义

（1）评估辅助器具介入的效果。

（2）当需要时或无法达到功能目标时均应重新评估。

（3）当康复对象需要时可提供维护、升级或维修服务。

（4）避免或减少辅助器具弃用。

2. 随访方式　只要达到随访目的，可以通过多种方式进行。

（1）专门设计的随访系统或程序，包括辅助器具随访系统、APP 等。

（2）一般随访也可以通过电话、问卷、邮件等方式进行。

（3）以上门服务的形式进行随访是一种能够较全面地评估辅助器具使用情况的方式。

（4）门诊复诊也是常用的随访方式。

（5）还可以委托社区康复人员或第三方机构进行随访。

（李奎成）

# 第二章

# 辅助技术评估

在为个体提供辅助器具服务时，应当首要考虑个体的需求。即个体为什么需要辅助器具，个体目前需要什么样的辅助器具、帮助其在什么环境下完成什么活动任务，个体目前功能如何，辅助器具对个体有什么要求？由哪一方提供辅助器具？个体对辅助器具配置的期望如何？这些信息都需要我们在评估时系统地收集和记录，也是为个体选择恰当的辅助器具的重要依据。辅助技术评估主要包括辅助器具服务的需求评估、身体功能评估、辅助器具评估、环境评估等。

## 第一节

## 辅助器具服务的需求评估

辅助器具服务评估的第一步是了解个体需求，以便进行针对性的服务和系统解决问题。需求评估以下方面：

### 一、基本情况采集

与个体的首次访谈，需要了解个体的基本情况，包括年龄、性别、疾病诊断、障碍类型、文化背景、个人兴趣等，以及曾经使用辅助器具的情况。

### 二、个体的主要活动

了解个体每天日常生活的安排和每天的基本活动，特别是需要进行但存在困难或受限制的活动，包括了解活动内容、时间、环境、工具、参与的人等，以便确定辅助器具服务的需求。

### 三、个体的需求

与个体和照顾者共同讨论个体目前在日常生活活动和社会参与中使用辅助器具的需求，并按照重要性排序，具体需求内容包括需要进行什么样的活动、需要什么辅助器具或服务、在什么情况下使用辅助器具、辅助器具使用的频率、每次使用时间等。

### 四、个体家庭及社会支持系统

在评估个体在使用辅助器具过程中，家庭和社会的支持是其坚持使用辅助器具的重要因素。

## 第二节

## 身体功能评估

在考虑使用辅助技术系统时，需要重点对使用者的功能及技能进行评估，以便提供恰当的辅助器具，增强或取代使用者的功能限制，提高功能障碍人士的独立性。

### 一、辅助器具应用过程中所需要的身体功能

人与环境的交互过程如图 2-2-1 所示，在辅助器具的使用中也经历同样的过程。

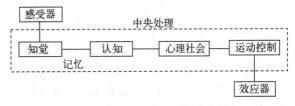

图 2-2-1 信息处理过程

图 2-2-1 中所示的各个模块描述的是功能而不是结构要素，它们用于帮助识别人与辅助技术交互过程中需考虑的事项。辅助系统的设计人员必须了解的关于辅助技术使用者的三件事情：①可以做什么（技能）；②不能做什么（限制）；③将要做什么（动机）。动机直接关系到人的目标和需求，以及辅助技术系统如何满足他们。在设计辅助技术系统时，要考虑图 2-2-1 所示的三个组成部分的技能和限制。总的来说，这些组成部分构成了人类的内在动力。人的各项感官输入是从环境中获取信息必要的环节，而且灵敏度（光、声音或压力的阈值）和范围（感官输入的大小、振幅或变化频率）都可能存在限制。在考虑辅助技术系统使用时，视觉、听觉、触觉、本体感受、运动觉、前庭感觉系统都起着重要的作用。每个系统产生的感觉数据对于成功使用辅助技术是重要的。

一些辅助技术专门解决感官损伤。例如，阅读辅助器具用于视觉障碍的群体以及助听器用于听觉障碍的人，都是为了弥补这些特定损失（详见第八章）。然而，感官功能影响几乎所有的辅助技术的应用领域，感官功能作为使用者能否成功使用或操作辅助技术系统，是重要的考虑因素。

"效应器"一词用来描述人类身体的神经、肌肉和骨骼元素，以支持运动或运动输出。这些元素共同作用，经过中央处理，对感觉输入做出反应，提供运动输出。因此，使用者的功能限制可以由这其中的任何元素或它们的组合中产生损害，从而出现功能障碍。通常情况下，辅助操作系统或辅助器具是由手的运动控制的。例如，电动轮椅通常使用由手操纵方向杆来控制轮椅，而计算机和智能化沟通辅助器具则靠手和手指的运动来使用键盘。然而，其他身体部位也可用于控制，姿势控制和反射的组成部分也有助于使用者产生运动输出。感受器与效应器之间的交互作用是感知、认知、神经肌肉控制（包括运动规划）和心理社会的综合中央处理过程。知觉（perception）是对从感受器接收到的信息进行有意义的解释和加工分配，它包含从感觉数据中获得的信息与基于以前的存储在记忆中的信息及感觉经验之间的交互作用。感觉和知觉功能提供了个体与环境相互作用的机制。它是所有感觉系统的数据的组合和解释，提供了我们与环境交互的有意义的画面。

认知是指注意、记忆、解决问题、做决定、学习、语言等。几乎所有的技能都基于认知功能。例如，使用电动轮椅需要多种类型的认知功能，使用者必须用视觉扫描环境，处理感官信息，决定想要的运动方向，并操作方向杆，使轮椅在想要的方向上运动。一旦启动，使用者必须关注环境，以避免障碍和危险，并就速度和方向做出即时决定。有时也很难将认知障碍与感官障碍或运动表现障碍区分开来。例如，个体使用的喂饭机要求个体有感官输入信息，以准确定位食物在盘子里的位置，要求有认知决策能力，选择想吃的食物，要有足够的运动技能去控制喂饭机接口，控制勺子取到食物和送到嘴里。因为这是一项复杂的任务，个体吃不到饭菜，则要考虑是否由视觉或知觉问题引起的（例如，难以将食物从饭碗中分辨出来），或者认知的问题（例如，忘记任务序列或不能参与长时间的任务），或运动功能的限制（例如，无法启动控制界面或由于缺乏运动控制而无法将食物从勺子中取出）。运动计划被用来描述为完成一项有目的的任务而执行的有目的的运动的过程。这是一个经由中央处理的活动，需要最高水平的运动控制，如写作、吃饭、使用手工工具等。心理社会功能则包括自我认同、自我保护和动机。这些因素与个体对残疾的接受程度、对辅助技术的态度以及辅助器具对患者的有效性皆有关联。

由于外伤、疾病或先天性疾病，这些领域中的任何一个都可能出现功能限制。设计辅助技术系统的一个主要目标是确定功能障碍者在感官功能、中央处理、运动输出和控制方面的技能。

## 二、感觉功能评估

感觉障碍可以通过辅助技术来克服其在环境中的活动与参与障碍。针对感觉功能障碍者的个体状况及特定的活动参与需求，挑选合适的辅助器具，能够最大限度地发挥辅助器具的作用，提升康复效果。

**（一）视觉障碍评估**

1. 眼部医学评估　对个体的病情及发展状况

进行了解,在进行辅助器具评估时,给予合理建议。例如,先天性无虹膜患者,经常有畏光现象,可以考虑为其适配滤光镜;视网膜色素变性患者,需要使用计算机,当残余视力尚好时,可以借助计算机内置的放大软件或扩屏软件进行屏幕阅读。

2. 视功能评估 视功能评估包括单、双眼的裸眼视力、生活视力和最佳矫正视力,视野、对比度、色觉、调节力、双眼融合能力,凝视、追踪、扫描能力。视觉功能对于辅助技术系统的有效使用是重要的。对于有视觉障碍的个人来说,阅读印刷材料或计算机显示器可能是困难的,甚至是不可能的,而辅助技术则会有所帮助。当一个人的主要残疾是视觉障碍时,辅助技术必须适应视觉领域的需要,通常也会使用其他的感官,如听觉或触觉。身体残疾严重的人,其视觉障碍发生率可能高达75%～90%,然而这些视觉困难并没有被及时识别或处理。由于辅助技术应用非常依赖于视觉输入的使用,因此必须仔细评估视觉功能,并且有必要解决特殊的视觉需求。评估视力通常包括测试视觉灵敏度(目标尺寸)、视野范围或视野尺寸、视觉跟踪(跟踪目标)和视觉扫描(在多个目标的视野中找到特定的视觉目标)。在使用辅助技术系统时,每一个指标都很重要。

(1)视力:①视觉灵敏度这个词是指视觉系统的所有方面,也就是把图像聚焦在视网膜上并从图像中提取感觉数据。在这个过程中有三个重要的因素:对象的大小,对象与背景的对比,对象与背景对象之间的间距。②视角只描述可视物体的大小。物体与背景之间的对比同样重要,视觉阈值则是指亮度。物体发出或反射的光的绝对值并不重要,重要的是物体与背景的对比度。当对比度高时,视觉系统功能最佳。眼睛对视觉光谱中的颜色(从紫色到红色)很敏感,但它对这个范围内的所有颜色有不同的敏感度。如果固定头部和眼睛,不允许旋转,那么颜色视觉的极限是中线两边各60°。在这个范围内,视网膜对所有波长(颜色)的反应不等同(图2-2-2)。③图2-2-2说明了蓝色的对象是在整个60°范围可见,而黄色、红色和绿色的对象只有在接近固定的点(中心)时可辨认,这对于辅助器具的设计有一定的指导意义。例如,对于依靠周边视

觉或眼睛追踪移动物体有困难的个体,选择有蓝色的辅助器具,个体会更敏感,这也解释了为什么很多通用设备设计都会选择蓝色。如果使用绿色或红色,则人看到物体的能力可能受到限制,可以通过使用蓝色或黄色来增加可见性,也可以通过使用不同的对象和背景颜色来提高对比度。

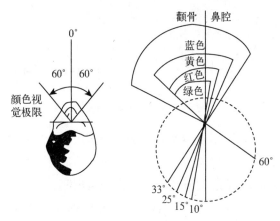

图2-2-2 不同颜色的反应视角不同

(2)视野:①头部和眼睛固定在中心点上,右眼外周视觉正常范围为左70°,右104°。如果允许眼睛转动,但头部保持固定,则中心点的每边的距离为166°。这种典型的视场可能会因疾病对眼睛、视觉路径或大脑的伤害而导致功能的改变。最常见的视觉缺损类型如图2-2-3所示。视觉缺损可能发生在左或右视野的一个或多个象限。这些类型的缺损在功能障碍者中很常见,如脑瘫、创伤性脑损伤,以及影响眼睛和视觉系统的疾病。当辅助技术系统被具体化和设计时,必须考虑个人视野的大小和性质。②可以使用视野计、阿姆斯勒表等检查工具确切了解视野缺损位置,也可以通过指测法、观察法对视野进行测量。视野检查的目的是发现残余视野的位置,通过训练,使用残余视野。

(3)视觉跟踪和扫描:①视觉跟踪是指跟踪移动物体的能力。视觉扫描与视觉跟踪的区别在于视觉扫描是物体不移动;相反,眼睛会移动到场景的不同部分,以找到场景中的特定对象或位置。动眼功能是正常视觉和辅助技术应用所必需的,眼睛的运动被用作效应器(利用运动输出的部分作为控制人机界面)。②眼球运动通常分为两类:一类是稳定视网膜图像,另一类是转移视线到新目标。眼球运动和前庭眼球反射属于第一类。所有的头部

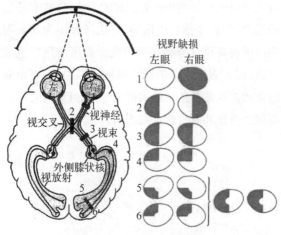

图 2-2-3 视觉缺损类型

运动都可以作为这些反应的充分刺激,也就是说,头部运动是产生反射的输入。这些反射对于难以保持稳定的头部或躯干位置的个体来说可能受限。平滑的追踪眼球运动也有助于稳定视网膜图像。目光的转移是通过扫视、转向和头部运动来完成的。检查视觉扫描、跟踪、凝视能力,让我们了解个体在实际生活中的视觉使用状况,对辅助器具的评估选择非常有帮助。

（4）视觉调节:①在正常眼睛休息时,分散的物体集中在视网膜上。当物体靠近时,除非透镜的曲率改变了,否则图像就落在视网膜的前面。纤毛肌改变晶状体曲率的过程,被称为视觉调节。调节是通过确定当物体靠近时,眼睛晶状体的力量的变化来量化的。②功率是用眼睛焦距的倒数计算出来的,用屈光度（D）表示。对于 20 岁以下视力正常的人,近点约为 10 cm,调视约为 12 D。随着年龄的增长,适应能力下降。例如,人在 50 岁时,近点约为 30 cm,调视减少到少于 2 D,这种情况导致需要佩戴老花镜。许多类型的残疾影响眼睛的调适功能,应用辅助技术时,视觉适应性不足是一个重要的因素。

**（二）听觉功能评估**

为使听觉障碍者获得适合自身的助听辅助器具,首先要对其进行系统、全面及客观地评估,包括对听力残疾状况、基本的活动能力以及辅助器具需求等方面进行综合评估。

通过收集病史,包括致聋原因、时间及佩戴助听器史,对下一步准确评估听力状况及选配辅助器

具有指导意义。

标准化的听力检查在测试环境、测试仪器及测试人员、测试方法等方面有国家标准的严格控制,因此是在具备相关资质的医院或机构由有资质的专业人员进行。

常见的行为测听法包括行为观察测听、视觉强化测听、游戏测听、纯音测听,是主观行为反应,需要受试者对刺激信号做出某种行为反应,来判断所能听到的各频率最小声音的听力级,定义为阈值。通过其结果可以了解听力是否正常以及听力损失程度和类型,它能够反映从外耳到听觉中枢整个听觉传导通路的情况,作为对听觉障碍诊断和处理的依据。

听觉阈值包括听觉声音的振幅和频率。声音的振幅用分贝（dB）表示。这个单位是所听到的声压与耳能探测到的最小声压（20 μPa）之比的对数。这个最小的阈值相当于 20 英尺（1 英尺＝0.30 m）以外安静环境下手表的滴答声。由于对分贝的对数计算,分贝的声压水平增加 1 倍就是声音振幅增加了 10 倍。

听觉功能损害有两个主要的影响:丢失信息和无法监控语音输出。后者可能会在口头交流中造成很大的困难。有一些辅助技术方法,为有听觉障碍的人提供口头交流帮助。

通常定义四种类型的听力损失,分别是:①中耳病理缺陷引起的传导损失;②耳蜗或听觉神经缺陷引起的感音神经性损失;③大脑听觉皮质损伤;④因知觉缺陷而非生理条件引起的功能性耳聋。听觉损伤如果损失在 20～30 dB 被认为是轻微的,轻度的为 30～45 dB,中度的为 60～75 dB,严重的为 75～90 dB,极端的为 90～110 dB。

**（三）躯体感觉功能**

躯体感觉功能在辅助技术系统的设计和选择中起着至关重要的作用。运动和感觉系统之间的密切关系也表现在躯体感觉障碍中表现出控制能力的下降。例如,患有麻风病的人会失去外周的感觉,从而丧失对运动系统的反馈,精细的运动能力则明显受损。较差的精细运动能力会导致使用者在控制辅助器具及辅助技术系统时明显受限。

躯体感觉输入来自外周的受体,包括压力、热感、触觉和动觉反应。当感觉丧失时,如脊髓损伤时,躯体感觉输入缺失,组织可因外部施加的压力造成损伤,如坐着时产生的压力。在座椅系统和坐垫的设计中,无法感知压力或无法感知不适的感觉需要特别留意。

感觉功能评估包括浅感觉检查、深感觉检查和复合感觉(皮质感觉检查)。对个体的感觉检查通常的反应有:①正常:个体反应快而准确;②消失:无反应;③减低或减退:迟钝的反应,回答的结果与所受的刺激不相符合。

1. 感觉评定适应证及禁忌证

(1)适应证:①中枢神经系统病变:如脑血管病变、脊髓损伤或病变等。②外周神经病变:臂丛神经损伤。③外伤:如切割伤、撕裂伤、烧伤等。④缺血或营养代谢障碍:糖尿病、雷诺病、多发性神经炎等。

(2)禁忌证:意识障碍者、严重认知功能障碍不能配合检查者。

2. 评估方法

(1)浅感觉检查:①触觉:嘱患者闭目,评定者用棉签或软毛笔轻触个体的皮肤,让个体回答有无一种轻痒的感觉或让个体数所触次数。每次给予的刺激强度应一致。检查四肢时,刺激的走向应与长轴平行;检查胸腹部时,刺激的走向应与肋骨平行。②痛觉:嘱患者闭目,评定者在个体正常皮肤区域先用圆头针针尖刺激数下,让个体感受正常刺激的感觉。然后再进行正式的检查,以均匀的力量用针尖刺激个体需要检查部位的皮肤,嘱患者回答:"痛"或"不痛",同时与健侧比较,并让个体指出受刺激部位。对痛觉麻木的个体检查要从障碍部位向正常部位逐渐移行,而对痛觉过敏的个体要从正常部位向障碍部位逐渐移行。为避免个体主观的不准确回答,间或可用圆头针针帽钝端触之,或将针尖提起而用手指间触之,以判断患者回答是否正确。痛觉障碍有痛觉缺失、痛觉减退和痛觉过敏等。③温度觉:包括温度及冷觉。嘱患者闭目,用分别盛有冷水或热水的试管两支,交替、随机地接触皮肤,试管与皮肤的接触时间为 2～3 s,嘱患者说出"冷"或"热"的感觉。冷觉的试管温度在 5～

10 ℃,温觉的试管温度在 40～45 ℃。④压觉:嘱患者闭目,检查者用大拇指用力挤压肌肉或肌腱,请患者指出感觉。对瘫痪的个体压觉检查常从有障碍的部位开始直到正常的部位。

(2)深感觉检查:①运动觉:嘱患者闭目,检查者轻轻握住个体手指或足趾两侧,上下移动,让个体辨别移动的方向,如感觉不明确可加大运动幅度或测试较大的关节,以了解其减退的程度。②位置觉:嘱患者闭目,将其肢体放置于一定的位置,然后让个体说出所放的位置;或嘱个体用其正常肢体于患侧肢体相同的位置上。在正常情况下,患者能说出或摆到正确位置。③振动觉:嘱患者闭目,检查者将每秒振动 256 次的音叉放置于患者身体的骨骼突出部位,如手指、尺骨茎突、鹰嘴、桡骨头、内外踝等,询问个体有无振动感和持续时间。可利用音叉来测试个体感觉到振动与否,检查时应注意上、下、左、右对比。振动觉可随年老而渐进性丧失,在较年老者可完全丧失。振动觉和运动觉、位置觉的障碍可不一致。

(3)复合感觉(皮质感觉)检查:①皮肤定位觉:嘱患者闭目,一般常用棉花签、手指等轻触个体皮肤后,由个体用手指指出刺激的部位。正常误差手部小于 3.5 mm,躯干部小于 1 cm。②两点辨别觉:区别一点还是两点刺激的感觉。嘱患者闭目,检查时用两脚规轻触皮肤,距离由大到小,测定能区别两点的最小距离。两点须同时刺激,用力相等。③实体觉:用手抚摸物体后确定该物体名称的能力称为实体觉。检查时,嘱患者闭目,将一熟悉的物件(如笔、钥匙、硬币等)放于受试者手中,嘱其触摸后,说出该物品的属性和名称。④图形觉:是指辨认写于皮肤上的字或图形的能力。检查时嘱患者闭目,用手指或其他物品在受试者皮肤上画一个几何图形(三角形、圆圈或正方形)或数字(1～9),由受试者说出所写的图形或数字。

## 三、运动功能评估

### (一)肌力评估

肌肉功能检查和评估是运动功能检查最基本、最重要的内容之一。对肌肉功能的检查有助于了解个体的功能状态。

1. 徒手肌力测试（manual muscle testing, MMT） 检查时要求受试者在特定的体位下，分别在减重力、抗重力和抗阻力的条件下完成标准动作。测试者同时通过触摸肌腹、观察肌肉的运动情况和关节的活动范围以及克服阻力的能力，来确定肌力的大小。

2. 应用仪器的肌力评定 低于3级的肌力，一般很难用仪器检测，主要依靠手法肌力测试。当肌力超过3级时可采用专用的仪器和设备进行定量测试。但是器械肌力评定只能用于人体少数部位，且只能作为肌群的肌力评定。

### （二）关节活动度的评估

关节活动度（range of motion, ROM）是指一个关节从起始端至终末端的正常运动范围。关节活动度的评定方法除了通常的使用量角器和皮尺测量，还可以利用特定的仪器和设备来准确地评定关节活动度的变化。

1. 测量的工具 用于关节测量的工具包括量角器、带刻度的尺子、电子测角器等。它们由金属或塑料制成，规格不等。其中，量角器为测量ROM的常用工具。量角器由一个带有半圆形或圆形角度计的固定臂及一个移动臂组成。

2. 测量步骤

（1）让个体处于舒适的位置，关节处于解剖位。

（2）让个体了解接下来的测量过程、测量的原因，以取得个体的配合。

（3）露出将要测量的关节。

（4）确定测量关节的骨性标志。

（5）稳定测量关节的近端关节。

（6）被动活动该关节，以了解可能的活动范围和有无抵抗感。

（7）使关节处于起始位。

（8）量角器的轴心对准关节轴，固定臂与构成关节近端骨平行，活动臂与构成关节的远端骨平行，避免采用使角度针偏离角度计的运动方向。

（9）记录关节起始位的角度后移走量角器。不要尝试在关节运动过程中固定量角器。

（10）测试者应小心、轻柔地移动关节，以确定完全的被动ROM。

（11）重新摆放量角器并记录终末位的角度。

（12）移走量角器让个体的肢体处于休息位。

（13）记录ROM。

3. 测量结果记录 记录ROM的结果应该包括以下几个项目：关节的名称与左右；关节僵硬、强直或挛缩的位置；主动ROM和被动ROM；测量时的体位；测量过程中运动的方向以及有无误差。

### （三）肌张力评估

肌张力（muscle tone）是指肌肉组织在静息状态下的一种不随意的、持续的、微小的收缩。正常肌张力有赖于完整的外周神经和中枢神经系统调节机制，以及肌肉本身的特性（如收缩能力、弹性、延伸性等），肌张力是维持身体各种姿势和正常活动的基础，是维持肢体位置、支撑体重所必需的，也是保证肢体运动控制能力、空间位置、进行各种复杂运动所必需的条件。肌张力的评定对了解个体功能状况及功能需求，以及选择辅助器具具有重要的作用。

1. 迟缓性肌张力评定标准 迟缓性肌张力的评定相对简单，可将其严重程度分为轻度、中重度两级评定，如表2-2-1。

表2-2-1 迟缓性肌张力的分级

| 级别 | 评定标准 |
|---|---|
| 轻度 | 肌张力降低；肌力下降；将肢体置于可下垂的位置上并放开时，肢体只能保持短暂的抗重力，旋即落下；仍存在一些功能活动 |
| 中重度 | 肌张力显著降低或消失；肌力0级或1级（徒手肌力检查）；把肢体放在抗重力肢位，肢体迅速落下，不能维持规定肢位。不能完成功能性动作 |

2. 痉挛的评定标准 手法检查是按对关节进行被动运动时所感受到的阻力来进行评定的。Ashworth肌张力评定，如表2-2-2。

表2-2-2 Ashworth肌张力评定

| 级别 | 评定标准 |
|---|---|
| 0级 | 无肌张力的增加 |
| I级 | 肌张力轻微增加，受累部分被动屈伸时，在关节活动度（ROM）末端时，出现突然卡住，然后呈现最小的阻力或释放 |

（续表）

| I⁺级 | 肌张力轻度增加，表现为被动屈伸时，在 ROM 的后 50% 内，出现突然卡住，然后均呈现最小的阻力 |
|---|---|
| II级 | 肌张力较明显的增加，在 ROM 的大部分范围，肌张力均较明显的增加，但受累部分仍能较容易地被移动 |
| III级 | 肌张力明显增高，进行 ROM 检查有困难 |
| IV级 | 僵直：受累部分被动屈伸时呈现僵直状态，不能活动 |

### （四）平衡功能评估

平衡是动作的基本保证，要使活动中的身体保持平稳、准确，就必须要有良好的平衡与协调功能。临床常用的平衡评定方法包括观察法和量表评估。

1. 观察法

（1）在静止状态下，受试者能否保持平衡。例如，睁、闭眼坐，睁、闭眼站立，双足靠拢站立，足跟对足尖站立，单足交替站立等。

（2）在运动状态下，受试者能否保持平衡。例如，坐、站立时移动身体，在不同条件下行走，包括足跟着地走、足尖着地走、直线走、沿着标记物走。

（3）侧方走、倒退走、环形走等。

2. 量表法　Berg 平衡量表（BBS）包括起站、坐下、独立站立、闭眼站立、上臂前伸、转身一周、双足交替踏台阶、单腿站立等 14 个项目，测试一般可在 20 min 内完成，如表 2-2-3。

表 2-2-3　Berg 平衡量表

| 在不使用辅助器具情况下，取较低分数计分 | 分数 |
|---|---|
| 1. 坐到站<br>指令：请试着不用手支撑站起来（用有扶手的椅子）<br>　　4 能够不用手支撑站起并且自己站稳<br>　　3 能够独自用手支撑站起<br>　　2 能在尝试几次之后用手支撑站起<br>　　1 需要在较小帮助下才可站起或站稳<br>　　0 需要中等或大量的帮助才能站起 | |
| 2. 维持站姿<br>指令：请在不扶任何东西下站 2 min<br>　　4 能安全地站 2 min<br>　　3 需在监督下才能站 2 min<br>　　2 不需要支撑能站 30 s<br>　　1 尝试几次之后才能在不需支撑下站 30 s<br>　　0 无法在没有帮助下站 30 s | |
| 注：如果受试者能在没有支撑物的情形下站 2 min，则第 3 项独立坐测验给满分，继续进行第 4 个站到坐的项目 | |
| 3. 坐在无靠背椅子上但脚须有承重独立坐<br>指令：请将双手抱于胸前坐 2 min。<br>　　4 能安稳且安全地坐 2 min<br>　　3 在监督下能坐 2 min<br>　　2 能坐 30 s<br>　　1 能坐 10 s<br>　　0 无法在没有支撑物的情形下坐 10 s | |
| 4. 站到坐<br>指令：请坐下<br>　　4 能在手的稍微（甚至没有）帮助之下，安全地坐下<br>　　3 需用手控制坐下的速度<br>　　2 需用双腿后侧抵住椅子来控制身体坐下<br>　　1 能自己坐下，但在坐下来的过程中无法将身体（坐下的速度）控制好<br>　　0 需要协助才能坐下 | |
| 5. 转移<br>指令：准备数张椅子以供转移。要求受试者转位至一张有扶手及一张无扶手的位子。可能需要用到两张椅子（一张有扶手，一张无扶手）或一张床及一张椅子<br>　　4 能在手的稍微帮助下安全地转位<br>　　3 需用手帮忙才能安全地转位<br>　　2 需在言语的引导或监督下始能转位<br>　　1 需一人帮忙始能转位<br>　　0 需两人帮忙或指导才能转位 | |

| 在不使用辅助器具情况下,取较低分数计分 | 分数 |
|---|---|
| **6. 闭眼站立**<br>指令:请闭上眼睛并站好持续 10 s<br>　　4 能安全地站好并持续 10 s<br>　　3 能在监督下站好并持续 10 s<br>　　2 能站好 3 s<br>　　1 无法保持闭眼 3 s,但可站稳<br>　　0 需要帮忙以避免跌倒 | |
| **7. 双足并拢站立**<br>指令:请将双脚并拢,不扶任何东西站好<br>　　4 能独自并拢双脚,安全地站 1 min<br>　　3 在监督下能独自并拢双脚,站 1 min<br>　　2 能独自并拢双脚但无法维持 30 s<br>　　1 需协助始能并拢双脚但可站 15 s<br>　　0 需协助始能并拢双脚且无法维持 15 s | |
| **8. 站姿手前伸**<br>指令:抬起手臂至 90°,将手臂与手指伸直并尽量往前伸(当受试者手臂抬至 90°时,施测者将尺子置于受试者手指末端。当受试者手臂往前伸展时,手指不可触碰尺子。记录受试者往前伸展的最远距离。如可能,请受试者使用双臂,以避免受试者转动身体)<br>　　4 能自信地往前伸展 25 cm 以上<br>　　3 能安全地往前伸展 12 cm 以上<br>　　2 能安全地往前伸展 5 cm 以上<br>　　1 需在监督下始能往前伸展<br>　　0 伸展时失去平衡或需外力支持 | |
| **9. 由站姿捡起地上的东西**<br>指令:捡起放在脚前的鞋子或拖鞋<br>　　4 能安全轻易地捡起拖鞋<br>　　3 需在监督下才能捡起拖鞋<br>　　2 无法捡起拖鞋,但能够达到距离拖鞋 2~5 cm 的位置且独立保持平衡<br>　　1 无法捡起拖鞋且在尝试时需要监督<br>　　0 无法尝试或需协助以免失去平衡或跌倒 | |
| **10. 站着转头向后看**<br>指令:把头转向你的左边,往你的正后方看。然后,向右边重复一次。测试者可在受试者正后方举起一物供其注视,以鼓励其转头的动作更流畅<br>　　4 能够往两侧向后看并且重心转移得很好<br>　　3 只能往一侧回头向后看,往另一侧看时重心转移得较少<br>　　2 只能转头至侧面但能维持平衡<br>　　1 转头时需要监督<br>　　0 需要扶持以防止失去平衡或跌倒 | |
| **11. 转圈走 360°**<br>指令:转一圈走 360°。停下来,换另一个方向再转一圈走 360°<br>　　4 每侧皆能够在 4 s 内安全地转 360°<br>　　3 在 4 s 内只能安全地往一侧转 360°<br>　　2 能够安全地转 360°但非常缓慢<br>　　1 转圈时需要密切地监督或口头提醒<br>　　0 转圈时需要协助 | |
| **12. 于站姿两脚交替踩放在阶梯或凳子上**<br>指令:两脚交替放在阶梯或凳子上,继续直到两脚都踏到阶梯或凳子 4 次为止<br>　　4 能够独自且安全地站立,并在 20 s 内完成 8 步<br>　　3 能够独自站立,但需超过 20 s 始能完成 8 步<br>　　2 可在监督下完成 4 步而不需要协助<br>　　1 在稍微协助下能够完成 2 步以上<br>　　0 需要协助以防止跌倒或无法尝试 | |
| **13. 两脚前后站**<br>指令:(向受试者示范)将一只脚放在另一只脚的正前方。假如发现受试者无法将一脚放在另一脚的正前方,试着把一脚尽量往前踏,让前脚跟超过后脚脚趾(步伐长度如果超过另一只脚的长度而且步宽接近受试者的正常步宽,就记为 3 分)<br>　　4 能够独自把一脚放在另一脚的正前方并维持 30 s<br>　　3 能够独自把一脚放在另一脚的前面并维持 30 s<br>　　2 能够独自踏出一小步走并维持 30 s<br>　　1 踏步时需要帮忙但可维持 15 s<br>　　0 往前踏或站立时失去平衡 | |

（续表）

| 在不使用辅助器具情况下，取较低分数计分 | 分数 |
|---|---|
| 14. 单脚站<br>指令：不扶东西用单脚站，越久越好<br>　　4 能够独自把腿抬起超过 10 s<br>　　3 能够独自把腿抬起并维持 5～10 s<br>　　2 能够独自把腿抬起，并维持 3 s 或 3 s 以上<br>　　1 能尝试抬腿少于 3 s 但仍能维持独自站立<br>　　0 无法尝试或需要协助以防止跌倒 | |
| 总分 | /56 |

评分结果：共 14 个项目，每项最低分为 0 分，最高分为 4 分，总分 56 分。根据所代表的活动状态，将评分结果分为三组。0～20 分：平衡能力差，只能坐轮椅；21～40 分：平衡能力可，能辅助步行；41～56 分：平衡能力好，能独立行走；小于 40 分：提示有跌倒风险。

## 四、认知功能评估

认知包括知觉、注意、记忆及思维等，大脑在认知过程中起着重要的作用。患有先天性或后天性认知障碍的人可能在注意、记忆、解决问题、语言和其他方面有困难。当为这些人设计辅助技术或配置辅助器具时，重要的是要仔细注意使用设备对人的认知需求，并在配置过程中给予学习技能和操作帮助。例如，有学习障碍的人可能受益于其他的信息表达方式。通常，听觉信息比视觉信息更容易被吸收。此外，随着年龄的增长，认知功能也将会有不同程度的退化。因此，掌握认知功能的正确评估，对向康复对象提供恰当的辅助技术具有重要的意义。

认知功能障碍的评定流程：首先，在确认受试者意识清醒的前提下，进行认知功能障碍的筛查，筛查受试者是否存在认知功能障碍。然后，根据认知功能筛查的结果，初步确定受试者可能存在某种认知功能障碍，并进行针对性的认知功能评定或者进行成套的认知功能测验。常见的认知评估量表，如表 2-2-4。

表 2-2-4　常见的认知评估量表

| 内容 | 量表 | 描述 |
|---|---|---|
| 认知筛查量表 | 简明精神状态筛查（MMSE） | 该项检查总分 30 分，评定时间为 5～10 min。根据受试者的文化程度划分认知障碍的标准。该表简单易行，包括以下 7 个方面：时间定向力，地点定向力，即刻记忆，注意力及计算力，延迟记忆，语言，视空间 |
| | 蒙特利尔认知评估（MoCA） | 蒙特利尔认知评估旨在快速筛查轻度认知障碍。MoCA 包括不同的认知领域：注意与专注，执行功能，记忆，语言，视结构技能，概念思维，计算和定向。完成 MoCA 测试约需要 10 min。测试最高得分为 30 分，≥26 分为正常水平 |
| 注意力 | 连线测验 A（trail making test part A） | 测量反应时间，需连线 1～8，越快越好 |
| 记忆力 | 韦氏记忆量表 | 测试内容包括经历、定向、数字顺序、再认、图片回忆、视觉提取、联想学习、触觉记忆、逻辑记忆和背诵数目，共 10 项，此表适用于 7 岁以上的儿童及成年人 |
| | Rivermead 行为记忆测试 | 评估脑伤后的记忆障碍，可应用到多个群体 |
| 执行功能 | 连线测验 B（trail making test part B） | 有数字 1～13，字母 A～L，按照数字和字母交叉的顺序连接，如 1 连 A、A 连 2、2 连 B，一直到 13 结束 |
| | 威斯康星卡片分类测验（Wisconsin card sorting task，WCST） | 是一种较为常见的客观的神经心理学检测，广泛用于检测大脑的执行功能，主要评定受试者的抽象概括、工作记忆、认知转移等方面的能力，适用于各种职业、文化阶层及年龄段的正常或身心障碍个体 |
| | 斯特鲁普测验（Stroop test） | 颜色与文字的冲突实验，可以用来评估抑制习惯性行为的能力 |
| 视觉空间 | 画钟测试 | 要求个体画一个钟表盘面，并把表示时间的数字写在正确的位置，待患者画一圆并填完数字后，再让患者画上分、时针，把时间指到 11 点 10 分 |
| 成套认知功能测试 | 动态洛文斯顿作业疗法认知评定（dynamic Loewenstein occupational therapy cognitive assessment，DLOTCA） | 可用于各种原因引起的脑损伤者，如脑外伤、脑血管意外、中枢神经系统发育障碍以及肿瘤等患者的认知障碍的评价 |

## （一）认知障碍筛查量表

1. **简明精神状态筛查**（mini-mental state examination，MMSE）　该项检查总分 30 分，评定时间为 5～10 min。根据受试者的文化程度划分认知障碍的标准。该表简单易行，包括以下 7 个方面：时间定向力，地点定向力，即刻记忆，注意力及计算力，延迟记忆，语言，视空间。共 30 项，每项回答正确得 1 分，回答错误或答不知道评 0 分，量表总分为 0～30 分。测验成绩与文化水平密切相关，正常界值划分标准为：文盲≥17 分，小学≥20 分，初中及以上≥24 分，小于以上标准提示可能存在认知障碍。

2. **蒙特利尔认知评估**（Montreal cognitive assessment，MoCA）　MoCA 包括不同的认知领域：注意与专注，执行功能，记忆，语言，视空间，概念思维，计算和定向。完成 MoCA 测试约需要 10 min。测试最高得分为 30 分，≥26 分为正常水平。

3. **功能检查法**　即通过直接观察受试者从事的日常生活活动情况，评估其认知功能障碍的程度。

## （二）特定认知功能评估

1. **知觉障碍评估**　知觉是指人类对客观事物的整体认识，人类认识客观事物始于感觉输入，感觉器官将外界的刺激信息输入到神经系统进行识别和辨认。知觉是人们认识客观事物最重要的环节。知觉以感觉作为基础，但不等于各种感觉信息的总和，要比感觉信息的叠加复杂。先天性或后天性的各种原因所导致的局灶性或弥漫性脑损伤时，大脑对感觉刺激的解释和整合发生障碍，称为知觉障碍，如躯体构图障碍、空间知觉障碍等。

2. **Schenkenberg 二等分线段测验法**　在一张 26 cm×20 cm 的白纸上画三组平行线段，每组 6 条，其长度分别为 10 cm、12 cm、14 cm、16 cm、18 cm、20 cm，在最上边及最下边各画一条 15 cm 长的线段作为示范（图 2-2-4）。受试者画完后，通过粗略目测即可发现受检者所画"中点"是否均偏向一侧，或漏掉偏向一侧的线段未标注中点。还可通过较精细的测量和计算来判断受试者所画"中点"普遍偏向哪侧、偏离程度如何。测量和计算方法如下：测量一条线段的全长，算出其中点位置。测量受试者所画"中点"距线段一侧的距离，较真正

中点偏左 X cm 记为 −X cm，偏右 X cm 记为 ＋X cm。对所有线段进行测量后，计算总的偏离百分数：切分点偏移距离超出全长的 10% 或与正常组对照而偏移大于 3 个标准差者为异常。

$$总偏离百分数 = \frac{各线段标记"中点"与真正中点间的距离之和}{所有线段全长之和} \times 100\%$$

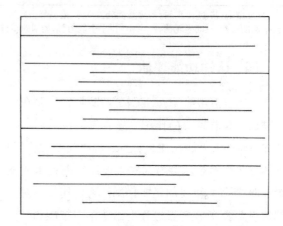

**图 2-2-4　Schenkenberg 二等分线段测验法**

3. **注意力障碍评估**　注意力是心理活动指向一个符合当前活动需要的特定刺激，同时忽略或抑制无关刺激的能力，是一切意识活动的基础，具有指向性和集中性两个特点。当个体集中于某种事物时，必须排除外界刺激的干扰，当患者不能处理进行活动所必需的各种信息时，则存在注意障碍。注意障碍的评定方法包括反应时间评定、注意广度的评定、注意持久性的评定、注意选择性的评定、注意转移的评定、注意分配的评定。

4. **记忆障碍评估**　记忆障碍评估采用韦氏记忆量表（Wechsler memory scale，WMS）测试，测试内容包括经历、定向、数字顺序、再认、图片回忆、视觉提取、联想学习、触觉记忆、逻辑记忆和背诵数目，共 10 项，此表适用于 7 岁以上的儿童及成年人。也可选用 Rivermead 行为记忆测试。

5. **执行能力障碍评估**　执行能力是人类智力水平的高度概括，涉及注意力、记忆力和运动技能的多方面内容，是综合能力的体现，是正确地运用知识达到目的的能力，与日常生活关系极为密切。如对即将要进行的某项任务进行策划，制订符合实际的目标，估算完成任务的时间，完成任务的关键因素，预计可能出现的问题，解决问题的办法等。

## 五、心理社会因素评估

由于功能障碍者在不同的功能状态、不同的康复阶段接受辅助配置的服务，大部分的个体可能会经历对辅助器具、对功能残疾不同的心理阶段，包括不接受、抗拒、放弃使用，康复的中断、缺少改变的动机和毅力，即使有辅助器具也无法尝试走出家门，怕路人歧视等心理问题。因此，需要对个体进行心理社会因素评估，有助于其更好地使用辅助技术达到更高的功能表现。个体如何与辅助技术交互，涉及的不仅仅是身体和认知的组成部分，心理社会因素对辅助技术的使用也有重要的影响。心理社会功能包括内在因素和外在因素。一个人内在的心理社会特征很难与社会环境的影响分开。在人、活动与辅助技术模型（HAAT）中，这些内在的心理社会因素与人类有关，人的社会环境被视为环境的一部分。为了理解影响个体表现的心理社会因素，可以将心理社会因素分为三个主要领域：自我认知、自我维护以及动机。将这三个领域应用于辅助技术，有助于我们了解心理社会因素如何影响个体的表现。

### （一）自我认知

主要的问题是"我是谁？"对这个问题的答案涉及诸如自我、控制点、幸福、情感、环境和表现等概念。对于辅助技术的成功应用来说，最重要的是功能障碍者能有清晰的自我概念。自我概念即为"我们对给人生指明方向和意义的目标、价值观和信念的定义"，并进一步指出"知道我们是谁，我们的行动就会统一起来，把我们的各个部分拉进一个紧密的整体"。个体的自我概念发展良好，便有明确目标和期待，在使用辅助技术上也更容易成功。

由于疾病或残疾，身体技能和特征的任何变化都会对个人、对自己的感受产生深远的影响。后天残疾的人在接受残疾之前经历了不同的情感阶段。不同的学者把这些阶段定义为震惊、焦虑、否认、沮丧、内在的愤怒、外在的敌意、承认和调适。这些阶段经历的顺序和每个阶段的变化取决于个体的不同。例如，一个进入中老年阶段后脑卒中的女性，在适应残疾的过程中会经历一些阶段。她对残疾的最终接受需要在承认她的损伤和她重视参与日常生活活动的意义之间取得平衡。如果在选择辅助技术设备的时候，她处于抑郁状态，那么她可能无法做出正确的判断。此外，在接受残疾之前推荐的辅助技术可能是在提醒她失去了过去的独立。一个成长过程中有残疾的人，如脑瘫，则不会经历同样的过程。从小患有脑瘫的个体更有可能适应疾病和残疾，而这样的人则更倾向于把辅助技术看作是打开新生活的机会。

### （二）自我维护

自我的根本目的是调节行为，保持心理健康，并让个体在有价值的角色中最大化贡献于社会。为了达到稳定并保护自己不受内外心理伤害，个体使用自我保护机制，如防御机制和适应性策略。当一个人不喜欢使用某个辅助器具的时候，例如，有一些脊髓损伤的人，在受伤之前可能对计算机技术接触有限，现在却被要求将计算机用于其功能活动。如果这个人在使用辅助技术设备时感到不适，那么在之后的使用中可能会产生焦虑。为了自我维护、减少焦虑，这个人可能会放弃使用这个装置。

### （三）动机

使用辅助技术的动机可能来自个体、活动、环境或系统的辅助技术等因素，以及使用者没有使用辅助技术去执行任务的动机。我们可以定义内部激励因素和外部因素。内部因素包括对成功的渴望，外部因素包括来自周围人的表扬和任务相关的效果。辅助技术可以在多个方面提供使用动机。动机对于有效地使用辅助技术十分重要，所以必须仔细评估使用者的需求及目标，并以一种对人有意义和激励的方式去选择符合这些目标的辅助器具。在辅助技术方面，必须设计一个符合个体期望的系统，个体才有动力去使用它。其中最有价值的信念之一是被他人接受。辅助技术系统可以促进或阻碍个体"被人接受"。一个简单的例子就是为孩子选择轮椅的颜色，如果孩子能拥有一个自己最喜欢的颜色的轮椅，更多地可能被其同伴们接受，而不是随便给孩子配置一台标准的医用轮椅。

当个人对使用设备感到自豪、有动力、合作和乐观时，辅助技术就能发挥最佳作用。而那些没有动力、不愿意使用设备、缺乏耐心、缺乏自尊、充满不切实际的期望或在所需技能上缺乏经验的个体则更多可能弃用辅助器具。与辅助器具弃用有关的人的因素可以归因于一个人的抑郁、愤怒、退缩或抵抗；自尊心低或社交不活跃；或者缺乏使用该设备的技能和训练。了解影响辅助技术使用的心理因素可以促进辅助技术适配过程，优化辅助技术系统的使用。

# 六、日常生活能力评估

最为常用的是 Barthel 指数或改良 Barthel 指数（MBI），如表 2-2-5。

表 2-2-5　改良 Barthel 指数

| 评　定　项　目 | 得分 |
| --- | --- |
| 1. 进食 | |
| 0分：完全依赖别人帮助进食<br>　2分：在某种程度上能运用餐具，通常是勺子或筷子，但在进食过程中需要别人提供协助<br>　5分：能运用餐具，通常是勺子或筷子，但进食的某些过程中仍需要别人提供协助<br>　8分：除了在准备或收拾时需要协助，患者可以自行进食，或过程中需要人从旁监督或提示，以策安全<br>　10分：可自行进食，而无须别人在场监督、提示或协助 | |
| 2. 个人卫生 | |
| 0分：完全依赖别人处理个人卫生<br>　1分：在某种程度上能参与，但在整个活动的过程中需要别人提供协助才能完成<br>　3分：能参与大部分的活动，但在某些过程中仍需要别人提供协助才能完成整项活动<br>　4分：除了在准备或收拾时需要协助，患者可以自行处理个人卫生；或过程中需有人从旁监督或提示，以策安全<br>　5分：自行处理个人卫生，而无须被人在场监督、提示或协助，男性患者可自行剃须，女性患者可自行化妆或梳头发 | |
| 3. 洗澡 | |
| 0分：完全依赖别人协助洗澡<br>　1分：在某种程度上能参与，但在整个活动的过程中需要别人提供协助才能完成<br>　3分：能参与大部分的活动，但在某些过程中仍需要别人提供协助才能完成<br>　4分：除了在准备或收拾时需要协助，患者可以自行洗澡，或过程中需有人从旁监督或提示，以策安全<br>　5分：患者可用任何适当的方法自行洗澡，而无须别人在场监督、提示或协助 | |
| 4. 如厕 | |
| 0分：完全依赖别人协助如厕<br>　2分：在某种程度上能参与，但在整个活动的过程中需要别人提供协助才能完成<br>　5分：能参与大部分的活动，但在某种过程中仍需要别人提供协助才能完成整项活动<br>　8分：除了在准备或收拾时需要协助，患者可以自行如厕，或过程中需要有人从旁监督或提示，以策安全<br>　10分：患者可用任何适当的方法自行如厕，而无须别人在场监督、提示或协助；如有需要，患者可在晚间使用便盆、尿壶，然而，此类方法需包括将排泄物倒出并把器皿清洗干净 | |
| 5. 穿衣 | |
| 0分：完全依赖别人协助穿衣<br>　2分：在某种程度上能参与，但在整个过程中需要别人提供协助才能完成<br>　5分：能参与大部分的活动，但在某些过程中仍需要别人提供协助才能完成整项活动<br>　8分：除了在准备或收拾时需要协助，患者可以自行穿衣，或过程中需要有人从旁监督或提示，以策安全<br>　10分：自行穿衣而无须别人监督、提示或协助 | |
| 6. 肛门控制（大便控制） | |
| 0分：完全大便失禁<br>　2分：在摆放适当的姿势和诱发大肠活动的技巧方面需要协助，并经常出现大便失禁<br>　5分：患者能做出适当的姿势，但未能运用诱发大肠活动的技巧；或在清洁身体及替换尿片方面需要协助，并偶尔出现大便失禁<br>　8分：甚少出现大便失禁，患者在使用栓剂或灌肠时需要监督，或需要定时有人从旁提示，以防失禁<br>　10分：没有大便失禁，在需要时患者亦可自行使用栓药或灌肠器 | |
| 7. 膀胱控制（小便控制） | |
| 0分：完全小便失禁<br>　2分：经常小便失禁<br>　5分：患者通常在日间能保持干爽但晚上小便失禁，并在使用内用或外用辅助器具时需要协助<br>　8分：患者通常能整天保持干爽但偶尔出现失禁，或在使用内用或外用辅助器具时需要监督，或需要定时有人从旁提示，以防失禁<br>　10分：没有小便失禁，在需要时患者亦可自行使用内用或外用辅助工具 | |

（续表）

| 评 定 项 目 | 得分 |
|---|---|
| **8. 床—椅转移** | |
| 0分:完全依赖或需要两个人从旁协助或要使用辅助器具来帮助转移<br>　3分:在某种程度上能参与,但在整个活动的过程中需要别人提供协助才能完成<br>　8分:能参与大部分的活动,但在某些过程中仍需要别人提供协助才能完成整项活动<br>　12分:除了在准备或收拾时需要协助,患者可自行转移,或过程中需要有人从旁监督或提示,以策安全<br>　15分:自行转移来回床椅之间,并无须旁人从监督、提示或协助 | |
| **9. 平地行走** | |
| 0分:完全不能步行<br>　3分:在某种程度上能参与,但在整个活动的过程中需要别人提供协助才能完成<br>　8分:能参与大部分的活动,但在某些过程中仍需要别人提供协助才能完成整项活动<br>　12分:可自行步行一段距离,但不超过50 m,或过程中需有人从旁监督或提示,以策安全<br>　15分:可自行步行50 m,但无须其他人从旁监督、提示或协助(需要时可使用步行器) | |
| **轮椅操作(只有在行走评为0分时,才评此项)** | |
| 0分:完全不能操控轮椅<br>　1分:可在平地上自行推动轮椅并移动短距离,但在整个活动的过程中需要别人提供协助才能完成<br>　3分:能参与大部分的轮椅活动,但在某些过程中仍需要别人提供协助才能完成整项活动<br>　4分:可推动轮椅转弯及围绕桌边、床边或厕所等,但在准备及收拾时仍需协助,或过程中需有人从旁监督或提示,以策安全<br>　5分:可完全自行操控轮椅并移动最少50 m,并无须其他人从旁监督、提示或协助 | |
| **10. 上下楼梯** | |
| 0分:完全依赖别人协助上下楼梯<br>　2分:在某种程度上能参与,但在整个过程中需要别人提供协助才能完成<br>　5分:能参与大部分的活动,但在某些过程中仍需要别人提供协助才能完成整项活动<br>　8分:患者基本上不需要别人协助,但在准备及收拾时仍需要协助,或过程中需要有人从旁监督或提示,以策安全<br>　10分:患者可在没有监督、提示或协助下,安全地两段楼梯上下,有需要时,可使用扶手和/或助行器 | |

MBI评分结果:MBI评定正常总分为100分,根据得分情况,可用于区分残疾程度。

0~20分:极重度功能障碍,生活完全依赖;20~40分:重度功能障碍,生活依赖明显;40~60分:中度功能障碍,生活需要帮助;60分以上:生活基本自理。

## 第三节

# 辅助器具评估

个体障碍不同所需辅助器具不同,障碍相同所需的目标又不尽相同,辅助器具也不同。辅助器具的评估与需求者的年龄、身体功能障碍、文化背景、家庭支持度、个人人生目标等因素相关。

辅助器具评估在这里指的是狭义层面,即根据活动、参与等需求目标并结合身体功能,对预选的辅助器具进行评估。同时,要评估辅助器具对使用者的要求,以及辅助器具性能范围与需求之间的差异或对接。由于人们对辅助器具的全面性缺乏认知,为方便将活动功能障碍与相应辅助器具进行对应,依据辅助器具分类ISO 9999的文件(ISO 9999与ICF参考),列出了辅助器具与ICF分类的对照表,如表2-3-1。

表2-3-1　ISO 9999与ICF对照表

| ISO 9999 | ICF分类 | | | |
|---|---|---|---|---|
| 辅助器具主类 | 身体功能 | 身体结构 | 活动 | 参与 |
| | b1. 精神功能<br>b2. 感觉功能和疼痛<br>b3. 发声和言语功能<br>b4. 心血管、血液、免疫和呼吸功能<br>b5. 消化、代谢和内分泌系统功能<br>b6. 泌尿、生殖、生育功能<br>b7. 神经肌肉骨骼和运动功能<br>b8. 皮肤和有关结构的功能 | s1. 神经系统结构(脑、脊髓)<br>s2. 眼、耳结构<br>s3. 发声和言语结构<br>s4. 心血管、免疫和呼吸系统结构<br>s5. 消化、代谢和内分泌系统结构<br>s6. 泌尿生殖系统结构<br>s7. 神经肌肉骨骼和运动结构<br>s8. 皮肤和有关结构 | d1. 学习和应用知识<br>d3. 交流<br>d4. (身体)的行动<br>d5. 自理 | d2. 一般任务及要求<br>d6. 家庭生活<br>d7. 人际交往及人际关系<br>d8. 主要生活<br>d9. 社区生活 |

（续表）

| ISO 9999 | ICF 分类 | | | |
|---|---|---|---|---|
| 辅助器具主类 | 身体功能 | 身体结构 | 活 动 | 参 与 |
| 04 个人医疗辅助器具 | b1、b2、b4、b6、b7、b8 | s2、s4、s7、s8 | d1、d3、d4、d5 | |
| 05 训练技能辅助器具 | b1、b2、b3、b6 | | d1、d3、d4、d5 | d6、d7、d8、d9 |
| 06 假肢和矫形器 | b1、b2、b4、b5、b7 | s2、s3、s6、s7、s8 | d4、d5 | |
| 09 个人护理和防护辅助器具 | b2、b4、b5、b6、b8 | s2、s3、s4、s6、s7、s8 | d4、d5 | d6、d7、d9 |
| 12 个人移动辅助器具 | b7 | | d4 | |
| 15 家务辅助器具 | | | d5 | d6、d8、d9 |
| 18 住家和其他场所的家具 | b1、b2、b6、b8 | s7、s8 | d1、d3、d4、d5 | d6、d8、d9 |
| 22 沟通和信息辅助器具 | b1、b2、b3、b4 | | d1、d3、d4、d5 | d2 |
| 24 处理物品和器具的辅助器具 | | | d1、d3、d4、d5 | d6、d8、d9 |
| 27 环境改善辅助的器具 | | | d5 | d6、d8、d9 |
| 28 就业和职业训练辅助器具 | | | d1、d3 | d2 |
| 30 休闲辅助器具 | | | | d6、d9 |

注：表中空项表示不适用。

## 第四节
## 环境评估

除了对个体的身体功能、辅助器具进行评估，仍需要辅助器具配置人员对个体常用环境进行评估，如生活环境、移动环境、交流环境、教育环境、就业环境、文体环境、居家环境、社区环境。环境评估包括辅助器具适配前的环境评估及辅助器具适配后的人、辅助器具、环境一体化的评估。

### 一、居家环境评估

对康复对象和其使用的环境进行评估、提出居家环境改造的相关建议和环境支持的建议时，尤其要着重人—环境—作业三者的匹配度。环境因素与康复对象的需求和能力密切相关。理想的情况当然是所有的评估都能在康复对象家里执行。如当下不能去家里评估，评估者可以通过使用一些居家评估工具，通过与康复对象或家属以及知情的朋友进行面谈，熟悉和评估康复对象的居家环境。在对个体进行辅助器具适配后，还要对其使用辅助具的活动环境作评估和改造，特别是对于中重度肢体残疾个体，不仅仅是配置辅助器具就能得到活动效果，而是要考虑障碍和辅助器具一体化后，家庭环境是否允许这个复合体的运动，或者使用辅助器具时其环境有无限制，如有限制，则必须对居家环境进行改造，以满足其生活需要。

### 二、社区环境评估

除了居家环境评估，辅助器具配置人员也要根据个体对参与社区生活的需求，确保康复对象能够在社区环境中参与和完成其社会角色。为促进个体完全地参与以及感受到被接纳，他们应该体验到简单、方便和安全地到达、通过并获得社区范围的资源及服务。对社区环境的评估，也有助于了解个体在社区环境中使用辅助器具时是否有移动环境、交流环境、生活环境的阻碍。例如，个体去往社区周边、超市、银行、公园等场所时的环境障碍因素。

### 三、学习环境评估

同样，对于需要满足学习需求的个体，除了配置相关的满足学习需求的辅助器具，还要考虑学校环境是否允许辅助器具的使用,环境是否有限制。例如,个体是否能使用辅助器具进入教室门?课桌、座椅是否合适?是否产生限制?是否能够到达讲台?能否无障碍到达教室外的教师办公室、厕所、操场、校门口等常常需要去往的场地?除了物理环境提供的移动需求,学校场所是否能够提供个体公平通畅的交流环境以及休闲娱乐的文体环境?在学习场景所配置辅助器具的目的是帮助康复对象能够无障碍地参与学习活动和校园生活中。学习环境的评估包括学习活动所在的场地的物理环境的评估以及信息交流环境评估和文体环境评估,以确保学生的能力和设备功能之间在学校环境下达到最大的"匹配"。所选的辅助器具必须在个体的学习环境中发挥最大的作用,以执行所需的任务。

## 四、工作环境评估

对于有工作需求的环境的评估,同样在辅助器具配置前后均要评估工作场所的物理环境,包括个体工作台的高度、宽度,能否允许个体正常使用辅助器具,个体能否无障碍地去往厕所完成如厕和洗手等活动?工作路径是否通畅,允许其无障碍到达相关地点?除了移动环境,其所在工作场地的交流环境、文体环境是否满足个体需求?在工作场所配置辅助器具的目的是帮助康复对象评估和协助其重返工作岗位,所以实地工作场所的安全和出入的评估很重要。工作环境不同,康复对象的需求也将会不同。例如,当他们重返工作岗位时,一个因脑外伤造成的认知障碍的个体与一位脊髓损伤的个体将会有不同的需求。评估者应了解工作场所如何影响个体的工作表现以及安全的因素。应当意识到有很多的环境因素能影响一个人工作时的能力和表现。社会文化环境的评估也是重要的,包括社会支持、同事间的互动和上级以及同事的态度。

以上居家、社区、学习、工作就业等环境中,如果经评估后发现有限制辅助器具使用的情形,则要考虑对环境进行改造,具体的环境评定和居家环境改造内容可参见第十六章、第十七章。

(周 晶 刘 巍)

# 第三章

# 技能训练康复辅助器具

## 第一节

## 概述

功能障碍者技能训练的目标是改善生活技能，发展其适应性行为，以使他们能更好、更健康地生活。为确保有效性，训练的实施除了应遵循标准的训练程序、训练策略和训练情景，还应包括选择恰当的技能训练康复辅助器具，技能训练康复辅助器具通常包括手语训练辅助器具、盲文训练辅助器具、失禁报警器、基本技能训练辅助器具、教育课程训练辅助器具等。

### 一、定义

1. 技能训练　是指对个人的生活技能进行训练，使其有效地应付日常生活中的需求和挑战，保持良好的精神状态，在其所处的社会文化环境中及在与他人的交往中表现出适当的和健康的行为。

技能训练的基本目标和任务应包括以下方面：①在日常生活中，使功能障碍者能做到基本的生活自理，不需要或只需要较少的照料。②在工作技能上，可独立或在他人帮助下寻找工作，可承担复杂

性、灵活性较低的工作。③在人际沟通与社会参与上，能与他人进行完整地沟通，并在沟通中表现出恰当的言语和非语言行为，能与他人建立联系，并具有参与群体或社区活动的意愿和能力。

2. 技能训练辅助器具　是指用于技能训练的康复辅助器具，包括用于增强体能、提高智力和社会生存能力的辅助器具。

### 二、分类

按照国家标准《康复辅助器具分类和术语》GB/T 16432—2016/ISO 9999:2011 的规定进行分类，技能训练康复辅助器具可分为沟通治疗和沟通训练、替代增强沟通训练、失禁训练、认知技能训练、基本技能训练、教育课程训练、艺术训练、社交技能训练、输入器件和操作产品及货物的训练控制、日常活动训练辅助器具 10 个次类 46 个支类（表 3-1-1）。需要注意的是，如果某些康复辅助器具的主要功能并不是用于训练，虽然它们有时也可以作为训练用康复辅助器具，但其分类应以它的主要功能来归类。例如，沟通板的主要功能为沟通用康复辅助器具，应归属于"沟通和信息康复辅助器具"，而不是"沟通治疗和训练康复辅助器具"。

表 3-1-1　技能训练康复辅助器具分类

| 次类编码 | 次类名称 | 支类编码 | 支类名称 |
|---|---|---|---|
| 05 03 | 沟通治疗和沟通训练辅助器具 | 05 03 03 | 语言训练和言语训练辅助器具 |
| | | 05 03 06 | 阅读技能开发训练材料 |
| | | 05 03 09 | 书写技能开发训练材料 |
| 05 06 | 替代增强沟通训练辅助器具 | 05 06 03 | 手指拼读训练辅助器具 |
| | | 05 06 06 | 手势语训练辅助器具 |
| | | 05 06 09 | 唇读训练辅助器具 |

| 次类编码 | 次类名称 | 支类编码 | 支类名称 |
|---|---|---|---|
| | | 05 06 12 | 提示语言训练辅助器具 |
| | | 05 06 15 | 盲文训练辅助器具 |
| | | 05 06 18 | 除盲文外其他可触摸符号训练辅助器具 |
| | | 05 06 21 | 图标和符号训练辅助器具 |
| | | 05 06 24 | 布利斯语言沟通训练辅助器具 |
| | | 05 06 27 | 图片和绘画沟通训练辅助器具 |
| | | 05 06 30 | 莫尔斯电码沟通训练辅助器具 |
| 05 09 | 失禁训练辅助器具 | 05 09 03 | 失禁报警器 |
| 05 12 | 认知技能训练辅助器具 | 05 12 03 | 记忆训练辅助器具 |
| | | 05 12 06 | 排序训练辅助器具 |
| | | 05 12 09 | 注意力训练辅助器具 |
| | | 05 12 12 | 概念启发训练辅助器具 |
| | | 05 12 15 | 分类训练辅助器具 |
| | | 05 12 18 | 训练解决问题的辅助器具 |
| | | 05 12 21 | 归纳（演绎）推理训练辅助器具 |
| | | 05 12 24 | 因果关系启发理解辅助器具 |
| 05 15 | 基本技能训练辅助器具 | 05 15 03 | 早期计算训练辅助器具 |
| | | 05 15 06 | 书写语言编码和解码辅助器具 |
| | | 05 15 09 | 时间理解训练辅助器具 |
| | | 05 15 12 | 货币理解训练辅助器具 |
| | | 05 15 15 | 度量衡理解训练辅助器具 |
| | | 05 15 18 | 基本几何技巧训练辅助器具 |
| 05 18 | 各种教育课程训练辅助器具 | 05 18 03 | 母语训练辅助器具 |
| | | 05 18 06 | 外语训练辅助器具 |
| | | 05 18 09 | 人文科学课程训练辅助器具 |
| | | 05 18 12 | 社会科学课程训练辅助器具 |
| | | 05 18 15 | 数学和物理科学课程训练辅助器具 |
| 05 24 | 艺术训练辅助器具 | 05 24 03 | 音乐技能训练辅助器具 |
| | | 05 24 06 | 绘图和绘画技能训练辅助器具 |
| | | 05 24 09 | 戏剧和舞蹈训练辅助器具 |
| 05 27 | 社交技能训练辅助器具 | 05 27 03 | 休闲娱乐活动训练辅助器具 |
| | | 05 27 06 | 社会行为训练辅助器具 |
| | | 05 27 09 | 个人安全训练辅助器具 |
| | | 05 27 12 | 旅行训练辅助器具 |
| 05 30 | 输入器件控制和操作产品及货物的训练辅助器具 | 05 30 03 | 鼠标控制训练辅助器具 |
| | | 05 30 06 | 操纵杆操纵训练的辅助器具 |
| | | 05 30 09 | 开关控制训练辅助器具 |
| | | 05 30 12 | 打字训练辅助器具 |
| | | 05 30 15 | 选择技能训练辅助器具 |
| 05 33 | 日常活动训练辅助器具 | 05 33 03 | 矫形器和假肢使用训练辅助器具 |

## 第二节
# 评估与适配

技能训练康复辅助器具评估与适配是指根据康复对象的身体功能、活动和参与能力、使用环境等因素，对康复对象的功能状况、潜在能力、环境因素进行分析、考量和判断后，运用康复辅助技术相关知识和理论，为其配置适宜的康复辅助器具的过程。

## 一、评估内容及适配流程

1. 评估　评估通常是以团队—协作组形式进行。团队成员由医师、康复辅助器具服务专业人员（工程人员、假肢—矫形器技师）、物理治疗师、社会工作者、功能障碍者及其家属、辅助器具费用支持机构代表组成。团队成员在充分了解康复对象的需求和能力、习惯性环境需求、康复对象和相关活动需求的基础上，共同商量、制订伤残人近期、远期全面康复计划，最后制订合适的辅助技术解决方案。技能训练康复辅助器具评估的主要内容之一是技能评估，即对康复对象具体操作能力的评估，是知识、理解和技术熟练的结合评估，通常从知识、理解和技术熟练程度几方面进行。一般可按照康复对象的类型选取合适的评估工具和评估量表进行评估。

2. 适配　技能训练康复辅助器具的适配包括辅助器具的选择、确认，采购成品、材料、零配件，生产加工最终实现辅助器具产品的配置及供给。辅助器具配置的顺序可参考 B、A、D 的方式选用：

B. Buy（买）：当有批量生产的辅助器具适用时优先采用，这也是最经济、快速的方法。例，失禁报警器，一般可直接购买成品，用于帮助大小便失禁者对膀胱和肛门进行控制训练，并提醒尽快清洗排泄物。

A. Adapt（改制）：买不到合适成品时，选择功能相近的辅助器具加以修改，也能达到要求，此方式较为费时，且其价格比成品辅助器具稍贵。例如，商务技能训练系统，一般需要根据功能障碍者的职业对商务技能训练系统进行改制，为其进行职业设计和训练，以增加其基本的工作能力，使其能完成工作。

D. Design（设计）：市场上的成品无法满足要求或市场上找不到合适产品时，只好重新设计、量身定制，此种方式周期长，且价格最贵但适配性好。例如，超市摆设架训练台，用于肢体功能障碍者模拟工作场所及方式以提高其职业工作的能力，但是因为肢体功能障碍者的功能障碍程度与环境的不同，一般需要为其单独设计定制。

适配结束后，需要对辅助器具进行试用及训练，同时进行适合性检验并配送交付。

## 二、具体评估与适配

每种技能训练康复辅助器具均需进行针对性地评估与适配，限于篇幅限制，仅以沟通训练康复辅助器具评估与适配为例进行介绍。

对于沟通治疗和沟通训练辅助器具评估，治疗师首先要进行判断此类辅助器具的介入能否对患者功能障碍的减轻有所帮助，评价患者有无获得和恢复有声言语交流的可能性，并对患者的认知、言语能力进行评估，选择患者可能使用的沟通训练辅助器具，制订短期、长期的沟通训练辅助器具介入计划。此外，还需从其他部门了解患者对仪器操作所必需的运动能力的评估结果，判断患者是否能够进行姿势的保持和移动能力。具体评估内容如下：

1. 首先，需要对功能障碍者进行言语—语言障碍评估，判断患者有无语言障碍（筛查）、语言障碍的性质和程度、语言障碍的类型等问题；然后，选择什么样的方法进行具体语言功能障碍的评定。

（1）询问病史：应详细询问患者的发病过程，如果患者不能很好地表达，应由家属或他人代述，包括现病史、既往史、个人生活史和家族史，从而为言语功能障碍的评定提供基础的资料。

（2）言语—语言行为的评估：让患者用"是"或"否"来回答一些简单的问题，并结合读、写等内容，对患者的语言行为进行初步的评定。

（3）言语—语言障碍的判定：利用病史所收集的资料，结合临床观察辨别和言语行为的评定，对患者的病情、目前状况，以及与病情有关的内容进行详细地分析，判定有无言语—语言障碍及障碍程度。

2. 辅助器具需求评估　应用沟通治疗和沟通训练辅助器具之前，治疗师要了解患者有无获得和恢复有声言语进行交流的可能性。根据患者的不同病因判断沟通治疗和沟通训练辅助器具和有声言语如何组合才能对交流障碍有所改善。在获得和恢复有声言语可能性的情况下，以短期的沟通治疗和沟通训练辅助器具介入以及此后的语言训练来促进有声言语的再获得为康复目标。

3. 交流环境评估　主要有 6 大类共 17 项：口语交流的环境；非口语交流的环境，包括理解肢体语言（面部表情、手势或手语、身体姿势等），理解信号和符号及图标，理解图画和图表及相片，理解正式手语，书面信息交流；讲话的环境；生成非语言信息（肢体语言、信号和符号、绘画和照相、正式手语、书面信息）的环境；交谈（与一人、与多人）的环境；使用交流器具和技术（通信器具如电话或手机或传真机，书写器具如打字机或计算机或盲文书写器等，使用交流技术如盲文软件和因特网等）的环境。交流环境障碍可能原因为感官障碍（如视觉障碍、听觉障碍）或理解障碍（如认知障碍）。

最后，根据评估结果，基于言语功能障碍者的特点及沟通需求，通过概念设计、产品功能设定、产品设计、用户测评等流程，适配符合言语功能障碍者需求的沟通治疗和沟通训练辅助器具。

# 第三节

## 常用的技能训练康复辅助器具

常见的技能训练康复辅助器具包括各类言语、阅读、书写、交流等技能训练辅助器具，以及认知、记忆、大小便控制等基本技能训练辅助器具等。

### 一、沟通治疗和沟通训练辅助器具

#### （一）语言和言语训练辅助器具

1. 定义　训练和开发应用语音和言语功能，特别是与发声和感知声音相关功能的设备，包括口部运动训练器和声波分析仪（acoustic spectral analysers）等。

2. 作用　辅助功能障碍者进行语音和言语训练，提升应用水平。

3. 适应证　有失语症、运动障碍性构音障碍、

听力障碍所致的言语障碍、儿童语言发育迟缓、器质性构音障碍、言语流畅性障碍（口吃）、发声障碍等患者。

4. 举例　言语重读训练系统（图 3-3-1）。

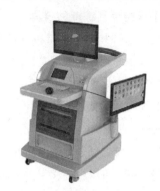

图 3-3-1　言语重读训练系统

#### （二）阅读技能开发训练辅助器具

1. 定义　训练和开发阅读技能，特别是策略、方法、效果的辅助器具，如词汇辅导程序等。

2. 作用　通过看图和提示来训练和开发阅读技能。

3. 适应证　阅读障碍者。

4. 举例　词汇辅导程序，用于刺激和帮助有学习障碍的儿童学习视觉词汇和阅读技巧。

#### （三）书写技能开发训练辅助器具

1. 定义　训练和开发书写技能，特别是策略、方法、效果和创造力的器具。

2. 适应证　认知障碍，特别是智力障碍者。

3. 作用　用于训练和开发书写技能。

4. 举例　打字训练辅助器具（图 3-3-2）。

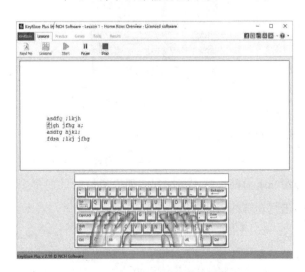

图 3-3-2　打字训练辅助器具

## 二、替代增强沟通训练辅助器具

训练替代沟通技能和词汇的辅助器具,包括盲文、信号语言和布利斯(Bliss)语言等。

### (一)手指拼读训练辅助器具

1. 定义　训练和学习手指拼读的辅助器具,即失聪、失明者用的触觉沟通器具。

2. 作用　用于失聪、失明者手语的训练和学习,达到与外界沟通的目的。

3. 适应证　听觉障碍、视觉障碍者。

4. 举例　手指字母表,用手指屈伸的各种姿势代表不同的字母,可以组成文字供失聪者使用。

### (二)手势语训练辅助器具

1. 定义　训练和学习手势语,即失聪者用的视觉语言器具。

2. 作用　帮助失聪者训练和学习手势语,以便能与外界进行沟通。

3. 适应证　听觉障碍者。

4. 举例　手语相关书籍《中国手语》(图 3-3-3)是为听觉障碍者及其家属、社会工作者提供的一部语言工具书,规范和统一了中国手语,用于促进失聪者参与社会生活。

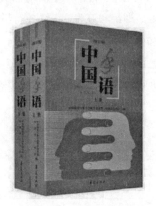

图 3-3-3　中国手语

### (三)唇读训练辅助器具

1. 定义　唇读训练和学习辅助器具,包括失聪和听力困难的人通过观察他人说话时的唇形来进行理解的辅助器具。

2. 作用　用于患者进行发声及嘴形的练习。

3. 适应证　听觉障碍者,言语困难者及幼儿、早期阅读者或言语困难的学生。

4. 举例　唇语图卡,是专门为幼儿或言语、语言障碍者使用而设计的学习语音、语言和言语技能的卡片,每张卡片上都印有特写的嘴唇图像以及口腔练习的单词表。

### (四)提示语言训练辅助器具

1. 定义　唇读加手势训练和学习器具。

2. 作用　学习和训练听觉障碍者口、手并用的语言。

3. 适应证　听觉障碍者、言语障碍者。

4. 举例　唇读手势语言,使用 8 种手势,并且放在唇边 4 个不同位置,以手势辅助唇读的沟通方式。

### (五)盲文训练辅助器具

1. 定义　训练失明者使用书写系统为凸点字符的盲文代码阅读的设备。

2. 作用　训练失明者使用盲文代码进行阅读、书写盲文。

3. 适应证　视觉障碍者。

4. 举例　点字学习板(图 3-3-4),协助辅导教师教导对点字解读有基本概念的失明者,为其使用点字板及点字笔前预作练习用。在标准点字学习板上共有 10 方点字,每一点上均有一塑胶棒(正反两面皆可使用)。

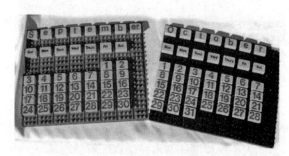

图 3-3-4　点字学习板

### (六)除盲文外其他可触摸符号训练辅助器具

1. 定义　训练失明者使用的除盲文外的其他可触摸符号训练系统。

2. 作用　训练失明者通过触摸认识各种图形和字母的能力。

3. 适应证　视觉障碍者。

4. 举例　盲用立体图形绘图组(图 3-3-5),包含制作立体地图、图形、图表及表格的各种材料和工具,可画出 7 种不同的点、7 种不同的线和 4 种区域图形,亦可绘制在薄铝板上。

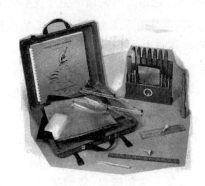

**图 3-3-5　盲用立体图形绘图组**

### (七)图标和符号训练辅助器具

1. 定义　训练和学习代表某种信息的简化和格式化图片的设备,包含图片、符号等。

2. 作用　帮助听觉、言语及书写障碍者学习和训练使用简化图片、符号来与外界沟通。

3. 适应证　言语障碍者。

4. 举例　沟通图库彩塑贴纸,是用来增进言语障碍者表达能力设计的彩色中英文对照图片。

### (八)布利斯(Bliss)语言沟通训练辅助器具

1. 定义　训练和学习使用特殊图片语言布利斯沟通的器具。

2. 作用　用于患者训练和学习使用布利斯语言与外界进行沟通。

3. 适应证　用于言语障碍者、智力障碍者及听觉障碍者。

4. 举例　象形语言,一种为严重言语障碍及智力障碍者使用而设计的使用特殊符号、图形沟通的方法。Bliss 字符能够被组合和再重组,在无尽的方法中创造新的符号,并形成多种类型的句子,以及表示多种语法。

### (九)图片和绘画沟通训练辅助器具

1. 定义　训练和学习使用图片和绘画表达词语和句子沟通的设备。

2. 作用　帮助不能说话、阅读或书写者利用各种图片和绘画进行简单沟通。

3. 适应证　言语障碍者。

4. 举例　个人沟通册,一种语言图片,协助言语障碍者学习图片表达和交流。

### (十)莫尔斯电码沟通训练辅助器具

1. 定义　教授和训练使用莫尔斯字母表(每个字母表示一个特定声音和信号序列)的设备,如莫尔斯码输入软件、六键式莫尔斯码输入键盘。

2. 作用　帮助不能说话、阅读或书写者利用莫尔斯电码来进行沟通。

3. 适应证　肢体功能障碍者、言语障碍者。

4. 举例　莫尔斯电码专用输入软件和键盘。

## 三、失禁训练辅助器具

1. 定义　指对膀胱和肠的控制训练器具。

2. 作用　用于大小便失禁者的膀胱及肠的控制训练,并提醒患者清洗排泄物。

3. 适应证　大小便失禁者。

4. 举例　失禁报警器,大小便不自主流出时发出信号的器具(图 3-3-6),包括尿失禁报警器、排便失禁报警器、大小便失禁报警器。

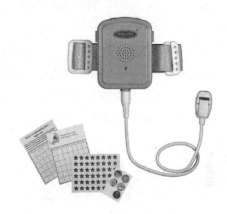

**图 3-3-6　尿失禁报警器**

## 四、认知技能训练辅助器具

训练和提高推理和逻辑行为能力(如记忆、注意力、注意力集中、概念性和应用性思维)的辅助器具。

### (一)记忆训练辅助器具

1. 定义　训练患者记忆能力的器具。

2. 作用　用于训练患者记忆技能。

3. 适应证　认知障碍,特别是智力方面功能障碍者。

4. 举例　认知技能训练程序、记忆游戏组(图 3-3-7)。

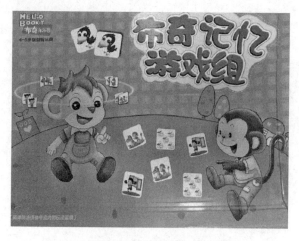

图 3-3-7　记忆游戏组

**（二）排序训练辅助器具**

1. 定义　训练患者对文字、行为、数字等进行正确排序的器具。

2. 作用　训练功能障碍者的文字、行为、数字等的正确排序技能。

3. 适应证　认知障碍，特别是智力方面功能障碍者。

4. 举例　顺序图卡（图 3-3-8）。在排列图卡顺序的游戏中，可以训练逻辑推理的思维，同时将生活中的常见现象设计成图卡排序的游戏，帮助患者提升认知力、观察力、想象力。

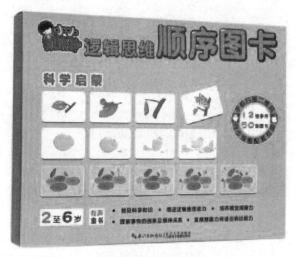

图 3-3-8　顺序图卡

**（三）注意力训练辅助器具**

1. 定义　启发患者注意力集中和其他功能的训练器具。

2. 作用　帮助患者进行注意力训练。

3. 适应证　认知障碍，特别是智力方面功能障碍者、视觉障碍者。

4. 举例　通过对两张相似图片找不同之处来训练注意力、视觉追踪能力、扫视能力、物体辨别能力和逻辑推理能力。

**（四）概念启发训练辅助器具**

1. 定义　训练患者理解颜色、尺寸、形状等概念的器具。

2. 作用　用于训练患者对概念的理解，如颜色、大小、形状等。

3. 适应证　认知障碍，特别是智力方面功能障碍者。

4. 举例　认知图形插板（图 3-3-9），用于认知功能训练以及患者感知能力及大脑对图形的识别训练。

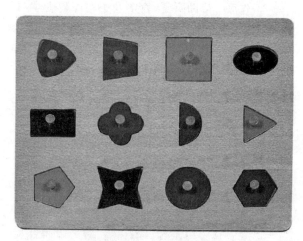

图 3-3-9　认知图形插板

**（五）分类训练辅助器具**

1. 定义　训练患者把相关事物归类的器具。

2. 作用　训练患者对相关事物分类的能力。

3. 适应证　认知障碍，特别是智力方面功能障碍者。

4. 举例　形状与颜色分类卡片（图 3-3-10），用于训练对形状或颜色的分类能力。

**（六）训练解决问题的辅助器具**

1. 定义　训练患者解决问题能力的器具。

2. 作用　用于训练患者解决问题的能力。

3. 适应证　认知障碍，特别是智力方面功能障碍者。

4. 举例　互动多媒体康复训练桌，用于提高

颜色形状

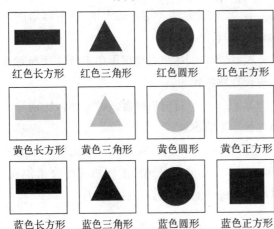

| | | | |
| --- | --- | --- | --- |
| 红色长方形 | 红色三角形 | 红色圆形 | 红色正方形 |
| 黄色长方形 | 黄色三角形 | 黄色圆形 | 黄色正方形 |
| 蓝色长方形 | 蓝色三角形 | 蓝色圆形 | 蓝色正方形 |

图 3-3-10　形状与颜色分类卡片

患者解决问题的能力以及孤独症(又称自闭症)儿童及特殊儿童的认知信息,使幼儿训练时集中注意力,加强信息的干预与接收。

### (七)归纳(演绎)推理训练辅助器具

1. 定义　从一组事实引出结论,概括、归纳并做出解释的逻辑思维训练器具。

2. 作用　用于训练患者概括、归纳及推理能力。

3. 适应证　认知障碍,特别是智力方面功能障碍者。

4. 举例　认知学习平台(图 3-3-11),可根据不同水平,自动导入相应等级的测试。同时,结合中国文化特点的专用设备,针对五项认知能力——感知觉、注意、观察、记忆、思维(推理)等进行学习训练。

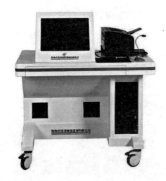

图 3-3-11　认知学习平台

### (八)因果关系启发理解训练辅助器具

1. 定义　训练患者因果关系认知能力的器具。

2. 作用　用于训练患者对因果关系的理解。

3. 适应证　认知障碍,特别是智力方面功能障碍者。

4. 举例　因果关系图卡,每组两张图片,一张为发生原因,另一张为结果。用以训练因果关系的认知能力。

## 五、基本技能训练辅助器具

### (一)编码和编码书写语言辅助器具

1. 定义　训练患者理解字母机器对应的声音之间关系的器具。

2. 作用　用于训练患者理解字母、单字及对应声音之间的关系。

3. 适应证　认知障碍,特别是智力方面功能障碍者。

4. 举例　木制带磁条字母板(图 3-3-12),由单个背面带磁条的木质字母和金属板组成。

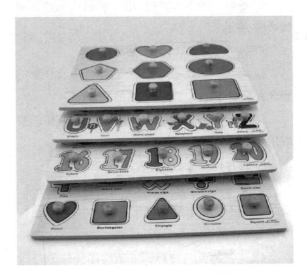

图 3-3-12　木制带磁条字母板

### (二)时间理解训练辅助器具

1. 定义　帮助患者理解时间概念和功能的训练器具。

2. 作用　用于训练患者时间概念及认知。

3. 适应证　认知障碍,特别是智力方面功能障碍者。

4. 举例　积木时钟拼图、时间技能训练程序、迷你计时器等(图 3-3-13),用于培养患者的时间概念。

### (三)货币理解训练辅助器具

1. 定义　帮助患者理解货币的基本概念和功

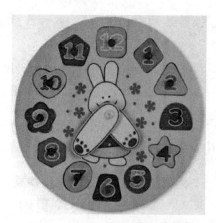

**图 3-3-13　积木时钟拼图**

能的训练器具。

2. 作用　用于训练患者对货币的认识和理解及使用。

3. 适应证　认知障碍,特别是智力方面功能障碍者。

4. 举例　钱币纸钞组,用于增强认识和理解钱币的功能。

**(四)度量衡理解训练辅助器具**

1. 定义　训练患者掌握质量、体积和长度的概念并应用这些概念测量物体的器具。

2. 作用　用于训练对度量衡的认识和理解应用。

3. 适应证　视觉障碍者、智力障碍者。

4. 举例　盲用点字尺及量角器组,包含圆规、量角器、直尺、三角板,在刻度上有突出点字设计,以供失明者辨认。

**(五)基本几何技巧训练辅助器具**

1. 定义　帮助患者学习几何图形的主要特征,辨认形状名称并进行比较的器具。

2. 作用　用于训练患者对平面几何图形及立体几何图形概念的理解和应用。

3. 适应证　认知障碍,特别是智力方面功能障碍者。

4. 举例　几何图形插板,用于进行患者感知能力及大脑对图形的识别训练。

## 六、教育课程训练辅助器具

包括辅助学习和掌握各领域能力的辅助器具等。

**(一)母语训练辅助器具**

1. 定义　有助于培养患者说、理解母语能力的训练器具。

2. 作用　训练患者使用母语进行说话和对母语进行理解的能力。

3. 适应证　言语障碍者、认知障碍,特别是智力方面功能障碍者。

4. 举例　带有汉语拼音和汉字的生活小图卡(图 3-3-14)。通过易理解的图形并配汉语拼音,以增加对母语的理解力及口语能力。

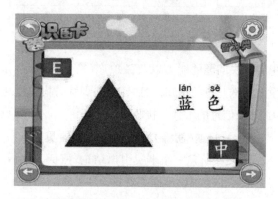

**图 3-3-14　生活小图卡**

**(二)外语训练辅助器具**

1. 定义　有助于培养患者说、理解母语外的其他语言或方言能力的训练器具。

2. 作用　训练患者对外国语言及文字的理解、发声及书写能力。

3. 适应证　言语障碍者,认知障碍,特别是智力方面功能障碍者。

4. 举例　字母树图卡(图 3-3-15),由大树及大小写英文字母和图案组成,通过游戏的方式增加患者对外语的认识和发声。

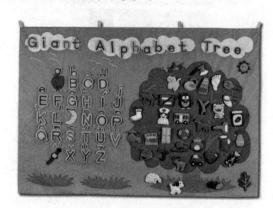

**图 3-3-15　字母树图卡**

**（三）人文科学课程训练辅助器具**

1. 定义　有助于患者掌握历史、哲学和文学等人文课程知识的训练器具。

2. 作用　提升患者人文素质。

3. 适应证　认知障碍，特别是智力方面功能障碍者。

4. 举例　人文教育书籍（图3-3-16）。通过彩色印刷图片和文字说明教导人文常识，提升患者的人文素养。

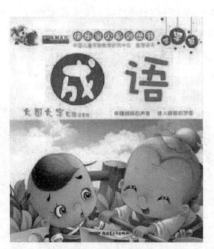

图 3-3-16　人文教育书籍

**（四）社会科学课程训练辅助器具**

1. 定义　有助于患者掌握社会学、心理学等社会科学知识的训练器具。

2. 作用　教导社会文化常识，提升患者社交技巧及人际交往的技巧。

3. 适应证　精神障碍者、言语障碍者、认知障碍，特别是智力方面功能障碍者。

4. 举例　社会学科丛书。通过彩色印刷图片和文字说明教导社会文化常识，提升患者的社交技巧与人际交往技巧。

**（五）数学和物理课程训练辅助器具**

1. 定义　有助于患者掌握数学和生物、物理、化学等自然科学知识的训练器具。

2. 作用　教导自然科学常识，增加患者对自然科学的认识及其日常生活的应用。

3. 适应证　认知障碍，特别是智力方面功能障碍者。

4. 举例　全科知识书籍（图3-3-17）。通过彩色印刷图片和文字说明教导自然科学常识，提升患者对自然科学的认识及日常生活的应用。

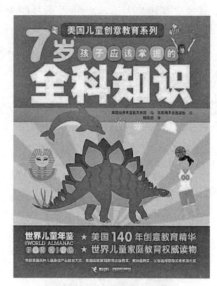

图 3-3-17　全科知识书籍

# 七、艺术训练辅助器具

掌握、练习在某领域内艺术才能的器材和表演道具。

**（一）音乐技能训练辅助器具**

1. 定义　帮助患者学习一般乐理、弹奏乐器、唱歌的器具。

2. 作用　用于训练患者学习乐理或学会弹奏乐器以及学会唱歌。

3. 适应证　认知障碍，特别是智力方面功能障碍者、精神障碍者、老年痴呆症患者、肢体功能障碍者。

4. 举例　感觉治疗乐器组合（图3-3-18）。使用工具、手部摇动、拍打等方式让乐器发出声响，以提升患者对音乐的喜好或是学会某一种乐器的使用。

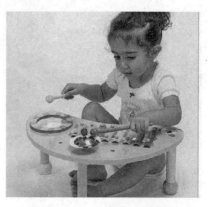

图 3-3-18　感觉治疗乐器组合

## （二）绘图和绘画技能训练辅助器具

1. 定义　帮助患者学习绘图、绘画技能的器具。

2. 作用　用于训练患者制图和绘图的技能。

3. 适应证　肢体功能障碍者、认知障碍者,特别是智力方面功能障碍者。

4. 举例　绘画书籍(图3-3-19)。选取儿童喜爱的图案,配以童谣,以手、脑、口并用,边说边画的形式,开发儿童智力。

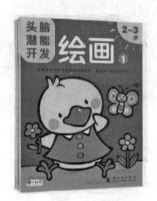

图3-3-19　绘画书籍

## （三）戏剧和舞蹈训练辅助器具

1. 定义　帮助患者学习表演和舞蹈技巧的器具。

2. 作用　提升戏剧性表达能力,增加患者的语言表达、情绪认知以及揣摩主角的表情。

3. 适应证　精神障碍者,认知障碍,特别是智力方面功能障碍者。

4. 举例　轮椅舞蹈电视辅导课程(图3-3-20)。为轮椅乘坐者学习舞蹈设计的课程,教授患者利用轮椅完成舞蹈动作。

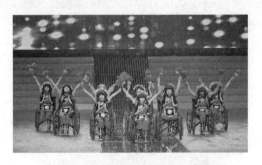

图3-3-20　轮椅舞蹈电视辅导课程

# 八、社交技能训练辅助器具

有助于患者学习如何正确地处理与外界,包括个人与社会的融合及人与人的关系融合的器具。

## （一）休闲娱乐活动训练辅助器具

1. 定义　训练患者参与休闲娱乐活动的器具。

2. 作用　用于辅助功能障碍者进行休闲活动,促进个人肢体及心理康复,同时促进个人与集体的交流与融合,并学习社交技能。

3. 适应证　肢体功能障碍者。

4. 举例　互动多媒体康复训练系统(图3-3-21)。系统由硬件和软件两大部分组成,硬件包括多媒体教室等;软件包括教师排课系统等。用于全面改善特殊儿童认知环境和情感交流,并结合感知训练,使幼儿加强对信息的干预。适用于特殊教育学校和孤独症康复中心。

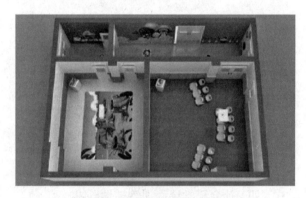

图3-3-21　互动多媒体康复训练系统

## （二）社会行为训练辅助器具

1. 定义　用于训练患者处理与他人的关系并能和谐相处的器具。

2. 作用　利用表情训练或角色扮演的方式来训练患者基本人际交往等社交技巧。

3. 适应证　精神障碍者,认知障碍,特别是智力方面功能障碍者。

4. 举例　行为训练程序,主要用于患者的情绪表达练习,使用者通过点击屏幕人物的眼睛和嘴巴来改变面部的表情。

## （三）个人安全训练辅助器具

1. 定义　训练患者识别外来危险及他人危险行为的器具。

2. 作用　用于训练患者识别外来危险及危险的个人行为的能力。

3. 适应证　认知障碍,特别是智力方面功能障碍者及其他人士。

4. 举例　安全符号软件。软件包含实景视频,选择题和问题,要求学生在真实的照片中放置正确的符号。为智力障碍者熟悉并记忆在社区周围的基本安全标志和文字。

### （四）旅行训练辅助器具

1. 定义　训练患者旅行相关技能的器具,如使用交通工具、地图、交通时刻表等。

2. 作用　用于提高和训练功能障碍者的旅游能力。

3. 适应证　视觉障碍者。

4. 举例　中华人民共和国语音地图。失明者可通过触摸地图的轮廓、盲文标识来辨别我国及各省的边界及名称;当触摸省会凸点时,能用语音介绍该省概况。

## 九、输入器件控制和操作产品及货物的训练辅助器具

### （一）鼠标控制训练辅助器具

1. 定义　上肢功能障碍者和认知障碍者鼠标使用训练程序。

2. 作用　训练患者学习使用鼠标的能力。

3. 适应证　肢体功能障碍者,认知障碍,特别是智力方面功能障碍者。

4. 举例　智力障碍者鼠标训练程序。使用者通过学习移动鼠标、单击,点击目标和练习点击进行鼠标使用技能训练。

### （二）操纵杆操纵训练辅助器具

1. 定义　上肢功能障碍者操纵杆使用训练的软件。

2. 作用　用于上肢动作控制能力不佳患者使用操纵杆的能力。

3. 适应证　肢体功能障碍者、认知障碍,特别是智力方面功能障碍者。

4. 举例　操纵杆游戏软件。通过操纵杆游戏训练来提高手的控制能力及手眼协调能力。其中一个操纵杆控制前后移动,另一个操纵杆控制左右转弯。

### （三）开关控制训练辅助器具

1. 定义　上肢功能障碍者和认知障碍者开关使用训练的程序。

2. 作用　用于训练上肢动作控制能力不佳患者使用开关的能力。

3. 适应证　肢体功能障碍者,认知障碍,特别是智力方面功能障碍者。

4. 举例　训练控制开关的软件。

### （四）打字训练辅助器具

1. 定义　视觉障碍者和智力障碍者打字训练程序、肢体功能障碍者五指打字指导程序。

2. 作用　通过训练提高患者使用键盘打字的能力。

3. 适应证　肢体功能障碍者。

4. 举例　打字训练程序(图3-3-22)。通过触摸和使用声音的键盘输入、三维动画、视频及虚拟现实来训练打字。

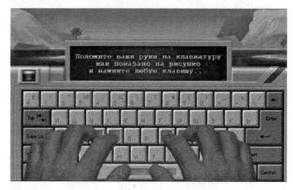

**图3-3-22　打字训练程序**

（刘　巍）

# 第四章
# 个人生活自理和防护康复辅助器具

## 概述

衣帽、鞋袜及穿脱辅助器具,大小便收集器具、五官四肢躯干防护器具、洗漱洗浴洁身护肤辅助器具及残疾人用来测量体温、体重、身高及计时的辅助器具等。

### 一、定义

个人生活自理和防护康复辅助器具是指为帮助使用者完成日常生活中各种活动,以保护使用者五官、四肢、躯干,并提升使用者生活质量的辅助器具或用具。这方面的辅助器具包括残疾人的

### 二、分类

根据国标《康复辅助器具分类和术语》(GB/T 16432—2016/ISO 9999:2011)个人生活自理和防护康复辅助器具属于 09 主类,又分为 18 个次类、126 个支类(表 4-1-1)。

表 4-1-1 个人生活自理和防护康复辅助器具

| 次类编码 | 次类名称 | 支类编码 | 支类名称 |
|---|---|---|---|
| 09 03 | 衣服和鞋 | 09 03 05 | 外衣 |
| | | 09 03 09 | 帽子 |
| | | 09 03 12 | 分指手套和不分指手套 |
| | | 09 03 15 | 短外套和衬衫 |
| | | 09 03 18 | 夹克衫和长裤 |
| | | 09 03 21 | 半身裙和连衣裙 |
| | | 09 03 24 | 内衣 |
| | | 09 03 27 | 长筒袜和短袜 |
| | | 09 03 30 | 睡衣 |
| | | 09 03 33 | 浴衣 |
| | | 09 03 39 | 围嘴和围裙 |
| | | 09 03 42 | 鞋和靴 |
| | | 09 03 45 | 鞋和靴的防滑辅助器具 |
| | | 09 03 48 | 钉扣装置和纽扣 |
| | | 09 03 51 | 特殊系戴方式的领带 |
| 09 06 | 穿着式身体防护辅助器具 | 09 06 03 | 头部防护辅助器具 |
| | | 09 06 06 | 眼睛防护和面部防护辅助器具 |
| | | 09 06 09 | 耳防护和听觉防护辅助器具 |
| | | 09 06 12 | 肘防护或臂防护辅助器具 |

（续表）

| 次类编码 | 次类名称 | 支类编码 | 支类名称 |
|---|---|---|---|
| | | 09 06 15 | 手部防护辅助器具 |
| | | 09 06 18 | 膝防护或腿防护辅助器具 |
| | | 09 06 21 | 足跟防护或足趾防护或足部防护辅助器具 |
| | | 09 06 24 | 躯干防护或全身防护辅助器具 |
| | | 09 06 27 | 气道防护辅助器具 |
| 09 07 | 固定身体的辅助器具 | | |
| | | 09 09 03 | 穿短袜和连裤袜的辅助器具 |
| | | 09 09 06 | 鞋拔和脱靴器 |
| | | 09 09 09 | 穿衣架 |
| 09 09 | 穿脱衣服的辅助器具 | 09 09 12 | 穿脱衣钩或穿脱衣棍 |
| | | 09 09 15 | 拉动拉链的装置 |
| | | 09 09 18 | 系扣钩 |
| | | 09 12 03 | 坐便椅 |
| | | 09 12 06 | 坐便器 |
| | | 09 12 09 | 坐便器座 |
| | | 09 12 12 | 框架型加高的坐便器座 |
| | | 09 12 15 | 嵌入型加高的坐便器座 |
| | | 09 12 18 | 安装在坐便器上加高的坐便器座 |
| | | 09 12 21 | 内置帮助起身、坐下的升降机构的坐便器座 |
| 09 12 | 如厕辅助器具 | 09 12 24 | 装配在坐便器上的扶手和靠背 |
| | | 09 12 25 | 落地式坐便器的扶手和靠背 |
| | | 09 12 27 | 手纸夹 |
| | | 09 12 30 | 厕所里的滚动架子（手纸盒） |
| | | 09 12 33 | 便盆 |
| | | 09 12 36 | 作为坐便器附件的冲洗器和风干器 |
| | | 09 12 39 | 安装在墙上的小便池 |
| | | 09 12 43 | 能搬运的厕所 |
| 09 15 | 气管造口护理辅助器具 | 09 15 03 | 气管造口套管 |
| | | 09 15 06 | 气管造口保护器 |
| | | 09 18 04 | 一件式封口造口袋 |
| | | 09 18 05 | 两件式封口造口袋 |
| | | 09 18 07 | 带防回流阀的一件式开口造口袋 |
| | | 09 18 08 | 带防回流阀的两件式开口造口袋 |
| | | 09 18 09 | 造口袋支撑和压固辅助器具 |
| 09 18 | 肠造口护理辅助器具 | 09 18 13 | 造口护理压板和带子 |
| | | 09 18 14 | 造口护理胶粘器具 |
| | | 09 18 15 | 造口袋密封件 |
| | | 09 18 18 | 造口护理气味吸收器和除臭器 |
| | | 09 18 21 | 造口袋的护套 |
| | | 09 18 24 | 灌肠辅助器具 |

（续表）

| 次类编码 | 次类名称 | 支类编码 | 支类名称 |
|---|---|---|---|
| | | 09 18 30 | 造口防护罩 |
| | | 09 18 33 | 造口导液管 |
| | | 09 18 36 | 造口护理用冲洗注射器 |
| | | 09 18 39 | 一件式开口造口袋 |
| | | 09 18 42 | 两件式开口造口袋 |
| | | 09 18 45 | 造口护理皮肤遮盖层 |
| | | 09 18 48 | 术后造口袋及配件 |
| 09.21 | 护肤和洁肤产品 | 09 21 03 | 褪胶剂 |
| | | 09 21 06 | 洁肤剂 |
| | | 09 21 09 | 消毒剂 |
| | | 09 21 15 | 密封材料 |
| | | 09 21 18 | 护肤剂 |
| 09 24 | 排尿装置 | 09 24 03 | 长期留置导尿管 |
| | | 09 24 06 | 间歇性导尿管 |
| | | 09 24 09 | 阴茎尿套 |
| | | 09 24 12 | 尿引流器 |
| | | 09 24 15 | 女用穿戴式软尿壶 |
| | | 09 24 18 | 自我导尿辅助器具 |
| | | 09 24 21 | 男用穿戴式软尿壶 |
| 09 27 | 尿便收集器 | 09 27 04 | 封口贮尿袋 |
| | | 09 27 05 | 开口贮尿袋 |
| | | 09 27 09 | 非穿戴式尿壶和贮尿瓶 |
| | | 09 27 13 | 集尿器悬吊架和固定装置 |
| | | 09 27 18 | 尿收集系统 |
| | | 09 27 21 | 粪便收集袋 |
| 09 30 | 尿便吸收辅助器具 | 09 30 12 | 儿童用一次性失禁用品 |
| | | 09 30 15 | 儿童可洗失禁用品 |
| | | 09 30 18 | 成人一次性衬垫 |
| | | 09 30 21 | 成人一次性尿布 |
| | | 09 30 24 | 成人一次性防护内衣 |
| | | 09 30 27 | 男性一次性失禁用品 |
| | | 09 30 30 | 无防水材料的一次性成人失禁用品 |
| | | 09 30 33 | 成人一次性大便失禁用品 |
| | | 09 30 36 | 可洗成人失禁裤 |
| | | 09 30 39 | 尿便吸收贴身用品固定辅助器具 |
| | | 09 30 42 | 非贴身一次性尿便吸收用品 |
| | | 09 30 45 | 非贴身可洗尿便吸收用品 |
| 09 31 | 防止大小便失禁的辅助器具 | 09 31 03 | 阻尿器 |
| | | 09 31 06 | 阻便塞 |

| 次类编码 | 次类名称 | 支类编码 | 支类名称 |
|---|---|---|---|
| 09 33 | 清洗、盆浴和淋浴辅助器具 | 09 33 03 | 盆浴或淋浴椅（有轮和无轮）、浴缸坐板、凳子、靠背和座 |
| | | 09 33 06 | 防滑浴盆垫、防滑淋浴垫和防滑带 |
| | | 09 33 09 | 淋浴器及其元件 |
| | | 09 33 12 | 洗浴床、淋浴桌和更换尿布桌 |
| | | 09 33 15 | 洗盆 |
| | | 09 33 18 | 坐浴盆 |
| | | 09 33 21 | 浴缸 |
| | | 09 33 24 | 浴缸架 |
| | | 09 33 27 | 用于减少浴缸的长度或深度的辅助器具 |
| | | 09 33 30 | 带有把手、手柄和握把的洗澡布、海绵和刷子 |
| | | 09 33 33 | 肥皂盘、肥皂架和给皂器 |
| | | 09 33 36 | 自我擦干的辅助器具 |
| | | 09 33 39 | 漂浮辅助器具 |
| | | 09 33 42 | 潜水通气管 |
| | | 09 33 45 | 浴缸温度计 |
| 09 36 | 修剪手指甲和脚趾甲的辅助器具 | 09 36 03 | 指甲刷 |
| | | 09 36 06 | 指甲锉和砂纸板 |
| | | 09 36 09 | 指甲剪和指甲刀 |
| | | 09 36 12 | 磨茧锉 |
| 09 39 | 护发辅助器具 | 09 39 03 | 用洗发剂洗头发的辅助器具 |
| | | 09 39 06 | 梳子和头发刷 |
| | | 09 39 09 | 吹风机 |
| 09 42 | 牙科护理辅助器具 | 09 42 03 | 无动力（手动）牙刷 |
| | | 09 42 06 | 动力（电动）牙刷 |
| 09 45 | 面部护理辅助器具 | 09 45 03 | 修胡刷、剃刀和（电动）剃须刀 |
| | | 09 45 06 | 化妆品使用辅助器具 |
| | | 09 45 09 | 脸部保养用的镜子 |
| 09 54 | 性活动辅助器具 | 09 54 03 | 性活动仿造性器官 |
| | | 09 54 06 | 勃起辅助器具 |
| | | 09 54 09 | 性活动用振动器和按摩器具 |
| | | 09 54 12 | 性习惯训练和性康复辅助器具 |

# 第二节
## 评估与适配

### 一、评估

1. ADL 评估　配置个人生活自理康复辅助器具和防护康复辅助器具前，首先需要了解基本情况和做 ADL 评估。在康复工作中，常用 Barthel 指数评定量表来进行功能障碍者的 ADL 能力评估，并根据 Barthel 指数评定细则，对功能障碍者的各项使用辅助器具的能力和表现进行评估定级。

2. 肢体功能评估　在对功能障碍者进行 ADL 功能评估后，应进行相应的上肢精细动作评估、肢体动作控制评估、身体姿势保持能力等评估。综合三方面的评估，以明确康复对象目前所处的肢体功能障碍的基本情况。

3. 其他相关评估　除对功能障碍评估外,还需要对康复辅助器具的使用目的、使用环境、使用性质等进行评估。

## 二、适配

康复治疗师完善 ADL 评估、肢体功能评估、康复辅助器具相关使用评估后,以上述评估资料作为依据,制订对应的适配方案,按方案进行配置,并进行适应性训练及调整,最后才能交付使用。

从上述的过程中可以发现在康复辅助器具的适配工作中十分注重个体需求差异,即需要充分考虑康复对象的个体障碍、个体尺寸、综合肢体功能和个人价值观,提高康复辅助器具的实用性,以保证每个康复对象都能享有较好的康复辅助器具服务。

## 第三节
# 常用个人生活自理和防护康复辅助器具

## 一、衣服和鞋

### (一)帽子

1. 定义　头部防护辅助器具,如戴假发的帽子(图 4-3-1)。

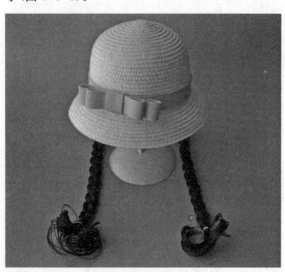

图 4-3-1　戴假发的帽子

2. 作用　辅助功能障碍者头部美观、防寒、防风和遮阳。

3. 适应证　为放疗、化疗或其他原因脱发的人士设计。

4. 注意事项　适配时应考虑使用者的尺寸和材质。

### (二)分指手套和不分指手套

1. 定义　手部防护辅助器具,分为分指手套(图 4-3-2)和不分指手套(图 4-3-3)。

2. 作用　辅助功能障碍者或手感觉障碍者,保暖并保护手部避免伤害。

3. 适应证　如关节炎、肌腱炎或腕管综合征、周围神经损伤、颈段脊髓损伤者等。

4. 注意事项　适配需考虑使用者的手部尺寸、用途、材质等。

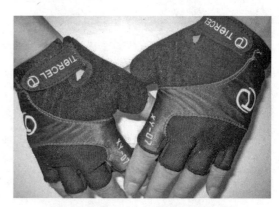

图 4-3-2　分指手套

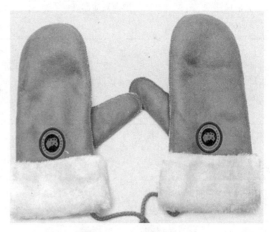

图 4-3-3　不分指手套

### (三)衬衫

1. 定义　方便使用者穿脱的辅助器具,如带魔术贴的衬衫(图 4-3-4)。

2. 作用　辅助功能障碍者方便穿脱和舒适。

3. 适应证　上肢、手部精细功能障碍者、智力障碍者、认知障碍者、脊髓损伤等。

4. 注意事项　适配时需考虑加强使用者保暖和皮肤护理，防止皮肤损伤。

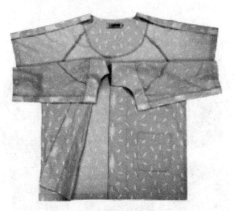

图 4-3-4　衬衫

**（四）夹克衫**

1. 定义　方便使用者穿脱、防寒保暖的辅助器具。

2. 作用　辅助功能障碍者，穿脱方便、舒适。

3. 适应证　肢体功能障碍者。

4. 注意事项　无特殊。

**（五）连衣裙**

1. 定义　用于使用者在外出活动时穿着，方便穿脱的辅助器具。

2. 作用　辅助功能障碍者外出时穿脱方便、舒适、美观。

3. 适应证　肢体功能障碍者。

4. 注意事项　为轮椅使用者或行动受限的女士设计，从头部穿脱。

**（六）内裤**

1. 定义　带保护垫的内裤（图 4-3-5）。

2. 作用　辅助功能障碍者贴身穿脱方便、舒适。

3. 适应证　肢体功能障碍者及其他人士。

4. 注意事项

（1）该产品为平衡和移动障碍者使用而设计。

（2）在大腿两侧带有类似于足球垫的安全护垫。

（3）在跌倒时，保护垫可重新分配冲击力，以保护髋部。

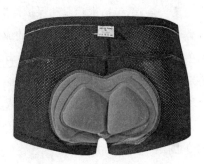

图 4-3-5　带保护垫的内裤

**（七）长筒袜和短袜**

1. 定义　用于上肢、下肢和身体其他部位的抗水肿袜套（图 4-3-6），术后或静脉曲张伤后，逐渐减小人体受力以治疗或预防水肿的袜子。

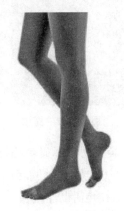

图 4-3-6　抗水肿袜套

2. 作用　辅助功能障碍者腿部穿用，保暖、美观和预防肿胀。

3. 适应证　肢体功能障碍者，如下肢肿胀者、感觉异常者。

4. 注意事项　静脉血栓活动期者禁用。

**（八）睡衣**

1. 定义　为严重肢体功能障碍者设计的便于穿脱的衣服，多用绒布制成，上衣双侧及肩部三面开口，圆领及宽松的袖口。

2. 作用　辅助功能障碍者卧室穿用，穿脱方便和舒适。

3. 适应证　肢体功能障碍者。

4. 注意事项　下装为侧开门襟，应注意保暖。采用摁扣或者魔术贴闭合以代替纽扣，更加方便精细功能障碍者操作。但翻身时应防止引起摁扣打开或魔术贴磨损皮肤。

**（九）浴衣**

1. 定义　浴衣，包括水疗服和保护性浴裤等。

2. 作用　为排便失禁及排尿失禁的成年人或青少年游泳使用而设计，辅助功能障碍者水中使用，穿脱方便、舒适。

3. 适应证　肢体功能障碍者及其他人士。

4. 注意事项　无特殊。

**（十）围裙**

1. 定义　身体前部穿着的用于防止衣服或身体弄脏的衣物（图4-3-7）。

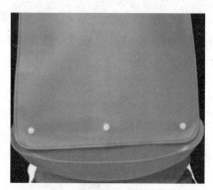

图4-3-7　围裙

2. 作用　辅助功能障碍者，围在身体前部防止弄脏衣服和身体，为上肢功能障碍、进食及吞咽障碍人士进食时使用而设计。

3. 适应证　肢体功能障碍者及其他人士。

4. 注意事项　进食或饮水时使用，颈部固定不宜太紧。如有长期流涎者，可长时间佩戴，防止污染身体。

**（十一）鞋和靴**

1. 定义　鞋子，包括运动鞋和内里之类的专用鞋等（图4-3-8）。

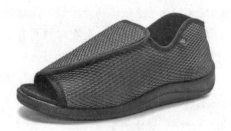

图4-3-8　病患鞋

2. 作用　辅助功能障碍者的腿和脚，方便穿脱。

3. 适应证　肢体功能障碍者、术后需要涂抹

创伤敷料及石膏的人士。

4. 注意事项　塑料防滑底，带有魔术贴扣带，前段不可弯折。

**（十二）鞋和靴的防滑辅助器具**

1. 定义　安装在鞋上的防滑装置和材料（图4-3-9）。

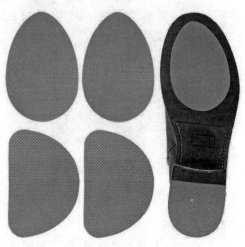

图4-3-9　防滑鞋垫

2. 作用　辅助功能障碍者，安装在鞋上，起防滑作用。

3. 适应证　肢体功能障碍者，多为步行障碍或平衡障碍者。

4. 注意事项　该装置能套在大多数型号鞋子上，可帮助使用者在覆盖有冰的路面、人行道或停车场上平稳的行走。

**（十三）钉扣装置和纽扣**

1. 定义　包括拉链、弹力鞋带、围裙系扣器具、尼龙搭扣（图4-3-10）和其他使用便捷的钉扣和扣紧装置。

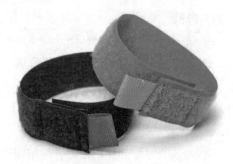

图4-3-10　尼龙搭扣

2. 作用　辅助手功能障碍者钉扣和系扣。

3. 适应证　手部精细功能障碍者，手部协调

功能障碍者。

4. 注意事项  无特殊。

## 二、穿着式身体防护辅助器具

穿着式身体防护辅助器具是指防止身体各部位免受外来伤害的装置。保护组织完整性的辅助器具,如防止擦伤或皮肤损伤的垫子、衬垫和其他助行器的配件,坐垫和衬垫,靠背,床垫和床罩等。工作场所的个人防护用品,包括头部保护、视力保护、听力保护、手部保护、足部保护、气道保护及全身保护的用品、安全靴、防护工作服和防护工作腰带等。

### (一)头部防护辅助器具

1. 定义  防止头部免受外来伤害的装置,帽子(图4-3-11)。

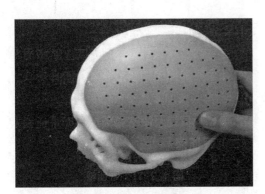

图4-3-11  帽子

2. 作用  用于平衡功能差者,保护头部防止摔伤。

3. 适应证  肢体功能障碍者、智力障碍者、颅脑损伤者。

4. 注意事项  ①适配时应结合使用者诊断及目的,如以保护或美观为目的。②搭配帽子配置,考虑保暖性和佩戴稳定性。

### (二)眼睛防护和面部防护辅助器具

1. 定义  防止眼睛和面部免受外来伤害的装置,如护目镜(图4-3-12)。

2. 作用  保护使用者眼睛和面部,防止损伤。

3. 适应证  视觉障碍者、其他人士。

4. 注意事项  ①防止液体和粗粉尘颗粒伤害眼睛和眼镜。②使用中防刮擦和起雾以免影响视线。

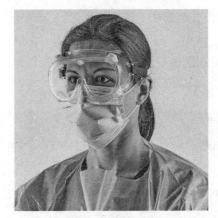

图4-3-12  护目镜

### (三)耳防护和听觉防护辅助器具

1. 定义  降噪辅助器具,降低或吸收噪声的装置或材料,包括吸声材料,工作场所用降低噪声的辅助器具,如降噪耳机(图4-3-13)等。

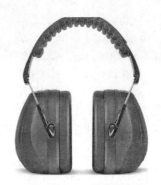

图4-3-13  降噪耳机

2. 作用  用于听觉障碍者,保护耳部及听觉。

3. 适应证  听觉障碍者及其他人士。

4. 注意事项  无特殊。

### (四)肘防护或臂防护辅助器具

1. 定义  防止皮肤擦伤或损伤的垫子、衬垫和其他助行器配件,包括加在手杖、腋杖、框式助行器、轮式助行器、台式助行器上,保护使用者避免因反复接触助行器特定部分擦伤或损伤皮肤的装置。

2. 作用  用于肢体功能障碍者,保护肘或前臂皮肤避免压疮,维持肢体良姿位,避免关节挛缩或脱位。

3. 适应证  肢体功能障碍者及卧床人士。

4. 注意事项  ①适配时应注意选择柔软、透气的材质。②使用中应定时变换体位,防止皮肤损伤。

**（五）手部防护辅助器具**

1. 定义　包括操纵轮椅的手套（图 4-3-14），防止皮肤擦伤或损伤的垫子、衬垫和其他助行器配件。

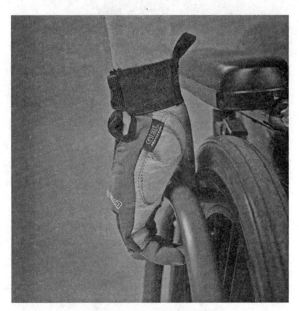

图 4-3-14　轮椅手套

2. 作用　保护使用者手部避免受伤。

3. 适应证　肢体功能障碍者、脊髓损伤者。

4. 注意事项　适配时考虑使用者手部尺寸大小合适，穿戴时不宜大紧，影响舒适度。

**（六）膝防护或腿防护辅助器具**

1. 定义　包括截肢穿的残肢套（图 4-3-15）、长筒袜和短袜。

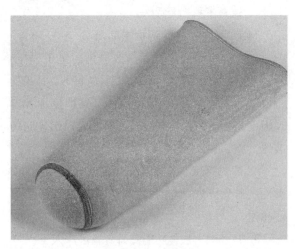

图 4-3-15　残肢套

2. 作用　保护肢体功能障碍者的下肢皮肤和膝关节，防止损伤。

3. 适应证　肢体功能障碍者、慢性关节炎者及截肢者残端适用。

4. 注意事项　①适配时考虑大小及压力应适合使用者下肢。②定时穿戴，定时清洗保养。

**（七）足跟防护或足趾防护或足部防护辅助器具**

1. 定义　用于保护足跟或足趾的鞋和靴（图 4-3-16）。

2. 作用　用于长期卧床者，可以保护足部骨突出部位，防止长时间压迫导致压疮。

3. 适应证　肢体功能障碍者、足下垂者、脑卒中及脊髓损伤卧床者。

4. 注意事项　①穿戴时需注意在足后跟处可能发生的压疮。②每次穿戴时长不超过 2 h，需定期取下被动活动踝关节或进行踝泵运动。

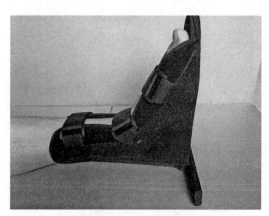

图 4-3-16　丁字鞋

**（八）气道防护辅助器具**

1. 定义　防止呼吸道受到外部有害气流侵袭的装置，如口罩。

2. 作用　保护呼吸道免受外部有害气流的侵袭。

3. 适应证　免疫力低下者、粉尘过敏者等。

4. 注意事项　普通口罩每天佩戴，如对病毒的防御单次有效时间为 6～8 h，超过时间需要重新更换，粉尘颗粒则可一天一换。

## 三、稳定身体的辅助器具

**（一）座椅安全带**

1. 定义　包括座椅安全带（图 4-3-17）、腰带、背带。治疗期间身体定位包括装在汽车座椅上的三点或四点式汽车安全带,汽车内坐轮椅的乘客的约束安全带和马甲式全身安全带。

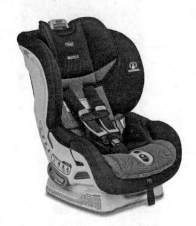

图 4-3-17　座椅安全带

2. 作用　辅助功能障碍者保持平衡,防止向前或侧面倾倒,保护安全。

3. 适应证　坐位平衡较差者、脊髓损伤节段较高者、老年体弱者及认知障碍者等。

4. 注意事项　①束缚带应选择牢固舒适的材质。②使用时松紧适宜。

**(二)靠背**

1. 定义　包括安装或内嵌在椅座上的靠背(和靠背部件)、腰托、靠背垫,小靠背垫等(图 4-3-18)。

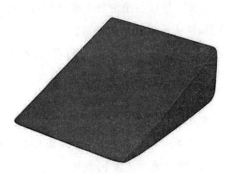

图 4-3-18　楔形垫

2. 作用　辅助功能障碍者稳定体位。

3. 适应证　中枢神经损伤者(脑卒中和脊髓损伤)、长期卧床者、年老体弱者、腰椎疾病者。

4. 注意事项　使用过程中应注意定时减压或改变体位,防止压疮。

## 四、穿脱衣服的辅助器具

**(一)穿脱衣服的辅助器具**

1. 定义　帮助穿或脱衣服和鞋的设备,包括拉链、弹力鞋带、围裙系扣器具、尼龙搭扣和其他使用便捷的钉扣和扣紧装置。

2. 作用　辅助肢体功能障碍者穿脱衣服鞋袜。

3. 适应证　肢体功能障碍者。

4. 注意事项　无特殊。

**(二)穿短袜和连裤袜的辅助器具**

1. 定义　帮助人穿短袜、长筒袜和紧身衣的器具,如鞋拔(图 4-3-19)和脱靴器。

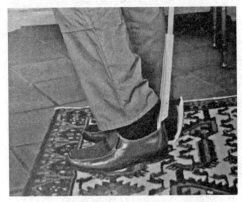

图 4-3-19　鞋拔

2. 作用　辅助肢体功能障碍者穿脱袜子。

3. 适应证　关节炎或下肢功能障碍者、腰部疾病者及髋关节置换者。

4. 注意事项　①使用前需要专业人员进行指导。②使用时避免过度弯腰。

**(三)穿衣架**

1. 定义　穿衣时用于固定衣服的器具。

2. 作用　辅助肢体功能障碍者穿脱衣服。

3. 适应证　肩部活动受限者、脑卒中者、多发性硬化症者及肩关节炎者。

4. 注意事项　①夹子的固定高度应低于肩部的高度。②穿衣时先用一只手将外衣(如夹克)的两肩内朝外地置于两个夹子内,然后将手臂伸入袖子里,向前走即可将衣服从夹子上取下,穿上衣服。

**(四)穿脱衣钩或穿脱衣棍**

1. 定义　穿脱衣服时固定或夹持衣物的器具,如穿衣钩(图 4-3-20)。

2. 作用　辅助上肢功能障碍者穿脱衣服。

3. 适应证　腰部功能障碍者、双上肢协调性较差者及肩部功能障碍者。

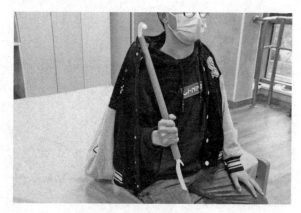

**图 4-3-20　穿衣钩**

4. 注意事项　使用前需要在专业人员指导下完成项目的培训方可操作。

**（五）拉动拉链的装置**

1. 定义　帮助拉拉链的装置。

2. 作用　辅助手部功能障碍者拉拉链。

3. 适应证　脑卒中者、周围神经损伤者、手部骨折者、关节炎者及手部力量精细功能较弱者。

4. 注意事项　使用时防止造成皮肤损伤。

**（六）系扣钩**

1. 定义　帮助人扣和解衣服、鞋子的纽扣的装置。

2. 作用　辅助手部功能障碍者系纽扣。

3. 适应证　脑卒中者、周围神经损伤者、手部骨折者、关节炎者及手部力量精细功能较弱者。

4. 注意事项　①扣纽扣时从衣服钮孔一侧穿入，铁钩套入纽扣后从钮孔穿出完成扣纽扣。②解纽扣时从钮孔方面穿入，铁钩套入纽扣后从钮孔穿出完成解纽扣。

# 五、如厕辅助器具

**（一）坐便椅**

1. 定义　内置贮存箱在远离厕所外大、小便的椅子，带或不带脚轮（图 4-3-22）。

2. 作用　辅助移动困难及不能蹲下者大小便，移动方便。

3. 适应证　脑卒中者、双下肢无力者、腰部功能障碍者、关节置换者及关节炎者。

4. 注意事项　使用坐便椅时需要帮助转移，以策安全。

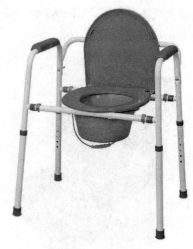

**图 4-3-21　坐便椅**

**（二）坐便器**

1. 定义　包括高座或高度可调的坐便器和内置冲洗器、风干器的坐便器。

2. 作用　辅助功能障碍者大小便时省力。

3. 适应证　年老体弱者、坐位平衡较差者及脑卒中者等。

4. 注意事项　①使用坐便器时需要辅助转移。②在使用过程中如坐位平衡较差的需要照顾者从旁监督完成。

**（三）坐便器座**

1. 定义　连接在坐便盆上或坐便椅上便于人坐的器具，使人感觉稳当或舒适。

2. 作用　用于肢体功能障碍者，放在坐便盆或坐便椅上，使人感觉舒适和稳定，辅助坐位大小便。

3. 适应证　关节置换者。

4. 注意事项　坐便器座高度需要根据使用者具体需要量身定做。在使用前后及过程中，如需监督安全者或帮助转移者则帮助监督安全和转移。

**（四）框架型加高的坐便器座**

1. 定义　置于地面上加高的坐便器座（独立的）（图 4-3-22），座可以轻易地从便池上移开。

2. 作用　用于下肢功能障碍者，根据需要调整坐便器座高度，方便坐起。

3. 适应证　下肢关节炎者等。

4. 注意事项　使用时应注意配合扶手使用，防止高度调节过程中发生跌倒。

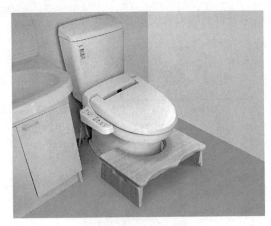

图 4-3-22 坐便凳

### （五）嵌入型加高的坐便器座

1. 定义 直接置于便池（坐便器座）上加高的坐便器座（松散结合），座可以轻易地从便池（坐便器座）上移开（图 4-3-23）。

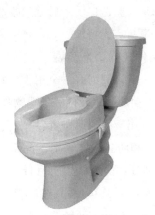

图 4-3-23 加高坐便器座

2. 作用 用于肢体功能障碍者，直接放在坐便器上，也可轻易地移开，方便坐起。

3. 适应证 步行困难者、转移困难者、髋关节屈曲受限者及膝关节屈曲受限者。

4. 注意事项 使用时确认坐便器座已调节至合适位置且嵌入固定，防止滑动。

### （六）安装在坐便器上加高的坐便器座

1. 定义 永久安装在便池上，用于增加座位高度，便于坐下、起身的装置，包括底座等。

2. 作用 用于肢体功能障碍者，永久固定在坐便器上以增高坐便器，方便坐起。

3. 适应证 下肢无力者、平衡功能较差者、转移功能较差者及髋关节屈曲受限者。

4. 注意事项 安装时，需按照使用者高度固定安装。

### （七）内置帮助起身、坐下的升降机构的坐便器座

1. 定义 内置帮助人在坐便器上起身、坐下的升降机构的坐便器座。

2. 作用 辅助肢体功能障碍者，根据需要随时升降坐便器座，完成上、下坐便器。

3. 适应证 心功能较差者、身体耐力较差者及四肢无力者等。

4. 注意事项 使用该设备时需有人从旁监督，以策安全。

### （八）装配在坐便器上的扶手和靠背

1. 定义 安装在坐便器上便于坐下、起身的支撑装置，包括安装在坐便器上的身体支撑架等。

2. 作用 辅助肢体功能障碍者坐起时保持坐位平衡。

3. 适应证 平衡障碍者、眩晕症者等。

4. 注意事项 使用时应有人协助，扶手和靠背高度应适应使用者。

### （九）落地式坐便器的扶手和靠背

1. 定义 安装在落地式坐便器便于坐下、起身的支撑装置。

2. 作用 辅助肢体功能障碍者坐起和保持平衡。

3. 适应证 脑卒中者、脊髓损伤者等。

4. 注意事项 ①使用时非患侧手用力较多，注意跌倒的发生；②如上肢力量较差者，平衡功能较差者需照顾者监督，以策安全。

### （十）能搬运的厕所

1. 定义 包括能搬运的厕所（图 4-3-24）。

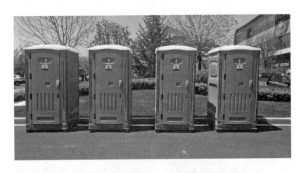

图 4-3-24 移动厕所

2. 作用 用于肢体功能障碍者，在进行洗漱、沐浴和如厕的房间安装，移动方便。

3. 适应证　肢体功能障碍者。

4. 注意事项　①该厕所空间狭小，使用时应从旁监督，以策安全。②厕所地面易积水，使用时应注意防跌倒。

## 六、气管造口护理辅助器具

### （一）气管造口护理辅助器具

气管切口呼吸用辅助器具，包括呼吸辅助器具，供氧器、吸引器、呼吸台和垫子、呼吸肌训练器、呼吸计量器、循环治疗辅助器具。

### （二）气管造口套管

1. 定义　在气管造口患者的气管切口处插入的用于呼吸的管子(图4-3-25)。

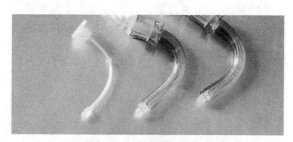

图4-3-25　气管造口套管

2. 作用　用于呼吸困难者，插在气管切开处，保持呼吸道通畅，方便排痰。

3. 适应证　气管切开者及其他人士。

4. 注意事项　使用时防止使用者将气管拔出造成损伤。

### （三）气管造口保护器

1. 定义　保护患者气管切口处免受外部有害感染的器具，如气道防护辅助器具。

2. 作用　用于气管插管者，固定和保护气管切口免受外界污染。

3. 适应证　气管切开者。

4. 注意事项　保持保护器清洁，使用时防止保护器脱落。

## 七、肠造口护理辅助器具

### （一）造口护理辅助器具

通过在肠道上切口（造口）收集人体排泄物的器具，如护肤剂，保护皮肤的物质。

### （二）一件式封口造口袋

1. 定义　通过肠道上的造口收集人体排泄物

且不能够排空的柔软密闭容器(图4-3-26)。

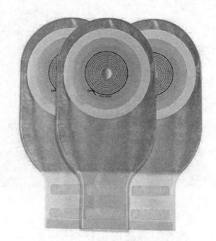

图4-3-26　结肠造口袋

2. 作用　用于肠造口者，将袋子固定在造口处收集粪便，可避免异味外泄和污染衣物。

3. 适应证　肠造口手术后肛门改造者。

4. 注意事项　无特殊。

### （三）两件式封口造口袋

1. 定义　造口周围有一个用于挂封口袋而自身保持原位不动的固定元件的排泄物收集系统。

2. 作用　用于肠道造口者，用来收集粪便，可避免污染衣物和防止异味外泄。此系统分为底盘和造口袋两部分，底盘粘贴在造口周围，倾倒粪便时底盘不必换下，可连续使用，造口袋可随时更换。

3. 适应证　结肠或回肠造口者。

4. 注意事项　无特殊。

### （四）带防回流阀的一件式开口造口袋

1. 定义　更换袋子时所有组件全部移走、带或不带阀栏的排泄物收集装置。

2. 作用　用于膀胱造口者，用来收集尿液，防回流阀防止排出的尿液反流。

3. 适应证　尿道造口者。

4. 注意事项　无特殊。

### （五）带防回流阀的两件式开口造口袋

1. 定义　造口周围有一个用于挂从造口处收集小便或软大便的袋子而自身保持原位不动的固定元件的排泄物收集系统。

2. 作用　用于收集尿液，防回流阀防止排出的尿液反流。此系统分为底盘及造口袋两部分，底盘粘贴在造口周围，倾倒尿液时底盘不必取下，可连续使用,造口袋可随时更换。

3. 适应证　尿道造口者。

4. 注意事项　无特殊。

### (六)造口袋支撑和压固辅助器具

1. 定义　通过施加压力、提供支撑以保持造口排泄物收集袋在正确位置的器具。

2. 作用　用于肠道造口者,固定在造口周围,防止收集袋移位。

3. 适应证　肠道造口者。

4. 注意事项　可用于帮助造口护理的压力绷带。亦可用于造口区放置各种粘性袋子的支架。

### (七)造口护理压板和带子

1. 定义　袋子周围使用的以保证肠道造口护理辅助器具处于正确位置的器具。

2. 作用　用于肠道造口者,固定在造口周围,防止收集袋移位。避免造口损伤。

3. 适应证　肠道造口者。

4. 注意事项　无特殊。

### (八)造口护理胶粘器具

1. 定义　用于皮肤的器具,以确保造口护理辅助器具处于正确的位置和防止身体被排泄物污染。

2. 作用　固定在造口周围,防止收集袋位移和排泄物污染身体。

3. 适应证　肠道造口者。

4. 注意事项　使用时注意造口护理收集袋位置正确。

### (九)造口袋密封件

1. 定义　用于倒空或再次密封开口造口袋的器具。

2. 作用　用来密封造口袋,防止污染。

3. 适应证　肠道造口者。

4. 注意事项　无特殊。

### (十)造口护理气味吸收器和除臭器

1. 定义　肠道造口护理用的吸收异味或散发香味的器具和材料。

2. 作用　吸收排泄物异味,确保舒适。

3. 适应证　结肠造口者。

4. 注意事项　使用时定时清洁皮肤,定量使用。

### (十一)造口袋的护套

1. 定义　装从造口收集排泄物的袋子的器具。

2. 作用　用来封住造口袋,防止排泄物漏出,方便外出。

3. 适应证　肠道造口者。

4. 注意事项　无特殊。

### (十二)灌肠辅助器具

1. 定义　包括冲洗肠道的器具等。

2. 作用　用来定期清洗肠道,排出肠内容物。

3. 适应证　肠道造口者。

4. 注意事项　无特殊。

### (十三)造口防护罩

1. 定义　保护肠排泄物出口免受外部有害感染的器具。

2. 作用　粘贴在造口周围,保护皮肤,避免有害感染。

3. 适应证　肠道造口者。

4. 注意事项　该护罩内部含有药物。

### (十四)造口导液管

1. 定义　通过切口直接从内部造口容器引流排泄物到厕所等的管子。

2. 作用　用来引流肠道排泄物。

3. 适应证　肠道造口者。

4. 注意事项　能将大便从造口直接排出并引到便盆。

### (十五)造口护理用冲洗注射器

1. 定义　冲洗从肠道造口收集排泄物的内部容器的器具。

2. 作用　用来冲洗肠道,软化大便从而使堵塞的粪便排出体外。

3. 适应证　肠道造口者。

4. 注意事项　为一次性使用器具。

## 八、护肤和洁肤产品

用来保护皮肤免受各种伤害,包括使用假肢和矫形器或使用肠道造口护理胶粘产品等的器具。

### (一)褪胶剂

1. 定义　去除胶粘材料的物质。

2. 作用　去除遗留在皮肤上的胶粘物质,保护皮肤免受伤害。

3. 适应证　需要使用胶带的人士。

4. 注意事项　①用以清除外科胶带、运动胶带、残余胶带。②在使用该褪胶剂后,再使用清水冲洗残留。

### （二）洁肤剂

1. 定义　清洁皮肤的物质。

2. 作用　清洁皮肤上的残留物质,防止皮肤病。

3. 适应证　肢体功能障碍者及大小便失禁者。

4. 注意事项　在清洁皮肤或护理时使用。

### （三）消毒剂

1. 定义　为杀灭或抑制病原菌而用于处理人畜组织(特别是皮肤)的化合物。

2. 作用　对皮肤进行消毒,防止感染。

3. 适应证　皮肤感觉功能障碍致易破损者,截肢者,假肢穿戴者等。

4. 注意事项　使用时定量、定位使用,防止过量损伤皮肤。

### （四）密封材料

1. 定义　使皮肤上某一区域完全密封的材料。

2. 作用　贴在皮肤上防止渗漏,保护皮肤,屏蔽异味。

3. 适应证　结肠造口者。

4. 注意事项　①使用前,应使得防漏条符合造口大小。②在造口皮肤周围凹陷和褶皱处使用。

### （五）护肤剂

1. 定义　保护皮肤的物质。

2. 作用　保护皮肤,预防和治疗皮肤问题。

3. 适应证　造口者及尿失禁者。

4. 注意事项　无特殊。

## 九、尿便收集器

### （一）穿戴式闭口贮尿袋

1. 定义　无排尿口的柔性封口集尿器。

2. 作用　用于收集尿液,贮尿袋和导尿管可固定在身上,安全隐蔽,方便外出。

3. 适应证　排尿功能障碍者,如脑卒中者、脊髓损伤者、高龄者等。

4. 注意事项　无特殊。

### （二）开口贮尿袋

1. 定义　有排尿口的柔性开口集尿器。

2. 作用　用来收集尿液。

3. 适应证　男性排尿障碍者。

4. 注意事项　无特殊。

### （三）非穿戴式尿壶和贮尿瓶

1. 定义　包括女用的具有相似功能的器具。

2. 作用　用于卧床者,收集尿液。

3. 适应证　肢体功能障碍者。

4. 注意事项　为使用轮椅的人士设计,可重复使用。

### （四）集尿器悬吊架和固定装置

1. 定义　在人体、轮椅、床固定集尿袋的器具。

2. 作用　用于排尿功能障碍者,悬挂和固定贮尿袋,方便收集尿液。

3. 适应证　肢体功能障碍者及其他人士。

4. 注意事项　无特殊。

### （五）尿收集系统

1. 定义　通常使用的集尿器的所有组件和附件。

2. 作用　用于收集尿液。

3. 适应证　排尿功能障碍。

4. 注意事项　无特殊。

### （六）粪便收集袋

1. 定义　收集直肠粪便的贴身用柔软容器。

2. 作用　用来收集粪便。

3. 适应证　排便障碍者。

4. 注意事项　无特殊。

## 十、尿便吸收辅助器具

尿便吸收辅助器具,用于吸收来自膀胱的尿和来自直肠的粪便的器具。

### （一）穿戴式吸收尿便辅助器具

1. 定义　包括尿布和女用垫子(卫生巾)及阴茎尿布。

2. 作用　贴身穿用,来吸收漏出的排泄物。

3. 适应证　尿失禁者。

4. 注意事项　①使用时注意定期更换,利于保持皮肤干爽。②具有抗菌和抑制气味的作用。

**（二）穿戴式吸收尿便辅助器具的吊带和紧固件**

1. 定义　穿戴式衣服或穿戴式辅助器具上可将尿布和垫子放在正确位置和/或固定的器具,包括裤子、带子和防水裤钩。

2. 作用　将尿布固定在贴身衣物上吸收漏出的排泄物。

3. 适应证　大小便障碍者。

4. 注意事项　①穿戴时应固定好,防止松脱。②随尿布一起换脱,防止磨损皮肤。

## 十一、防止大小便失禁的辅助器具

**（一）阻尿器**

1. 定义　防止小便不自主流出的辅助器具,包括尿道插塞、阴道阀、阴茎夹以及可膨胀的夹紧导尿管的气球等。

2. 作用　用来控制尿流,防止随意漏出。

3. 适应证　尿失禁者。

4. 注意事项　使用时应选择合适力度和尺寸的器具,防止损伤皮肤及黏膜。

**（二）阻便塞**

1. 定义　防止大便不自主流出的辅助器具,包括肛门棉塞、肛门塞栓、肛门加宽器和肛门袋等。

2. 作用　防止大便漏出。

3. 适应证　大便失禁者。

4. 注意事项　使用肛塞可防止臭味和肛周感染。

## 十二、清洗、盆浴和淋浴的辅助器具

用于清洗、盆浴和淋浴的辅助器具,包括坐浴盆、管线装配和水龙头,控制和分布房屋内液体或气体的系统。水、气的供应配件,如单杆水龙头、恒温混合阀、挠性管、虹吸管、配电盘。

**（一）盆浴或淋浴椅（有轮和无轮）、浴缸坐板、凳子、靠背和座**

1. 定义　坐着进行盆浴或淋浴时用的支撑器具。坐便椅,内置贮存箱,在远离厕所外大、小便的椅子,带或不带脚轮,包括卫生椅和用于淋浴的淋浴椅。

2. 作用　辅助坐位沐浴。

3. 适应证　脑卒中者、脊髓损伤者及下肢功能障碍者等。

4. 注意事项

（1）在使用前后须由专人辅助转移和/或监督,以策安全。

（2）使用完毕后,整理好器具。

**（二）防滑浴盆垫、防滑淋浴垫和防滑带**

1. 定义　浴室盆浴或淋浴时起防止人滑倒作用的材料。用于地面和楼梯的防滑材料,尽可能地减少滑倒的表面材料,包括防滑垫、防滑砖、防滑浴盆垫、防滑淋浴垫和防滑胶带(图4-3-27)。

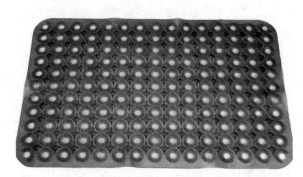

图4-3-27　防滑垫

2. 作用　铺在厕所地上起到防滑作用。

3. 适应证　移动功能障碍者、平衡功能障碍者及关节炎者等。

4. 注意事项　使用前后清理防滑垫上的水渍。

**（三）淋浴器及其元件**

1. 定义　包括淋浴间的浴门、浴帘、设备和可调节淋浴头位置的固定装置等。

2. 作用　用于功能障碍者淋浴时使用的器具。

3. 适应证　脊髓损伤者、移动功能障碍及平衡功能障碍者等。

4. 注意事项　特殊构造有带吸盘的固定架,可吸附在墙面的任意地方。

**（四）洗浴床、淋浴桌和更换尿布桌**

1. 定义　盆浴、淋浴或更换尿布时人可躺着的固定的或便携的桌子。移位机的身体支撑部件,移位机中支撑被升降的人的装置,包括吊索、座和用于转移人的移动式和固定式移位机用的延展平台和坐便器座。

2. 作用　辅助卧床者躺着沐浴和更换尿布。

3. 适应证　肢体功能障碍者、长期卧床者、高龄长者、大面积烧伤者等。

4. 注意事项　无特殊。

**（五）洗盆**

1. 定义　用于清洗人体各部位的固定或便携的水盆,包括高度可调的底座和支架,用来放置家具的高度可调的平面或支架。

2. 作用　用于功能障碍者清洗身体各个部位,保持卫生,以确保舒适。

3. 适应证　肢体功能障碍者。

4. 注意事项　无特殊。

**（六）坐浴盆**

1. 定义　主要用于清洗生殖器和下身的固定或便携的水盆。

2. 作用　方便清洗会阴部,以确保卫生、舒适。

3. 适应证　肢体功能障碍者。

4. 注意事项　使用时防止跌倒。

**（七）浴缸**

1. 定义　也称为浴盆,包括轻便的和可折叠的浴盆等。

2. 作用　用于肢体功能障碍者,方便在坐位或卧位时清洗身体。

3. 适应证　行动受限人士。

4. 注意事项　使用和转移过程中防止发生跌倒。

**（八）浴缸架**

1. 定义　浴缸上用于摆放洗浴所用物品的装置,也称为浴盆架。

2. 作用　用于肢体功能障碍者,摆放洗浴用品,方便坐位洗浴者取用。

3. 适应证　下肢功能障碍而上肢功能良好者。

4. 注意事项　无特殊。

**（九）用于减少浴缸的长度或深度的辅助器具**

1. 定义　放在浴缸内用来减少长度和/或深度的装置或材料。

2. 作用　放在浴缸内减少浴缸长度或深度,方便使用者洗浴,保障安全。

3. 适应证　肢体功能障碍者及身材矮小者。

4. 注意事项　在洗浴前使用,洗浴完毕后将之取出晾干。

**（十）带有把手、手柄和握把的洗澡布、海绵和刷子**

1. 定义　用来擦洗身体的器具(图4-3-28)。

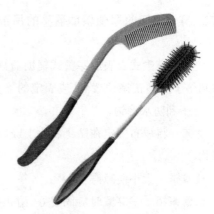

图4-3-28　长柄刷

2. 作用　辅助使用者擦洗身体,尤其背部。

3. 适应证　上肢功能障碍者及肩关节活动障碍者等。

4. 注意事项　使用过程中注意力度防止造成皮肤擦伤。

**（十一）肥皂盘、肥皂架和给皂器**

1. 定义　用来摆放或供给肥皂或清洁剂的器具。

2. 作用　用于功能障碍者摆放或分割肥皂、清洗液,方便使用。

3. 适应证　手功能及上肢功能障碍者。

4. 注意事项　无特殊。

**（十二）自我擦干的辅助器具**

1. 定义　自己擦干身体用的器具和材料。坐便器,包括高座或高度可调的坐便器和内置冲洗器、风干器的坐便器。作为坐便器附件的冲洗器和风干器。

2. 作用　辅助功能障碍者沐浴后自己擦干身体。

3. 适应证　肢体功能障碍者。

4. 注意事项　使用时防止跌倒和损伤皮肤。

**（十三）漂浮辅助器具**

1. 定义　盆浴或游泳时帮助使用者漂浮的器具,包括救生圈(图4-3-29)、游泳脖套、膨胀浴帽等。

2. 作用　辅助肢体功能障碍者在沐浴或游泳时使用,防止下沉。

3. 适应证　肢体功能障碍的儿童或成年人。

4. 注意事项　在使用过程中防止发生侧翻、溺水等。

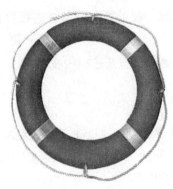

图 4-3-29 救生圈

### （十四）潜水通气管

1. 定义 盆浴或游泳时人在水下呼吸空气的器具。

2. 作用 辅助功能障碍者,沐浴或游泳时水下呼吸。

3. 适应证 喉切除术者、气管造口者等。

4. 注意事项 无特殊。

### （十五）浴缸温度计

1. 定义 测量浴缸水温的设备。

2. 作用 测量浴水温度。

3. 适应证 温度觉功能障碍者、皮肤感觉障碍者等。

4. 注意事项 在温度计计量适宜水温后再行沐浴,防止烫伤皮肤。

## 十三、修剪手指甲和脚趾甲的辅助器具

### （一）指甲刷

1. 定义 用于擦净、清洁和/或磨光指甲的工具(图 4-3-30)。

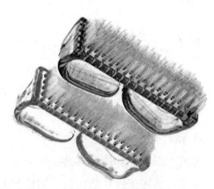

图 4-3-30 指甲刷

2. 作用 为功能障碍者清洁、修剪指甲。

3. 适应证 手部功能障碍者、精细及手部力量较弱者等。

4. 注意事项 用抓握的方式进行指甲清洁。

### （二）指甲锉和砂纸板

1. 定义 用于锉指甲的工具。

2. 作用 为功能障碍者锉平、磨光指甲,保持外形美观。

3. 适应证 肢体功能障碍者。

4. 注意事项 使用时将指甲锉吸盘吸附于桌面固定,将指甲在另一面进行磨光处理。

### （三）指甲剪和指甲刀

1. 定义 用来剪短指甲的工具。

2. 作用 修剪指甲。

3. 适应证 手部功能障碍者,如力量、协调性、感觉、精细功能等。

4. 注意事项 将指甲剪固定于桌面,适宜于功能较差一侧的手为功能较好一侧的手进行修剪指甲。

## 十四、护发辅助器具

用来洗发和定型的器具,用洗发剂洗头发的辅助器具。

### （一）梳子和头发刷

1. 定义 整饰头发的用具,包括镜子、符合人体工学设计的手插入辅助器具等(图 4-3-31)。

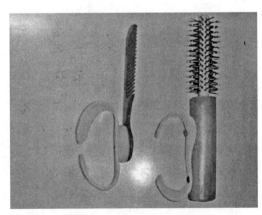

图 4-3-31 改装的梳子

2. 作用 辅助功能障碍者梳理头发。

3. 适应证 上肢及肩关节功能障碍者等。

4. 注意事项 使用前将梳子调节至适宜的角度和长度。

**（二）吹风机**

1. 定义　头发吹干和定型的器具。协助或代替臂部功能、手部功能、手指功能或它们的组合功能的辅助器具。

2. 作用　吹干和定型头发。

3. 适应证　上肢功能障碍者。

4. 注意事项　使用时固定好吹风机,防止从固定架脱落;使用中防止烫伤皮肤。

## 十五、牙科护理辅助器具

### （一）无动力（手动）牙刷

1. 定义　协助或代替臂部功能、手部功能、手指功能或它们的组合功能的辅助器具(图4-3-32)。

2. 作用　辅助功能障碍者清洁口腔和牙齿。

3. 适应证　手部功能障碍者、脑卒中者等。

4. 注意事项　无特殊。

### （二）动力（电动）牙刷

1. 定义　包括口部冲洗器等(图4-3-33)。

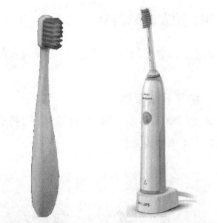

图4-3-32　加粗柄　　图4-3-33　电动
　　　牙刷　　　　　　　　牙刷

2. 作用　辅助功能障碍者清洁口腔和牙齿。

3. 适应证　上肢功能障碍者、脑卒中者、脊髓损伤者、烧伤者等。

4. 注意事项　无特殊。

## 十六、面部护理辅助器具

使用脸部化妆品或护肤品或其他脸部修饰用品的器具,用来保护皮肤免受各种伤害。

### （一）修胡刷、剃刀和（电动）剃须刀

1. 定义　脸部修饰用品的器具。

2. 作用　辅助功能障碍者进行修饰和剃刮胡须。

3. 适应证　腕及远端截肢者、中枢或周围神经损伤者等。

4. 注意事项

（1）先套入万能袖套,将毛面或勾面露出。

（2）将剃须刀带勾面或毛面与万能袖套粘贴固定即可使用。

### （二）化妆品使用辅助器具

1. 定义　使用化妆品、润肤乳、面霜等的器具。

2. 作用　辅助功能障碍者修饰面部。

3. 适应证　关节炎者、手部精细功能障碍者等。

4. 注意事项　无特殊。

### （三）脸部保养用的镜子

1. 定义　用于帮助功能障碍者观看的辅助器具。

2. 作用　辅助功能障碍者观看、清洁或修饰身体的部位。

3. 适应证　视觉障碍者。

4. 注意事项　无特殊。

## 十七、性活动辅助器具

训练和辅助性活动的器具,包括靠背,可调和不可调体位的床、可拆分的床板(床架)等。

### （一）性活动仿造性器官

1. 定义　在性活动中起训练和辅助作用的仿造物,包括阴茎、阴道、人体(充气玩偶)等的仿造物。

2. 作用　用于性功能障碍者,辅助完成性生活。

3. 适应证　脊髓损伤等出现性功能障碍者。

4. 注意事项　无特殊。

### （二）勃起辅助器具

1. 定义　振动器和按摩器具。

2. 作用　适用于性功能障碍者辅助勃起。

3. 适应证　阳痿或勃起障碍者。

4. 注意事项　无特殊。

（三）性活动用振动器和按摩器具

1. 定义　用于性活动、性高潮、射精、勃起的器具。

2. 作用　辅助完成性活动，提高性功能。

3. 适应证　脊髓损伤等出现性功能障碍者。

4. 注意事项　通过一个外部振动系统将一定强度的颤动传递给阴茎，从而激起射精反射并达到射精。

（四）性习惯训练和性康复辅助器具

1. 定义　包括唤起性敏感带和自慰的器具等。

2. 作用　用于训练和指导性能力。

3. 适应证　脊髓损伤者、关节置换者、关节炎者等。

4. 注意事项　无特殊。

（鲁　智　解　益）

# 第五章

# 个人移动康复辅助器具

## 第一节

## 概述

### 一、定义

按照国家标准 GB/T 16432，在康复辅助器具中，个人移动康复辅助器具（assistive products for personal mobility）属于主类 12，是用来为个人辅助移动的康复辅助器具。

### 二、分类

由于康复辅助器具使用的对象是功能障碍者，根据使用者的障碍不同、使用环境不同、使用年龄及障碍程度不同等因素的存在，有不同的分类依据，常用的分类方法可以按康复辅助器具的使用人群分类、使用环境分类和使用功能分类。由于前两种分类方法中都存在一种康复辅助器具可有多个分类地址，故按照使用功能的分类方法，用国家标准 GB/T 16432—2016/ISO 9999:2011 康复辅助器具术语和分类进行划分，在第 12 主类中划分为 16 个次类、103 个支类（表 5-1-1）。

表 5-1-1　个人移动康复辅助器具分类

| 次类编码 | 次类名称 | 支类编码 | 支类名称 |
|---|---|---|---|
| 12 03 | 单臂操作助行器 | 12 03 03 | 手杖 |
| | | 12 03 06 | 肘拐 |
| | | 12 03 09 | 前臂支撑拐 |
| | | 12 03 12 | 腋拐 |
| | | 12 03 16 | 三脚或多脚手杖 |
| | | 12 03 18 | 带座手杖 |
| | | 12 03 21 | 单侧助行器 |
| 12 06 | 双臂操作助行器 | 12 06 03 | 框式助行器 |
| | | 12 06 06 | 轮式助行器 |
| | | 12 06 09 | 座式助行器 |
| | | 12 06 12 | 台式助行器 |
| 12 07 | 助行器附件 | 12 07 05 | 助行器支脚 |
| | | 12 07 12 | 正确握持助行器的器具 |
| | | 12 07 15 | 支撑身体特定部位的助行器配件 |
| | | 12 07 18 | 防止擦伤或皮肤损伤的垫子、衬垫和其他助行器配件 |
| | | 12 07 21 | 助行器座椅 |

| 次类编码 | 次类名称 | 支类编码 | 支类名称 |
|---|---|---|---|
| 12 07 | 助行器附件 | 12 07 24 | 固定或携带物品的助行器配件 |
| | | 12 07 27 | 助行器停放的固定器具 |
| | | 12 07 30 | 帮助操纵助行器的配件 |
| | | 12 07 33 | 轮式助行器和框式助行器调节高度的配件 |
| | | 12 07 36 | 助行器的灯和安全信号装置 |
| | | 12 07 39 | 助行器的轮胎和轮子 |
| 12 10 | 轿车、厢式货车和敞篷货车 | 12 10 03 | 底盘高度可调节的轿车、厢式货车和敞篷货车 |
| | | 12 10 06 | 低速汽车 |
| | | 12 10 09 | 高顶棚轿车、厢式货车和敞篷货车 |
| 12 11 | 公共交通车辆 | 12 11 03 | 底盘高度可调节的公共汽车 |
| | | 12 11 06 | 低地板火车 |
| 12 12 | 车辆配件和车辆适配件 | 12 12 04 | 控制车速的汽车配件和适配器 |
| | | 12 12 05 | 控制停车制动器制动、啮合或松开的汽车配件和适配器 |
| | | 12 12 07 | 操纵驾驶系统的汽车配件和适配器 |
| | | 12 12 08 | 操纵必要附属功能的汽车配件和适配器 |
| | | 12 12 09 | 机动车安全带和背带 |
| | | 12 12 12 | 机动车座和垫子及与车辆座椅有关的配件和适配器 |
| | | 12 12 15 | 移动未坐轮椅车的人进出车辆的移位机 |
| | | 12 12 18 | 移动坐轮椅车上的人进出汽车的辅助器具 |
| | | 12 12 21 | 把空载轮椅车搬到车上或车内的辅助器具 |
| | | 12 12 24 | 车里固定轮椅车的辅助器具 |
| | | 12 12 27 | 车底盘和车体改装 |
| | | 12 12 30 | 运载放在车内的空载轮椅车的辅助器具或运载放在车后的轮椅车的拖车 |
| 12 16 | 机动脚踏两用车和摩托车 | 12 16 03 | 两轮机动脚踏两用车和摩托车 |
| | | 12 16 06 | 三轮机动脚踏两用车和摩托车 |
| 12 17 | 替代机动车 | 12 17 03 | 爬楼梯器具 |
| | | 12 17 06 | 站驾式机动车 |
| 12 18 | 自行车 | 12 18 04 | 脚踏自行车 |
| | | 12 18 05 | 手摇自行车 |
| | | 12 18 06 | 单人脚踏三轮车和四轮车 |
| | | 12 18 09 | 手摇三轮车 |
| | | 12 18 12 | 单脚推进的无动力代步车 |
| | | 12 18 15 | 两人或两人以上乘坐的串翼自行车、三轮自行车和四轮自行车 |
| | | 12 18 21 | 自行车适配件 |
| 12 22 | 手动轮椅车 | 12 22 03 | 双手轮驱动轮椅车 |
| | | 12 22 06 | 摆杆驱动轮椅车 |
| | | 12 22 09 | 单手驱动轮椅车 |
| | | 12 22 12 | 动力辅助手动轮椅车 |
| | | 12 22 15 | 脚驱动轮椅车 |
| | | 12 22 18 | 护理者操控的手动轮椅车 |
| | | 12 22 21 | 护理者操控的动力辅助轮椅车 |

（续表）

| 次类编码 | 次类名称 | 支类编码 | 支类名称 |
|---|---|---|---|
| 12 23 | 动力轮椅车 | 12 23 03 | 手动转向的电动轮椅车 |
| | | 12 23 06 | 动力转向的电动轮椅车 |
| | | 12 23 09 | 机动轮椅车 |
| | | 12 23 12 | 护理者操控的电动轮椅车 |
| | | 12 23 15 | 爬楼梯轮椅 |
| 12 24 | 轮椅车配件 | 12 24 03 | 轮椅车转向和控制系统 |
| | | 12 24 09 | 手动轮椅车推进装置 |
| | | 12 24 12 | 轮椅车车灯和安全信号装置 |
| | | 12 24 18 | 轮椅车车闸 |
| | | 12 24 21 | 轮椅车轮胎和车轮 |
| | | 12 24 24 | 轮椅车电池的电池充电器 |
| | | 12 24 28 | 清洁轮椅车或轮椅各部分的装置 |
| | | 12 24 30 | 轮椅车乘坐者约束系统 |
| | | 12 24 34 | 轮椅车和轮椅车上的人防晒和防降水的装置 |
| | | 12 24 36 | 轮椅车与自行车的连接装置 |
| | | 12 24 39 | 便于上下楼梯的轮椅加装装置 |
| | | 12 24 42 | 安装在轮椅车上悬挂或携带物品的辅助器具 |
| | | 12 24 45 | 轮椅车周围环境观察装置 |
| 12 27 | 替代人力车 | 12 27 04 | 运输椅 |
| | | 12 27 07 | 便携手推车 |
| | | 12 27 10 | 雪橇和雪车 |
| | | 12 27 15 | 爬行车和移动板 |
| | | 12 27 18 | 推床、踏板车和玩具车 |
| | | 12 27 24 | 手动站立式移动工具 |
| 12 31 | 转移和翻身辅助器具 | 12 31 03 | 滑动板和滑动垫及翻身床单 |
| | | 12 31 06 | 转台 |
| | | 12 31 09 | 用于起身的自立式扶手 |
| | | 12 31 12 | 抓梯 |
| | | 12 31 15 | 抬身用的带子和背带 |
| | | 12 31 18 | 搬运椅、搬运背带和搬运篮筐 |
| | | 12 31 21 | 传送台 |
| 12 36 | 升降人的辅助器具 | 12 36 03 | 带吊索座转移坐着的人的移动移位机 |
| | | 12 36 04 | 转移站着的人的移动移位机 |
| | | 12 36 06 | 带硬质座转移坐着的人的移动移位机 |
| | | 12 36 09 | 转移躺着的人的移动移位机 |
| | | 12 36 12 | 安装在墙上、地板和/或天花板上的固定移位机 |
| | | 12 36 15 | 固定、安置在另一个产品上的固定移位机 |
| | | 12 36 18 | 固定自立式移位机 |
| | | 12 36 21 | 移位机的身体支撑部件 |

| 次类编码 | 次类名称 | 支类编码 | 支类名称 |
|---|---|---|---|
| 12 39 | 定位辅助器具 | 12 39 03 | 盲杖 |
| | | 12 39 06 | 电子定位辅助器具 |
| | | 12 39 09 | 听觉导向辅助器具 |
| | | 12 39 12 | 指南针 |
| | | 12 39 15 | 触觉地图 |
| | | 12 39 18 | 触觉导向材料 |
| | | 12 39 21 | 视觉导向材料 |

## 第二节
# 评估与适配

个人移动康复辅助器具评估与适配是对个人移动康复辅助器具使用者的功能障碍及其所选择的个人移动康复辅助器具、使用环境、使用效果等进行测评的技术。个人移动康复辅助器具评估与适配一般由康复小组成员共同完成，成员包括康复医师、康复护士、康复治疗师、辅助器具适配工程师、社会工作师等。

## 一、评估与适配过程

单臂操作助行器的评估与适配：①使用者的障碍类别与需求评估；②使用者的人体计量数据与目前功能评估；③单臂操作助行器的使用前评估，包括构架、功能性、安全性与使用方法；④使用者与单臂操作助行器的结合评估包括：单臂操作助行器使用时是否能达到原先设定的功能，除去单臂操作助行器后使用者的身体状况与功能评估。

## 二、注意事项

除了常见的评估与适配流程，我们在评估适配中还需要重点考虑以下几点：

1. 使用者或照顾者的使用目的或个别化需求。

2. 使用者相关功能缺失的情况（包括肢体的运动、感觉、认知及姿势控制等能力）。

3. 相关身体尺寸测量，如身高、臂长等。

4. 摆位与减压的考虑。

5. 使用的情景（职场、校园、竞技）及所参与活动的特质。

6. 移位的方式与交通运送时的考虑。

7. 现有市场销售产品的选择性与后续维护的可能性。

8. 所需经费的来源与可支付的额度。

## 第三节
# 常用个人移动康复辅助器具

个人移动康复辅助器具包括 16 个次类、103 个支类，由于本书第十一章、第十二章将专门对助行器和轮椅进行详细介绍，本节则重点介绍其他次类的移动康复辅助器具。

## 一、转移和翻身康复辅助器具

转移和翻身康复辅助器具是帮助改变位置的康复辅助器具，以利于其他活动。

### （一）滑动板和滑动垫及翻身床单

1. 定义　一类用滑动技术来改变人体位置或方向的康复辅助器具（图 5-3-1～图 5-3-3）。

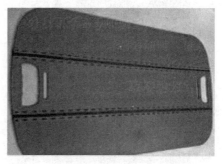

**图 5-3-1　滑动板**

2. 作用　辅助使用对象转移。

3. 适应证　辅助肢体功能障碍者方便进行床、椅或轮椅、马桶等之间移位。

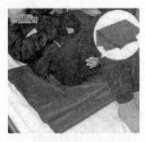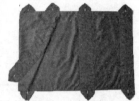

图 5-3-2　滑动垫　　图 5-3-3　翻身床单

4. 注意事项　滑动垫区分正反面。

### （二）转台

1. 定义　一类辅助人体通过转动改变人体位置或方向的康复辅助器具（图 5-3-4）。

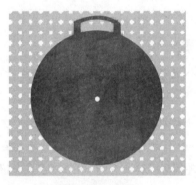

图 5-3-4　转台

2. 作用　辅助移位。

3. 适应证　上肢肌力良好、下肢功能障碍者。

4. 注意事项　与移乘板结合使用。

### （三）自行站立的直立式扶手

1. 定义　一类支撑人体从座位到站立位的康复辅助器具（图 5-3-5）。

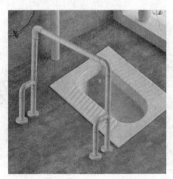

图 5-3-5　自行站立的直立式扶手

2. 作用　提供支撑。

3. 适应证　针对体位转换困难的患者使用，提供稳固的支撑，辅助使用者站立。

4. 注意事项　不区分左右。

### （四）抓握梯

1. 定义　一类通过一端固定来辅助使用者逐步改变体位的康复辅助器具（图 5-3-6）。

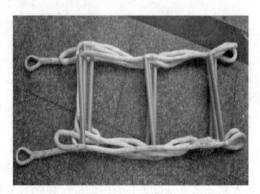

图 5-3-6　抓握梯

2. 作用　辅助支撑。

3. 适应证　主要针对卧床患者使用。

4. 注意事项　卧床患者使用。

### （五）抬起带子和背带

1. 定义　一类由护理人员使用的辅助患者改变位置或方向的康复辅助器具（图 5-3-7）。

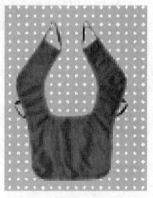

图 5-3-7　抬起带子和背带

2. 作用　辅助移位。

3. 适应证　针对不能利用其他康复辅助器具完成自身转移的功能障碍者。

4. 注意事项　操作过程中的安全性。

### （六）搬运椅和搬运背带及搬运篮筐

1. 定义　一类由一名或多名护理者使用的辅助患者改变位置的康复辅助器具（图 5-3-8）。

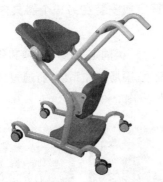

**图 5-3-8　搬运椅和搬运背带及搬运篮筐**

2. 作用　辅助移位。

3. 适应证　无法自行移位的患者。

4. 注意事项　转移过程中避免托、拉、拽。

### （七）传送台

1. 定义　一类辅助移动障碍和平衡障碍者进行站立位短距离转移的康复辅助器具（图 5-3-9）。

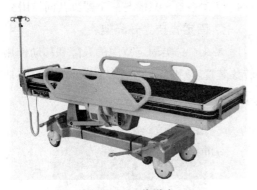

**图 5-3-9　传送台**

2. 作用　辅助移位。

3. 适应证　针对站立位患者的短距离传送。

4. 注意事项　短距离移位。

## 二、升降康复辅助器具

升降康复辅助器具是利用升降的方式来转移和改变使用者位置进而做预期活动的装置。

### （一）带吊索座移动升降架

1. 定义　一类由护理者利用升降和自由移动一个坐位、半坐位或半卧位患者的转移装置（图 5-3-10）。

2. 作用　辅助移位。

3. 适应证　需要支撑身体，由他人辅助移位的患者。

4. 注意事项　高度可调。

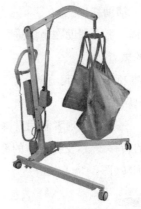

**图 5-3-10　带吊索座移动升降架**

### （二）立式移动升降架

1. 定义　一类由护理者辅助患者从坐位提升到站位的转移装置，支撑身体的部件由吊带、脚踏板、膝部支撑等组成（图 5-3-11）。

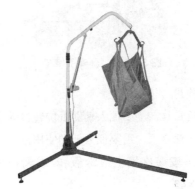

**图 5-3-11　立式移动升降架**

2. 作用　辅助移位。

3. 适应证　需要他人辅助移位的患者。

4. 注意事项　使用过程中部件安全、牢固连接。

### （三）带硬质座移动升降架

1. 定义　一类由护理者利用升降和自由移动一个坐位者的转移装置（图 5-3-12）。

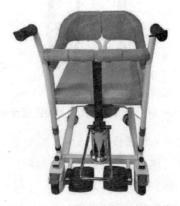

**图 5-3-12　带硬质座移动升降架**

2. 作用　辅助移位。

3. 适应证　需要辅助在坐姿进行移动或相关的升高训练的患者。

4. 注意事项　带座，可升降。

### （四）升降手推车

1. 定义　一类由护理者利用升降和自由移动一个卧位者的转移装置，支撑身体的部件可垂直调节不能水平旋转（图5-3-13）。

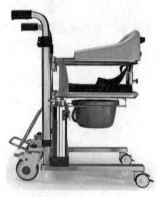

图 5-3-13　升降手推车

2. 作用　辅助移位。

3. 适应证　需要他人辅助卧位转移的患者。

4. 注意事项　需要他人辅助使用。

### （五）安装在墙上或地板和/或天花板上的固定升降架

1. 定义　一类固定范围的升降和移动使用者的转移装置，范围局限在系统内（图5-3-14）。

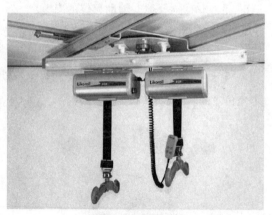

图 5-3-14　安装在天花板上的固定升降架

2. 作用　辅助移位。

3. 适应证　由护理者在系统范围内对移位功能障碍者进行升降和移动位置。

4. 注意事项　固定升降。

### （六）固定或安装在另一个器具内（上）的固定升降架

1. 定义　一类固定范围的升降和移动使用者的转移装置，范围局限在系统内，通过升降和旋转实现位置改变（图5-3-15）。

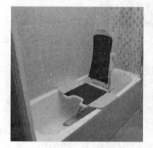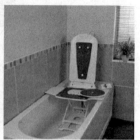

图 5-3-15　安装在浴盆上的固定升降架

2. 作用　辅助移位。

3. 适应证　无法自主移位的患者。

4. 注意事项　只能与一个器具共同使用。

### （七）固定式自立升降架

1. 定义　一类固定范围的升降和移动使用者的转移装置，范围局限在系统内，升降架立在地板上（图5-3-16）。

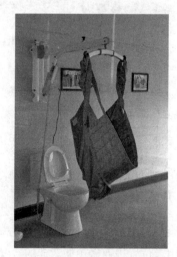

图 5-3-16　固定式直立升降架

2. 作用　辅助移位。

3. 适应证　无法自主移位的患者。

4. 注意事项　在一定的范围内使用。

### （八）升降架的身体支撑部件

1. 定义　一类对升降架中正在升降的使用对象提供支撑的部件，包括吊索、座位、担架和坐便器座（图5-3-17～图5-3-19）。

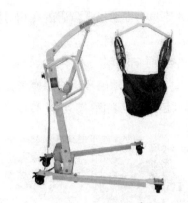

图 5-3-17　吊索

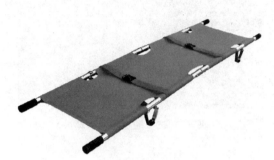

图 5-3-18　担架

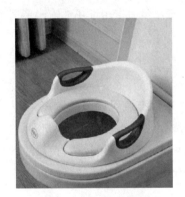

图 5-3-19　坐便器座

2. 作用　辅助移位。

3. 适应证　无法自主移位、需要支撑辅助的患者。

4. 注意事项　配合升降架使用。

## 三、导向的康复辅助器具

为导航、引导、确认和/或识别环境的康复辅助器具。

### （一）盲杖

1. 定义　一类为视觉障碍者导向和/或辨明障碍物的康复辅助器具,一般为铝合金材料,可折叠(图 5-3-20)。

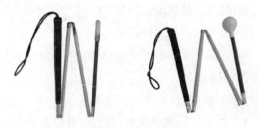

图 5-3-20　盲杖

2. 作用　辅助定位。

3. 适应证　视觉障碍者。

4. 注意事项　不能承重。

### （二）电子导向康复辅助器具

1. 定义　一类用于在一定的范围内提供信息来确定相对位置的康复辅助器具,辅助视觉障碍者确定所处的相对位置及障碍物(图 5-3-21)。

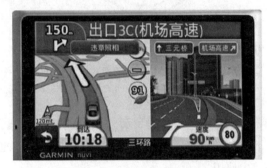

图 5-3-21　电子导向辅助器具

2. 作用　辅助定位

3. 适应证　视觉障碍者。

4. 注意事项　定期检查电池电量。

### （三）听觉导向康复辅助器具

1. 定义　一类向视觉障碍者提供声音或信号以导向的康复辅助器具,通过特定的声音或信号来辅助视觉障碍者独自活动(图 5-3-22)。

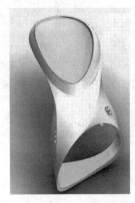

图 5-3-22　听觉导向康复辅助器具

2. 作用　辅助定位。

3. 适应证　视觉障碍者。

4. 注意事项　注意语音干扰,熟练使用盲杖后才能使用。

### (四)指南针

1. 定义　一类提供东、西、南、北信息的导向康复辅助器具,辅助视觉障碍者通过触摸灯途径来确定方位指引方向(图5-3-23)。

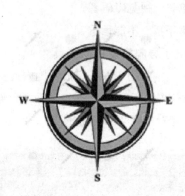

图 5-3-23　指南针

2. 作用　辅助定位。

3. 适应证　视觉障碍者。

4. 注意事项　辅助视觉障碍者在相对熟悉的环境中使用。

### (五)立体地图

1. 定义　一类能通过触摸地图上能定向的导向康复辅助器具,辅助视觉障碍者通过触摸来明确周围地理环境进而方便其独自活动,如图5-3-24。

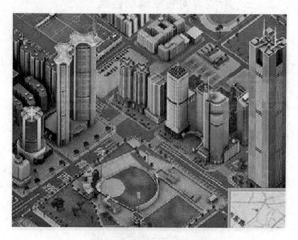

图 5-3-24　立体地图

2. 作用　辅助定位。

3. 适应证　视觉障碍者。

4. 注意事项　辅助视觉障碍者在相对陌生的环境中使用。

### (六)触觉导向材料

1. 定义　一类为适应环境以触摸来提供方向信息的材料,包括建筑表面(图5-3-25)。

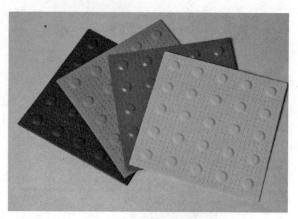

图 5-3-25　触觉导向材料

2. 作用　辅助定位。

3. 适应证　视觉障碍者。

4. 注意事项　多用于视觉障碍者居家或办公需要。

## 四、汽车

### (一)底面高度可调节的汽车

1. 定义　一类通过降低车厢底面的方式便于乘客进出汽车,辅助使用轮椅、拐杖的下肢功能障碍者及老年人上下车(图5-3-26)。

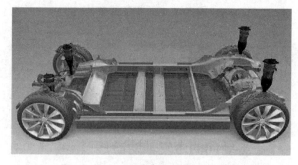

图 5-3-26　底面高度可调节的汽车

2. 作用　辅助上下车。

3. 适应证　下肢功能障碍者及老年人。

4. 注意事项　高度可调。

### (二)低速汽车

1. 定义　一类通过控制汽车行驶速度来确保

残疾人驾驶者的安全,带有一般汽车的附件,可改装,如手控油门/刹/左油门踏板等(图5-3-27)。

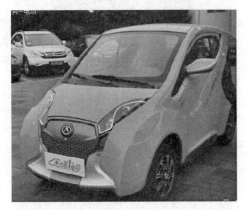

图5-3-27 低速汽车

2. 作用 辅助安全驾驶。

3. 适应证 残疾人驾驶者。

4. 注意事项 设定最高行驶速度。

### (三)高顶棚汽车

1. 定义 一类通过加高汽车顶棚便于轮椅使用者乘坐的汽车,轮椅乘坐者从汽车后部进入车内,并可将轮椅固定在乘客区(图5-3-28)。

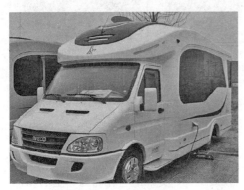

图5-3-28 高顶棚汽车

2. 作用 增大空间。

3. 适应证 轮椅使用者。

4. 注意事项 设定最大限高。

## 五、汽车配件和汽车适配件

### (一)操纵发动机的汽车适配件

1. 定义 一类驾驶和操纵汽车的适配件,包括加速踏板、制动踏板、离合器和变速箱的适配件,辅助下肢功能障碍者使用上肢进行操纵驾驶(图5-3-29)。

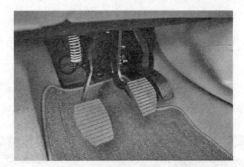

图5-3-29 加速踏板、制动踏板、离合器和变速箱

2. 作用 利用上肢功能代替下肢功能障碍。

3. 适应证 下肢功能障碍者。

4. 注意事项 与汽车适配使用。

### (二)操纵停车制动的汽车适配件

1. 定义 一类通过改制汽车停车装置辅助肢体功能障碍者独立驾车的适配件(图5-3-30)。

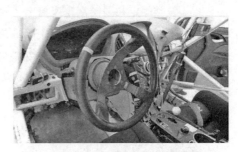

图5-3-30 操纵停车制动的汽车适配件

2. 作用 辅助驾驶。

3. 适应证 肢体功能障碍者。

4. 注意事项 与汽车适配使用。

### (三)操纵驾驶系统的汽车适配件

1. 定义 一类操纵汽车的适配件或系统,包括方向盘把手、驱动系统、延伸的驾驶杆等,辅助上肢功能障碍者独立驾车(图5-3-31)。

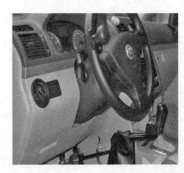

图5-3-31 方向盘把手、驱动系统、延伸的驾驶杆

2. 作用 辅助驾驶。

3. 适应证 上肢功能障碍者。

4. 注意事项　与汽车适配使用。

**（四）操纵附属功能的汽车适配器**

1. 定义　一类安装在汽车内用于操纵汽车附属功能的适配器，以辅助肢体功能障碍者调控汽车附件，包括观后镜、雨刮器、车灯等（图5-3-32）。

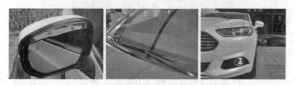

图 5-3-32　观后镜、雨刮器、车灯

2. 作用　辅助驾驶。

3. 适应证　肢体功能障碍者。

4. 注意事项　与汽车适配使用。

**（五）汽车安全带和背带**

1. 定义　一类固定和限制汽车座椅上人员活动的康复辅助器具，避免汽车行驶过程中因速度变化而导致意外，包括三点式或四点式汽车安全带和背带（图5-3-33）。

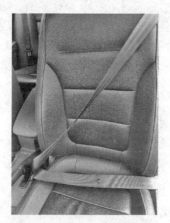

图 5-3-33　汽车安全带和背带

2. 作用　辅助驾驶，保障安全。

3. 适应证　驾驶或乘坐汽车人员。

4. 注意事项　与汽车适配使用。

**（六）特别设计的汽车座和垫子**

1. 定义　一类为辅助进出汽车或在乘坐中起支撑作用而设计的康复辅助器具，辅助肢体功能障碍者方便进出汽车，或辅助不能维持独立坐位和肢体功能障碍者维持坐姿，并确保舒适和安全（图5-3-34）。

2. 作用　辅助驾驶。

3. 适应证　肢体功能障碍者。

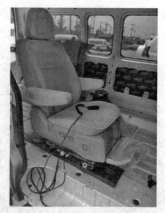

图 5-3-34　特别设计的汽车座和垫子

4. 注意事项　与汽车适配使用。

**（七）用于移动人的汽车升降架**

1. 定义　一类用于升降乘客进出汽车的附属装置，通过升降架辅助肢体功能障碍者上下汽车，不可升降轮椅（图5-3-35）。

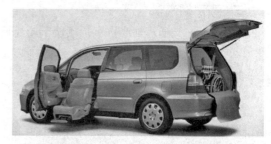

图 5-3-35　用于移动人的汽车升降架

2. 作用　辅助上下车。

3. 适应证　肢体功能障碍者。

4. 注意事项　与汽车适配使用。

**（八）用于移动轮椅车和人的汽车升降架**

1. 定义　一类辅助坐在轮椅车上的功能障碍者进出汽车的升降装置，通过升降架辅助肢体功能障碍者和轮椅一起上下汽车（图5-3-36）。

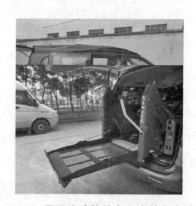

图 5-3-36　用于移动轮椅车和人的汽车升降架

2. 作用　辅助上下车。

3. 适应证　轮椅使用者。

4. 注意事项　与汽车适配使用。

### （九）转移轮椅至车内和车外的康复辅助器具

1. 定义　一类将空的轮椅车升降或定位在汽车上或汽车内的装置,方便轮椅使用者在驾驶汽车时收纳轮椅车(图5-3-37)。

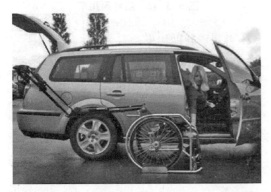

**图5-3-37　转移轮椅至车内和车外的康复辅助器具**

2. 作用　辅助上下车。

3. 适应证　轮椅使用者。

4. 注意事项　与汽车适配使用。

### （十）汽车内固定轮椅车的装置

1. 定义　一类使轮椅车固定在汽车内的康复辅助器具,防止轮椅车在汽车内四处滑动(图5-3-38)。

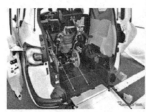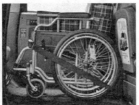

**图5-3-38　汽车内固定轮椅车的装置**

2. 作用　辅助固定。

3. 适应证　轮椅使用者。

4. 注意事项　与汽车适配使用。

### （十一）车体改装汽车

1. 定义　用以提高其无障碍和/或舒适性,包括升高车顶和加大车窗等(图5-3-39)。

2. 作用　辅助驾驶。

3. 适应证　汽车驾驶者。

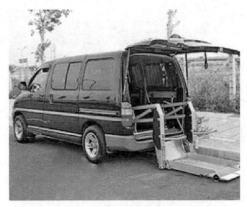

**图5-3-39　汽车车体改装**

4. 注意事项　与汽车适配使用。

## 六、机动脚踏两用车和摩托车

### （一）两轮两用车和摩托车

1. 定义　一类带有机动装置的下肢功能障碍者的代步工具。例如,在普通自行车的链传动上增加了汽油机的链传动,构成两套独立的传动系统,达到省时、省力的目的(图5-3-40)。

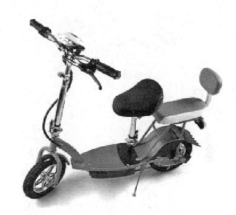

**图5-3-40　两轮两用车**

2. 作用　辅助代步。

3. 适应证　下肢功能障碍者。

4. 注意事项　机动两用。

### （二）三轮两用车和摩托车

1. 定义　一类带有机动装置的下肢功能障碍者的代步工具,三轮增加了稳定性。例如,在脚踏三轮车上附加单缸二冲程汽油机,构成机动脚踏两用(图5-3-41)。

2. 作用　辅助代步。

3. 适应证　下肢功能障碍者。

4. 注意事项　机动两用。

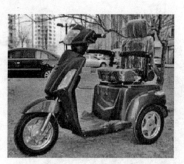

**图 5-3-41  三轮两用车**

### （三）四轮两用车和摩托车

1. 定义  一类带有机动装置的下肢功能障碍者的代步工具，三轮增加了稳定性，方便远距离外出，省时省力（图5-3-42）。

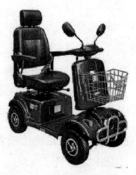

**图 5-3-42  四轮两用车**

2. 作用  辅助代步。

3. 适应证  下肢功能障碍者。

4. 注意事项  机动两用。

（刘夕东）

# 第六章

# 家务康复辅助器具

## 第一节

### 概述

### 一、定义

按照国家标准 GB/T 16432,在康复辅助器具中,家务康复辅助器具(assistive products for house-keeping)属于主类15,是用来辅助家务的康复辅助器具。

### 二、分类

由于康复辅助器具使用的对象是功能障碍者,根据使用者的障碍不同,使用环境不同及使用年龄、障碍程度不同等,有不同的分类依据。常用的分类方法可以按康复辅助器具的使用人群分类、使用环境分类和使用功能分类。前两种分类方法中都存在同样一种辅助器具不是唯一的分类地址,故按照使用功能的分类方法,用国家标准 GB/T 16432—2016/ISO 9999:2011康复辅助器具术语和分类进行划分,在第15主类中划分为5个次类、46个支类(表6-1-1)。

表 6-1-1　家务康复辅助器具分类

| 次类编码 | 次类名称 | 支类编码 | 支类名称 |
|---|---|---|---|
| 15 03 | 准备食物和饮料的康复辅助器具 | 15 03 03 | 准备食物和饮料的辅助器具 |
| | | 15 03 06 | 准备食物和饮料用的切、砍和分割辅助器具 |
| | | 15 03 09 | 清洗和削皮的辅助器具 |
| | | 15 03 12 | 烘烤辅助器具 |
| | | 15 03 15 | 用于准备食物的机器 |
| | | 15 03 18 | 烹调和油煎辅助器具 |
| | | 15 03 21 | 烹调用具 |
| | | 15 03 24 | 冰箱和冰柜 |
| 15 06 | 清洗餐具康复辅助器具 | 15 06 03 | 洗涤槽 |
| | | 15 06 06 | 洗盘用刷和瓶刷 |
| | | 15 06 09 | 盘子滤干器 |
| | | 15 06 12 | 下水滤网和溢管 |
| | | 15 06 15 | 抹布绞干机 |
| | | 15 06 18 | 洗碗机 |
| 15 09 | 食饮康复辅助器具 | 15 09 03 | 供应食物和饮料的辅助器具 |
| | | 15 09 06 | 食物分发器 |
| | | 15 09 09 | 塞子和漏斗 |
| | | 15 09 13 | 刀叉、筷子和吸管 |
| | | 15 09 16 | 大酒杯、玻璃杯、杯子、碟子 |

（续表）

| 次类编码 | 次类名称 | 支类编码 | 支类名称 |
|---|---|---|---|
| 15 09 | 食饮康复辅助器具 | 15 09 18 | 盘子和碗 |
| | | 15 09 21 | 食物挡边 |
| | | 15 09 24 | 鸡蛋杯 |
| | | 15 09 27 | 喂食器械 |
| | | 15 09 30 | 喂管 |
| 15 12 | 房屋清洁康复辅助器具 | 15 12 03 | 簸箕、尘刷、扫帚及其系列器具 |
| | | 15 12 06 | 刷子、海绵、麂皮、抹布和拖把 |
| | | 15 12 09 | 真空吸尘器 |
| | | 15 12 12 | 干用地毯清扫器 |
| | | 15 12 22 | 拖地器械 |
| | | 15 12 24 | 地板上光机 |
| | | 15 12 27 | 垃圾储存、处理的辅助器具 |
| 15 15 | 编织和保养纺织品的康复辅助器具 | 15 15 03 | 缝纫机 |
| | | 15 15 06 | 缝纫箍、针垫、织补装置 |
| | | 15 15 09 | 编织机 |
| | | 15 15 12 | 编织针、钩针、缝纫针和织补针 |
| | | 15 15 15 | 缝纫和编织花样 |
| | | 15 15 19 | 手工缝纫辅助器具 |
| | | 15 15 21 | 剪刀 |
| | | 15 15 24 | 熨烫机和熨斗 |
| | | 15 15 27 | 熨烫板和熨烫桌 |
| | | 15 15 30 | 装有小脚轮的洗衣篮 |
| | | 15 15 33 | 洗衣机 |
| | | 15 15 36 | 洗衣用绞干机 |
| | | 15 15 39 | 晾衣夹 |
| | | 15 15 43 | 干燥衣物的辅助器具 |
| | | 15 15 48 | 鞋清洁器具 |

# 第二节
## 评估与适配

### 一、评估与适配过程

家务康复辅助器具主要用于增进与维护使用者从事家务活动功能，家务康复辅助器具使用后不良反应的评估。

## 二、评估内容

家务康复辅助器具评估内容包括：①使用者的障碍类别；②使用者的家务活动需求；③使用者的人体计量数据；④使用者的目前功能状况；⑤使用的情景（家庭、职场）及所参与活动的特质；⑥家务康复辅助器具的功能性、安全性与使用方法；⑦所需经费的来源与可支付的额度；⑧使用者对家务康复辅助器具使用效果评估；⑨家务康复辅助器具使用后副作用评估。

# 常用家务康复辅助器具

## 一、准备食物和饮料用的辅助器具

### （一）准备食物和饮料用的称重和测量辅助器具

1. **定义**　一类辅助功能障碍者对食物称重、分割、测量温度及计时等的康复辅助器具，包括厨房秤、食物秤、量匙、量杯、烹饪和肉类用温度计、黄油分割器、计时器和液位指示器等（图 6-3-1～图 6-3-3）。

2. **作用**　辅助称量。

3. **适应证**　上肢功能障碍者或正常人。

4. **注意事项**　适配训练后使用。

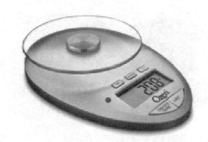

图 6-3-1　厨房秤

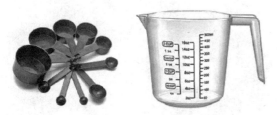

图 6-3-2　量匙、量杯

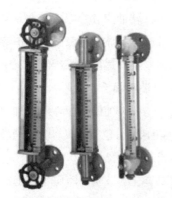

图 6-3-3　厨房用液位指示器

### （二）准备食物和饮料用的切和分割康复辅助器具

1. **定义**　一类辅助功能障碍者进行切割食物和方便烹饪的康复辅助器具，包括切片机器、刀具、案板、奶酪切片器、蛋清分离器、鸡蛋切片器、洋葱固定器、擦菜板等（图 6-3-4～图 6-3-6）。

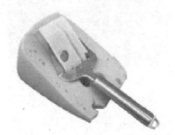

图 6-3-4　奶酪切片器

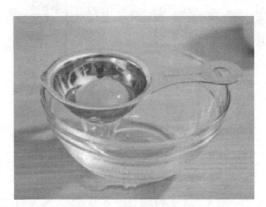

图 6-3-5　蛋清分离器

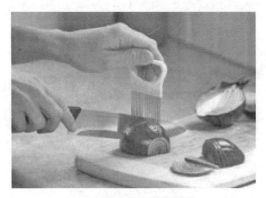

图 6-3-6　洋葱固定器

2. **作用**　辅助切割。

3. **适应证**　上肢功能障碍者或正常人。

4. **注意事项**　适配训练后使用。

### （三）清洗和削皮的康复辅助器具

1. **定义**　一类辅助功能障碍者清洗和削皮等活动的康复辅助器具，包括土豆刷、土豆削皮器、土豆固定器和挖核刀等(图6-3-7、图6-3-8)。

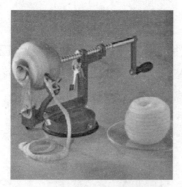

图6-3-7 土豆削皮器

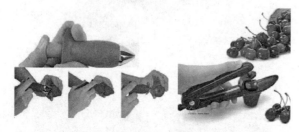

图6-3-8 挖核刀

2. 作用 辅助清洗和削皮。

3. 适应证 上肢功能障碍者或正常人。

4. 注意事项 适配训练后使用。

**(四)烘烤康复辅助器具**

1. 定义 一类辅助功能障碍者烘烤食物的康复辅助器具,包括擀面杖、烘烤皿、烤盘等(图6-3-9、图6-3-10)。

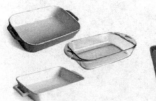 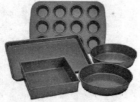

图6-3-9 烘烤皿　　　图6-3-10 烤盘

2. 作用 辅助家务。

3. 适应证 上肢功能障碍者或正常人。

4. 注意事项 适配训练后使用。

**(五)用于准备食物的器具**

1. 定义 一类辅助功能障碍者准备膳食的康复辅助器具,包括食物混合器、食物加工器、手工与电动打蛋器等(图6-3-11、图6-3-12)。

2. 作用 辅助家务。

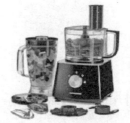 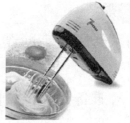

图6-3-11 食物混合器　　图6-3-12 电动打蛋器

3. 适应证 上肢功能障碍者或正常人。

4. 注意事项 适配训练后使用。

**(六)烹调和油煎康复辅助器具**

1. 定义 一类辅助功能障碍者烹饪和油煎食物的康复辅助器具,包括烹饪盘、煎锅、煮饭器、咖啡机和茶壶、调味锅支撑架、过滤器、煎锅锅盖、蔬菜篮、煎蛋定型圈、油煎夹、锅等(图6-3-13~图6-3-16)。

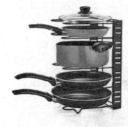

图6-3-13 调味锅支撑架　　图6-3-14 蔬菜篮

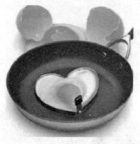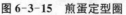 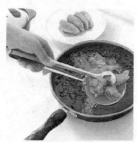

图6-3-15 煎蛋定型圈　　图6-3-16 油煎夹

2. 作用 辅助家务。

3. 适应证 上肢功能障碍者或正常人。

4. 注意事项 适配训练后使用。

**(七)烹调用具**

1. 定义 一类辅助功能障碍者加热食物或饮料的康复辅助器具,包括炊具、烤箱、微波炉等。

2. 作用 辅助烹调。

3. 适应证 上肢功能障碍者或正常人。

4. 注意事项 适配训练后使用。

**（八）冰箱和冰柜**

1. 定义　一类辅助功能障碍者保鲜和冷冻食物的康复辅助器具，包括底座高度降低的冰箱等。

2. 作用　辅助保存食物。

3. 适应证　功能障碍者或正常人。

4. 注意事项　适配训练后使用。

## 二、清洗盘子（碗）的康复辅助器具

### （一）洗涤槽

1. 定义　一类辅助功能障碍者清洗餐具的康复辅助器具，包括高度可调洗碗槽等（图6-3-17）。

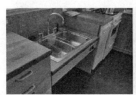
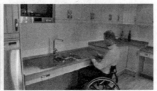

图6-3-17　高度可调洗碗槽

2. 作用　辅助家务。

3. 适应证　功能障碍者。

4. 注意事项　适配训练后使用。

### （二）洗盘用刷和瓶刷

1. 定义　一类辅助上肢功能障碍者清洗杯子/瓶子等康复辅助器具，包括带吸盘瓶刷等，如图6-3-18。

2. 作用　辅助家务。

3. 适应证　上肢功能障碍者。

4. 注意事项　适配训练后使用。

### （三）盘子滤干架

1. 定义　一类可将经清洗的盘子置于其上以沥干水分的康复辅助器具，包括盘子滤干器，如图6-3-19。

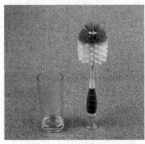
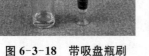
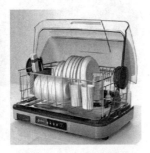

图6-3-18　带吸盘瓶刷　　图6-3-19　盘子滤干器

2. 作用　辅助家务。

3. 适应证　沥干清洗后的盘子。

4. 注意事项　适配训练后使用。

### （四）下水滤网和溢管

1. 定义　一类防止水从洗涤槽溢出的康复辅助器具，包括下水滤网等（图6-3-20）。

2. 作用　辅助家务。

3. 适应证　配合洗涤槽使用。

4. 注意事项　适配训练后使用。

### （五）抹布绞干机

1. 定义　一类辅助功能障碍者将抹布中的水挤出的康复辅助器具，包括手摇抹布绞干机等（图6-3-21）。

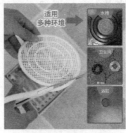
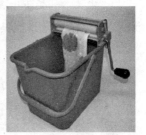

图6-3-20　下水滤网　　图6-3-21　手摇抹布绞干机

2. 作用　辅助家务。

3. 适应证　上肢功能障碍者。

4. 注意事项　适配训练后使用。

### （六）洗碗机

1. 定义　一类用于清洗陶瓷餐具和刀具的电动装置，包括低柜式洗碗机等（图6-3-22）。

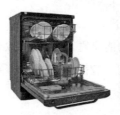
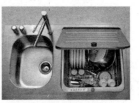

图6-3-22　低柜式洗碗机

2. 作用　辅助家务。

3. 适应证　上肢功能障碍者或正常人。

4. 注意事项　适配训练后使用。

## 三、食饮康复辅助器具

### （一）供应食物和饮料的康复辅助器具

1. 定义　一类辅助功能障碍者准备食物和饮

料的康复辅助器具,包括加热分发盘、保温瓶、饮料倾斜架等。

2. 作用　辅助进食。

3. 适应证　上肢功能障碍者。

4. 注意事项　适配训练后使用。

**(二)食物分发器**

1. 定义　一类辅助功能障碍者按量分发食物的康复辅助器具,包括量勺、带颜色和编号的勺子等(图6-3-23)。

2. 作用　辅助进食。

3. 适应证　上肢功能障碍者。

4. 注意事项　适配训练后使用。

**(三)塞子和漏斗**

1. 定义　一类防止液体流出容器或易于液体流入容器的康复辅助器具,包括塑料漏斗等(图6-3-24)。

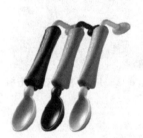 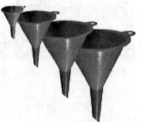

图6-3-23　带颜色和编号的勺子　　图6-3-24　塑料漏斗

2. 作用　辅助进食。

3. 适应证　上肢功能障碍者。

4. 注意事项　适配训练后使用。

**(四)刀叉、筷子和吸管**

1. 定义　一类辅助功能障碍者切割、抓取食物及喝饮料的康复辅助器具,包括弯柄勺、弹簧筷等(图6-3-25)。

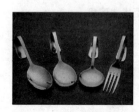 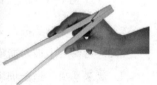

图6-3-25　弯柄勺、弹簧筷

2. 作用　辅助进食。

3. 适应证　上肢功能障碍者。

4. 注意事项　适配训练后使用。

**(五)大酒杯、玻璃杯、杯子、碟子**

1. 定义　一类辅助功能障碍者喝饮料或进流食的康复辅助器具,包括双耳水杯等(图6-3-26)。

2. 作用　辅助进食。

3. 适应证　上肢功能障碍者。

4. 注意事项　适配训练后使用。

**(六)盘子和碗**

1. 定义　一类辅助功能障碍者盛放食物便于进食的康复辅助器具,包括防洒碗等(图6-3-27)。

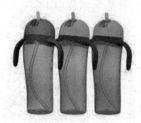 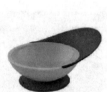

图6-3-26　双耳水杯　　图6-3-27　防洒碗

2. 作用　辅助进食。

3. 适应证　上肢功能障碍者。

4. 注意事项　适配训练后使用。

**(七)食物挡边**

1. 定义　一类辅助功能障碍者进食时防止食物洒出的盘子和防止盘子移动的康复辅助器具(图6-3-28)。

2. 作用　辅助进食。

3. 适应证　上肢功能障碍者。

4. 注意事项　适配训练后使用。

**(八)鸡蛋杯**

1. 定义　一类辅助功能障碍者防止鸡蛋滚落的康复辅助器具(图6-3-29)。

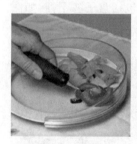 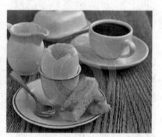

图6-3-28　食物挡边　　图6-3-29　鸡蛋杯

2. 作用　辅助进食。

3. 适应证　上肢功能障碍者。

4. 注意事项　适配训练后使用。

**（九）喂食器械**

1. 定义　一类辅助上肢及手功能障碍者进食的电动或手工控制类康复辅助器具，包括电动喂食机等。

2. 作用　辅助进食。

3. 适应证　上肢功能障碍者。

4. 注意事项　适配训练后使用。

**（十）喂管**

1. 定义　一类辅助吞咽功能障碍者将液体食物导入体内的康复辅助器具，包括喂管支架、喂食泵等。

2. 作用　辅助进食。

3. 适应证　吞咽功能障碍者。

4. 注意事项　适配训练后使用。

## 四、房屋清洁康复辅助器具

**（一）簸箕、尘刷、扫帚及其系列器具**

1. 定义　一类辅助功能障碍者清扫及盛放垃圾的康复辅助器具，包括电动簸箕等（图6-3-30）。

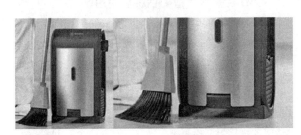

图 6-3-30　电动簸箕

2. 作用　辅助清洁。

3. 适应证　肢体功能障碍者。

4. 注意事项　适配训练后使用。

**（二）刷子、海绵、麂皮、抹布和拖把**

1. 定义　一类辅助功能障碍者清洁房间和家具的康复辅助器具，包括长柄海绵刷等（图6-3-31）。

2. 作用　辅助清洁。

3. 适应证　家务工作需辅助者。

4. 注意事项　适配训练后使用。

**（三）真空吸尘器**

1. 定义　一类辅助功能障碍者进行室内清扫的康复辅助器具，包括自动吸尘器等（图6-3-32）。

2. 作用　辅助清洁。

3. 适应证　需进行家务工作的功能障碍者。

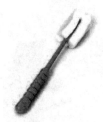 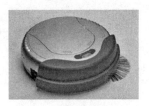

图 6-3-31　长柄海绵刷　　图 6-3-32　自动吸尘器

4. 注意事项　适配训练后使用。

**（四）干用地毯清扫器**

1. 定义　一类辅助功能障碍者清扫干燥地毯上垃圾的康复辅助器具，包括长柄地毯清扫器等（图6-3-33）。

2. 作用　辅助清洁。

3. 适应证　需进行家务工作的功能障碍者。

4. 注意事项　适配训练后使用。

**（五）拖地器械**

1. 定义　一类辅助功能障碍者清洁地面的康复辅助器具，包括地板拖布、桶、台子等（图6-3-34）。

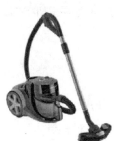 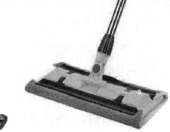

图 6-3-33　长柄地
毯清扫器　　图 6-3-34　地板拖布

2. 作用　辅助清洁。

3. 适应证　需进行清洁工作的功能障碍者。

4. 注意事项　适配训练后使用。

**（六）地板上光机**

1. 定义　一类辅助功能障碍者对地板涂光料等进行清洁和保护作用的康复辅助器具，包括长柄打蜡抛光机等（图6-3-35）。

2. 作用　辅助清洁。

3. 适应证　需进行家务工作的功能障碍者。

4. 注意事项　适配训练后使用。

**（七）垃圾储存、处理的康复辅助器具**

1. 定义　一类辅助功能障碍者存储或处理垃

圾的康复辅助器具,包括自动开启的垃圾桶等(图6-3-36)。

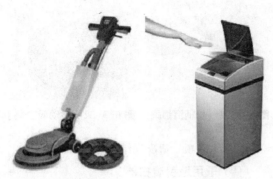

图 6-3-35 长柄打蜡抛光机　　图 6-3-36 感应垃圾桶

2. 作用　辅助家务。

3. 适应证　需进行家务工作的功能障碍者。

4. 注意事项　适配训练后使用。

## 五、纺织编织和保养康复辅助器具

### (一)缝纫机

1. 定义　一类辅助功能障碍者用机器来缝补衣物的康复辅助器具,包括手控电动缝纫机等(图6-3-37)。

2. 作用　辅助缝纫。

3. 适应证　缝纫工作。

4. 注意事项　适配训练后使用。

### (二)编织针、钩针、缝纫针和织补针

1. 定义　一类辅助功能障碍者编织、钩绣衣物等的康复辅助器具,包括可固定的编织针等。

2. 作用　辅助家务。

3. 适应证　上肢功能障碍者。

4. 注意事项　适配训练后使用。

### (三)缝纫和编织花样

1. 定义　一类辅助功能障碍者缝纫和编织的康复辅助器具。

2. 作用　辅助家务。

3. 适应证　上肢功能障碍者。

4. 注意事项　适配训练后使用。

### (四)手工缝纫康复辅助器具

1. 定义　一类辅助功能障碍者手工缝纫衣物的康复辅助器具,包括穿针器等(图6-3-38)。

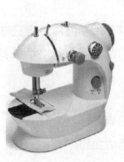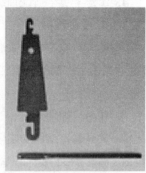

图 6-3-37 手控　　图 6-3-38 穿针器
电动缝纫机

2. 作用　辅助家务。

3. 适应证　上肢功能障碍者。

4. 注意事项　适配训练后使用。

### (五)剪刀

1. 定义　一类辅助功能障碍者准备食物和饮料用的切、砍和分割等的康复辅助器具,包括易握剪刀(图6-3-39)。

2. 作用　辅助剪切。

3. 适应证　上肢功能障碍者。

4. 注意事项　适配训练后使用。

### (六)熨烫机和熨斗

1. 定义　一类辅助功能障碍者熨烫衣物的康复辅助器具,包括易握手柄熨斗等(图6-3-40)。

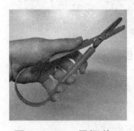

图 6-3-39 易握剪刀　　图 6-3-40 易握手柄熨斗

2. 作用　辅助熨烫衣物。

3. 适应证　上肢功能障碍者。

4. 注意事项　适配训练后使用。

### (七)熨烫板和熨烫桌

1. 定义　一类辅助功能障碍者方便熨烫衣物的康复辅助器具,包括熨烫板等(图6-3-41)。

2. 作用　辅助熨烫衣物。

3. 适应证　上肢功能障碍者。

4. 注意事项　适配训练后使用。

（八）装有小脚轮的洗衣篮

1. 定义　一类辅助功能障碍者盛放待洗衣物并装有小脚轮的康复辅助器具，包括带脚轮的洗衣篮等（图6-3-42）。

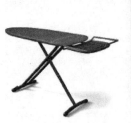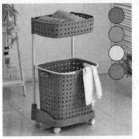

图6-3-41　熨烫板　　图6-3-42　带脚轮的洗衣篮

2. 作用　辅助转移物品。

3. 适应证　上肢功能障碍者。

4. 注意事项　适配训练后使用。

（九）洗衣机

1. 定义　一类辅助功能障碍者用机器来清洗衣物的康复辅助器具，包括盲文洗衣机等（图6-3-43）。

2. 作用　辅助洗衣。

3. 适应证　肢体功能障碍或视觉障碍者等。

4. 注意事项　适配训练后使用。

（十）洗衣用绞干机

1. 定义　一类辅助功能障碍者挤出洗过的衣物中多余液体的康复辅助器具，包括脱水机等（图6-3-44）。

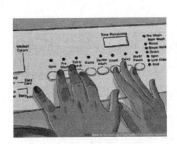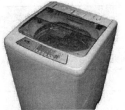

图6-3-43　盲文洗衣机　　图6-3-44　脱水机

2. 作用　辅助干衣。

3. 适应证　上肢功能障碍者。

4. 注意事项　适配训练后使用。

（十一）晾衣夹

1. 定义　一类使用于晾衣绳上用于固定衣物的夹子或叉状器具的康复辅助器具，包括鸟型晾衣夹等。

2. 作用　辅助晾衣。

3. 适应证　满足晾晒衣物需求。

4. 注意事项　适配训练后使用。

（十二）干燥衣物的康复辅助器具

1. 定义　一类辅助功能障碍者烘干或晾干衣物的康复辅助器具，包括滚筒式烘干机、旋转式脱水机和手摇晾衣架等（图6-3-45）。

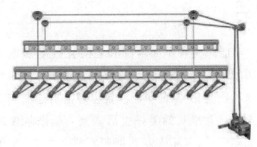

图6-3-45　手摇晾衣架

2. 作用　辅助干衣。

3. 适应证　满足干燥衣物需求。

4. 注意事项　适配训练后使用。

（十三）鞋清洁器具

1. 定义　一类辅助功能障碍者清洁鞋面、上油、抛光等康复辅助器具，包括地垫和自动感应擦鞋机等（图6-3-46）。

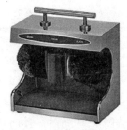

图6-3-46　自动感应擦鞋机

2. 作用　辅助清洁鞋子。

3. 适应证　上肢功能障碍者。

4. 注意事项　适配训练后使用。

（刘夕东）

# 第七章
## 家庭和其他场所使用的家具及其适配件

### 第一节
### 概述

功能障碍者不断增加和老龄化程度加剧是我国的现状，随着生活水平的不断提高，人们的需求不断变化，从简单的满足生理需求逐渐演变到人民日益增长的美好生活需要。越来越多的功能障碍者、老年人需要回归家庭和社会，运用家庭和其他场所使用的家具及其适配件有利于提高他们的生命和生活质量，通过这些康复辅助器具技术可以实现最大限度的生活自理，减轻社会和家庭的负担。因此，可以说家庭和其他场所使用的家具及其适配件类的康复辅助器具在社会领域的具体应用是科技养老、科技助残的重要组成部分。

### 一、定义

家庭和其他场所使用的家具及其适配件是指为功能障碍者在家庭、工作、教育、休闲等场所使用的可以提供方便和安全的居家生活、工作、休闲的家具或附加装置。

### 二、分类

由于康复辅助器具使用的对象是功能障碍者，根据使用者的障碍不同、使用环境不同、使用年龄及障碍程度不同等，有不同的分类依据。常用的分类方法可以按康复辅助器具的使用人群分类、使用环境分类和使用功能分类。由于前两种分类方法中都存在一种辅助器具可有多个分类地址，故按照使用功能的分类方法用国家标准 GB/T 16432—2016/ISO 9999：2011 康复辅助器具术语和分类进行划分，在第 18 主类中划分为 12 个次类、72 个支类(表 7-1-1)。

表 7-1-1　家庭和其他场所使用的家具及其适配件分类

| 次类编码 | 次类名称 | 支类编码 | 支类名称 |
|---|---|---|---|
| 18 03 | 桌 | 18 03 06 | 书桌、课桌和讲台 |
| | | 18 03 09 | 绘图桌和绘画桌 |
| | | 18 03 12 | 饭桌 |
| | | 18 03 15 | 床桌 |
| 18 06 | 灯具 | 18 06 03 | 普通灯 |
| | | 18 06 06 | 阅读灯和工作灯 |
| | | 18 06 09 | 讲台灯和黑板灯 |
| 18 09 | 坐具 | 18 09 03 | 椅子 |
| | | 18 09 06 | 高脚凳和站立椅 |
| | | 18 09 09 | 髋关节椅 |
| | | 18 09 15 | 躺椅和安乐椅 |
| | | 18 09 21 | 特殊坐具 |

（续表）

| 次类编码 | 次类名称 | 支类编码 | 支类名称 |
|---|---|---|---|
| 18 09 | 坐具 | 18 09 24 | 椅子升降和移动装置 |
| | | 18 09 39 | 组合坐位系统 |
| 18 10 | 坐具配件 | 18 10 03 | 靠背 |
| | | 18 10 06 | 坐垫和衬垫 |
| | | 18 10 09 | 扶手 |
| | | 18 10 12 | 头托和颈托 |
| | | 18 10 15 | 腿托和足托 |
| | | 18 10 18 | 躯干托和骨盆托 |
| | | 18 10 21 | 加装在椅座上帮助人起身或坐下的垫子或系统 |
| | | 18 10 24 | 可装在椅座上的膝上托盘和桌子 |
| 18 12 | 床 | 18 12 04 | 不可调节的床和可拆分的床板（床架） |
| | | 18 12 07 | 手工调节的床和可拆分的床板（床架） |
| | | 18 12 10 | 电动调节的床和可拆分的床板（床架） |
| | | 18 12 12 | 床升降机 |
| | | 18 12 15 | 床上用品 |
| | | 18 12 18 | 床垫和床罩 |
| | | 18 12 21 | 毯子支撑架 |
| | | 18 12 24 | 床分离可调靠背和腿托 |
| | | 18 12 27 | 床栏杆和固定在床上用于自己站起来的栏杆 |
| | | 18 12 30 | 床缩短康复辅助器具 |
| | | 18 12 33 | 床加长康复辅助器具 |
| 18 15 | 可调节家具高度的辅助器具 | 18 15 03 | 家具（腿）增高器 |
| | | 18 15 06 | 高度可调的支座和支架 |
| | | 18 15 09 | 底座和高度固定的支座、支架 |
| 18 18 | 支撑手栏杆和扶手杆 | 18 18 03 | 手栏杆和支撑栏杆 |
| | | 18 18 06 | 固定抓握栏杆和拉手 |
| | | 18 18 10 | 可移动扶手杆和拉手 |
| | | 18 18 11 | 铰链式栏杆和扶手 |
| 18 21 | 大门、门、窗和窗帘开关器 | 18 21 03 | 门开关器 |
| | | 18 21 06 | 窗开关器 |
| | | 18 21 09 | 窗帘开关器 |
| | | 18 21 12 | 遮阳棚开关器 |
| | | 18 21 15 | 锁 |
| 18 24 | 家庭和其他场所的结构构件 | 18 24 03 | 管线装配和水龙头 |
| | | 18 24 06 | 窗 |
| | | 18 24 09 | 门 |
| | | 18 24 12 | 门槛 |
| | | 18 24 15 | 地板覆盖物 |
| | | 18 24 18 | 楼梯 |

（续表）

| 次类编码 | 次类名称 | 支类编码 | 支类名称 |
|---|---|---|---|
| 18 30 | 垂直运送辅助器具 | 18 30 03 | 电梯 |
| | | 18 30 05 | 固定式升降台 |
| | | 18 30 07 | 自立式升降台 |
| | | 18 30 08 | 便携式升降台 |
| | | 18 30 10 | 楼梯升降椅 |
| | | 18 30 11 | 楼梯升降台 |
| | | 18 30 15 | 可移动坡道 |
| | | 18 30 18 | 固定坡道 |
| | | 18 30 21 | 梯子和活梯 |
| 18 33 | 家庭和其他场所的安全设施 | 18 33 03 | 地面或楼梯的防滑材料 |
| | | 18 33 06 | 用于窗户、楼梯和电梯的安全栅栏、围栏和门 |
| | | 18 33 09 | 燃气安全阀 |
| | | 18 33 10 | 厨房或其他烹饪区域防止烧伤和意外火灾的康复辅助器具 |
| | | 18 33 12 | 营救设备 |
| | | 18 33 15 | 地面或楼梯用触感材料 |
| | | 18 33 18 | 防火地面覆盖物 |
| 18 36 | 储藏用家具 | 18 36 03 | 搁板 |
| | | 18 36 06 | 橱 |
| | | 18 36 09 | 床头柜 |
| | | 18 36 12 | 药品柜 |
| | | 18 36 15 | 搁板、橱、柜的配件 |

## 第二节
## 评估与适配

家庭和其他场所使用的家具类辅助器具包含桌、灯具、坐具、坐具配件、床、可调节家具高度的康复辅助器具，支撑手栏杆和扶手杆，大门、门、窗和窗帘开关器，家庭和其他场所房屋的结构配件，垂直运送辅助器具，家庭和其他场所的安全设施，储藏用家具12个支类。涉及辅助器具种类及产品范围之广，但仔细分析可发现对于使用康复辅助器具的功能障碍者而言，参与任何事物的互动或活动之前的先决条件就是使身体能够发挥最大的功能和舒适稳定的体位与姿势。坐具（包含各类附件）最主要的目的就是让功能障碍者在各种生活领域里发挥自己最大的能力去参与各种各样的活动，同时不同障碍或疾病导致肌肉张力、异常反射、关节活动度的异常等情况导致需要更为复杂的方法来完成，基于这两

个理由坐具类辅助器具的评估为本章介绍的重点。

在进行家庭和其他场所使用的家具类辅助器具评估时，专业人员必须针对评估对象的功能障碍本身、居家条件、就学或就业的情况和使用该类康复辅助器具的周围环境做完整的考虑，如此才能选出适合、安全、方便的康复辅助器具。在选择康复辅助器具时，评估应以使用者的需求为主线进行，也可以说是评估使用者的社会角色与价值观，通过直接观察和间接评估取得ADL能力和功能障碍的情况，作为本类康复辅助器具优先选择的指引。评估时应选择一个安静及清洁的场所进行，进行需求评估和身体检查。

### 一、坐具类辅助器具评估

人们在日常活动中常使用的姿势是坐姿，如写作、绘画、开会、使用计算机等活动，都是采用坐姿来完成的。坐姿是直立姿势的开始，这个姿势有利于功能障碍者增进对头部与上躯干的控制。比起

卧姿,坐姿更能增加功能障碍者的视野,并且可以空出双手来做功能性活动,同时还需要适配不同的桌子,如课桌、饭桌、床桌等,可以提供更多与环境互动的机会。对于躯干控制能力不好的功能障碍者而言,要保持良好和稳定的坐姿,就必须通过评估使用更多的坐具的配件。

**(一)基本资料收集**

通过对功能障碍者基本资料的收集了解其需要及用途,数据收集内容如下:

1. **基本情况收集** 了解功能障碍者的疾病诊断、功能障碍部位、潜能及接受治疗的一些基本情况(如是否曾做过矫形手术)等,以及了解目前其全身状态(图7-2-1)。

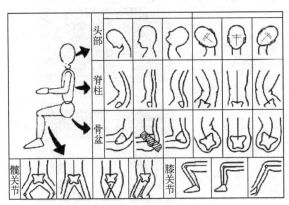

**图7-2-1 全身状态示意**

2. **需求的了解** 了解功能障碍者及家属的需求与期望,包括矫正坐姿;防止骨骼变形;防止挛缩;增强前臂及手部能力;提高稳定性;提高功能;提高舒适性;改善外观;延长坐的时间;容易移动;改善认知功能;方便喂养、写字、游戏;增加视野;尺寸不合或重新评估等。

3. **目前的困难** 了解功能障碍者在特定活动时的有哪些困难,这些困难有无解决的方案。

4. **使用的环境** 了解功能障碍者在何种环境下使用坐具类辅助器具,包括在室内使用、学校使用、室内外均需要等。

**(二)功能评估**

1. **肢体功能** 肢体整体运动及平衡能力,肌力及肌张力的状态,还包括卧姿及坐姿姿势的调整能力(身体基本评估如表7-2-1)。

2. **感觉功能** 包括视、听、触、运动与平衡觉评估。

**表7-2-1 身体基本评估内容**

| | |
|---|---|
| 全身状态 | □良 □差 □极差 坐位耐性:□良 □差 □极差 |
| 认知能力 | □使用表情 □声音 □言语 □器具 □文字 □无法交流 |
| 粗大动作 | □抬头 □翻身 □坐 □站 □走 □无法完成 |
| 坐位平衡能力 | □无问题 □有问题(双手需扶着) □无法坐 |
| 肌张力 | □正常 □高 □低 |

3. **认知功能** 包括学习能力、注意力、识字能力、配对分类能力、自我行为管理和危险意识等评估。

4. **坐位姿势观察** 在面谈和评估之前首先应观察无支撑下的坐姿情况,初步了解骨盆、躯干、下肢的姿势状态,如骨盆是否侧倾或旋转、髋关节内收或外展、脊柱有无侧凸等基本姿势情况并进行记录,记录的形式有用文字描述坐姿、画图、拍照。

5. **姿势及关节活动度检查** 进行骨盆、髋关节、膝关节、踝关节等进行姿势和关节活动度检查,本检查不是完整的运动功能评估,主要是识别骨盆及相关部位的姿势状态,通过骨关节畸形的形态及肢体活动动作及肌肉力量的评估,以判断或决定理想的姿势支撑的位置。检查时功能障碍者仰卧在检查床上,首先,应观察整体的头部、肩部、躯干、骨盆及下肢是否对称,有无脊柱的变形;随后分别检查骨盆及腰骶关节的活动度;检查顺序依次是髋关节、膝关节及踝关节。然后,再检查上肢及头部的关节活动度;同时,还要对其可以活动的动作及肌肉力量进行评估,及时对评估所得的参数进行记录。如果功能障碍者在卧位检查与坐位检查时的关节活动度及肢体活动的动作上有差别,则在卧位完成后还需要在坐姿状态下再次进姿势检查,评估内容如表7-2-2。

**表7-2-2 关节柔软度及活动度测量内容**

| | |
|---|---|
| 关节柔软度及关节活动度(ROM) | 髋关节:□内收肌痉挛 □ROM受限:屈、伸 □脱位 |
| | 膝关节活动度:屈髋90°时膝伸展、伸髋时膝伸展 |
| | 踝关节活动度:背伸、跖屈 |
| | 骨盆:伸展 □能 □否 |
| | 背:脊柱侧弯:左侧卧位 □有 □无 右侧卧位 □有 □脊柱后突 □有 □无 |

（续表）

| | |
|---|---|
| 坐位 | 头:□中立位且控制好　□前倾　□左偏<br>□右偏　□后伸<br>背:脊柱侧弯　□有　□无<br>骨盆:旋转　□有　□无<br>髋关节:伸展　□能　□否<br>膝关节:屈曲角度影响骨盆位置　□是　□否 |

**6. 手模拟坐姿**　用手模拟过程中,评估人员用其双手动态地来了解功能障碍者可否在支撑下以中立位姿势坐,如果不能,应能较舒适地接近中立位姿势,并需要什么支撑以及在哪里支撑。在手模拟的过程中需特别注意,评估人员的双手放的地方、力量、支撑的方向、支撑的力度和部位支撑等问题,并及时了解功能障碍者的反馈意见,通过手模拟的过程为功能障碍者选择合适的支撑配件(图7-2-2～图7-2-12)。

表7-2-3　支撑配件常见的种类

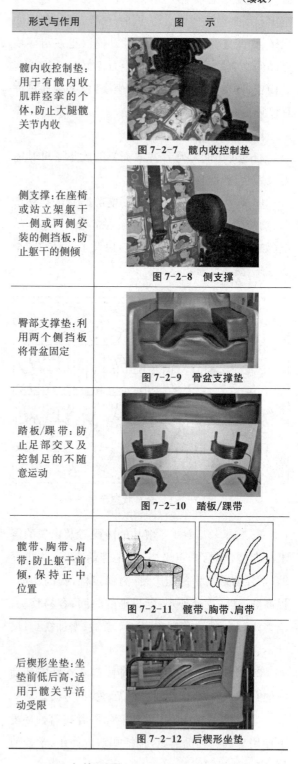

| 形式与作用 | 图　示 |
|---|---|
| 桌板:增强躯干的稳定性,增强上肢的控制及活动能力 | 图7-2-2　桌板 |
| 头靠:头部的支撑及正中保持 | 图7-2-3　头靠 |
| 靠背垫:支撑腰椎,防止骨盆的后倾 | 图7-2-4　靠背垫 |
| 骨盆垫:骨盆的固定 | 图7-2-5　骨盆垫 |
| 髋外展控制垫:防止大腿髋关节外展 | 图7-2-6　髋外展控制垫 |

（续表）

| 形式与作用 | 图　示 |
|---|---|
| 髋内收控制垫:用于有髋内收肌群痉挛的个体,防止大腿髋关节内收 | 图7-2-7　髋内收控制垫 |
| 侧支撑:在座椅或站立架躯干一侧或两侧安装的侧挡板,防止躯干的侧倾 | 图7-2-8　侧支撑 |
| 臀部支撑垫:利用两个侧挡板将骨盆固定 | 图7-2-9　骨盆支撑垫 |
| 踏板/踝带:防止足部交叉及控制足的不随意运动 | 图7-2-10　踏板/踝带 |
| 髋带、胸带、肩带:防止躯干前倾,保持正中位置 | 图7-2-11　髋带、胸带、肩带 |
| 后楔形坐垫:坐垫前低后高,适用于髋关节活动受限 | 图7-2-12　后楔形坐垫 |

**（三）身体测量**

通过以上评估,根据功能障碍者的情况进行身体的详细测量(表7-2-4),辅助器具工程人员则需要根据不同的配件尺寸进行辅助器具的定改制工作。为了减少不同人测量时出现的误差,建议由参与定改制的辅助器具工程人员来进行测量。评估团队应尽可能在评估时都在场,期间有些不同角度的专业观点是不一样的,所以评估后的沟通是需要大家达成一致的观点和意见。

### (四)处方

总体上根据功能障碍者的不同障碍,提供三种姿势保持坐具类型参考,一是姿势控制和功能障碍处理的坐具;二是压力处理的坐具;三是针对舒适的考虑和姿势调整功能的坐具。对于关节活动不能到中立位,且畸形严重的功能障碍者,一般姿势已经固定,要考虑舒适度为主的坐具;对畸形程度不严重关节活动可以到中立位的功能障碍者,尽可能的通过姿势控制支撑坐具提高坐姿水平;对于有感觉障碍的功能障碍者,首先要考虑减压功能的坐具。

表 7-2-4  身体测量与配件对照表

| 测量方法 | 配件 | 备注 |
|---|---|---|
| A:臀宽 | 椅座(宽度) | |
| 测量前检查功能障碍者的口袋里面无东西。测量臀部或大腿最宽的部位。可以使用两块硬板紧贴两侧有助于获得准确的测量值,也可以使用卡尺 | 臀宽等于座宽或骨盆侧垫之间的距离 | 如果有骨盆侧垫,椅座需要加宽。保持椅座宽在最小。在气候寒冷穿厚衣服的国家,需要一些预留量 |
| B:臀后到腘窝 | 椅座(深度) | |
| 使用硬板在功能障碍者的后背有助于获得准确的测量值。测量从骨盆后部到腘窝的直线距离。需要测量双腿。如果两侧的测量值不同,检查骨盆水平坐直。如果仍然不同,按照短边开具轮椅处方 | 臀后到腘窝的距离减去 30～50 mm 等于椅座的深度 | 对于膝关节屈曲挛缩小于 90°的功能障碍者,座深可能需要稍小些 |
| C:腘窝到足底 | 脚踏板(高度) | |
| 测量功能障碍者腘窝到脚后跟底部的距离。确保脚踝屈曲 0°。需测量两条腿(穿鞋测量)。如果脚跖屈固定,测量到脚尖的距离 | 该长度等于座面顶端到脚踏板的高度或座面顶端到地面的高度 | 脚踏板的确切位置要考虑坐在椅子上时坐垫被压缩的变化。可以在适配时进行最终的调整 |
| D、E 和 F | 靠背(高度) | |
| D:座面到胸腔下缘<br>测量功能障碍者座面到胸腔下缘的距离。可以把双手放在骨盆两侧,双手轻轻地向内挤压并向上滑动找到胸腔下缘<br><br>E:座面到肩胛下角<br>测量功能障碍者座面到肩胛下角的垂直距离。可以耸耸肩或活动上肢找到肩胛下角<br><br>F:座面到肩峰<br>测量功能障碍者座面到肩峰的距离 | 测量 D、E 和 F 确定靠背的高度。高度取决于需求或从评估中确认需要提供正确的支撑 | 如果需要靠背后倾或整体后倾,靠背高度必须至少是肩胛下角位置;如果自己推轮椅,记得考虑他们需要活动肩胛骨 |
| G:躯干宽度 | 躯干侧垫(间距) | |
| 测量功能障碍者腋下(腋窝)的躯干宽度 | 躯干宽度是躯干侧垫之间的距离 | 躯干侧垫放置的位置比腋下低,它们的最终位置在适配时可能需要调整 |
| H:座面到腋下(腋窝) | 躯干侧垫(高度) | |
| 测量功能障碍者座面到腋下(腋窝)的距离 | 座面到腋下的测量值减去 30 mm 是座面顶端和躯干侧垫之间的最大距离 | 最终的高度取决于评定和适配。躯干侧垫不应该太高,太高会对腋下(腋窝)施加压力,压迫神经。躯干侧垫顶端与腋窝之间应该有至少 30 mm 的间隙 |
| I:座面到髂嵴(PSIS) | 骨盆后垫(中间高度) | |
| 测量功能障碍者座面到髂嵴(PSIS)的距离 | 用于找到骨盆后垫中间高度的位置 | 骨盆后垫的厚度取决于评定的结果 |
| J:两膝间距离 | 膝分隔垫 | — |
| 在两膝放置于接近中立位且对轮椅使用者来说是舒适的情况下,测量两膝间距离 | 两膝间宽度,取决于功能障碍者的坐姿 | — |

（续表）

| 测量方法 | 配件 | 备注 |
|---|---|---|
| K：座面到颅底 | 头靠（高度） | — |
| 测量座面到颅底的距离 | 助于定位头靠的位置 | — |
| L：骨盆后到坐骨 | 坐骨前垫高 | — |
| 测量从骨盆到坐骨的距离。将手（手掌向上）放在功能障碍者的臀下面寻找坐骨。用一根手指定位坐骨，测量骨盆后部到定位在坐骨的手指之间的距离。也可以用一支粉笔在坐骨旁边平行的位置在检查床上做记号，然后测量从标记点到骨盆后的距离 | 骨盆后到坐骨的距离加20～40 mm是靠背支撑到坐骨前垫高起点的距离 | 如果轮椅使用者的骨盆僵硬后倾或躯干僵硬前屈，测量值可能会不同 |

当骨盆不在直立姿势时，躯干和髋关节的姿势也会发生变化，因此支撑或稳定骨盆是帮助功能障碍者坐直最重要的事情。对骨盆提供支撑可以减少对其他部位支撑的需求，所以骨盆是首先应该考虑的基本要素，同时应根据功能障碍者身体功能评估与辅助器具需求来决定更多坐姿类辅助器具的支撑部件与模块类型，以下列举常见的姿势障碍类型。

1. 骨盆后倾，把骨盆从后倾位摆到更中立位坐姿时，通常需要在两个部位提供支撑：在与髂峰水平的骨盆后部和骨盆前部（坐骨结节），如果缺少坐骨前面的支撑，骨盆向前滑动（图7-2-13）。这个类型的障碍可选择骨盆后支撑和骨盆前垫高的方法来解决骨盆后倾（图7-2-14）使功能障碍者骨盆保持直立坐姿。

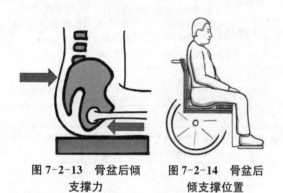

图7-2-13 骨盆后倾支撑力　　图7-2-14 骨盆后倾支撑位置

2. 骨盆前倾，把骨盆从前倾位摆到中立位坐姿时，通常需要在一个部位提供支撑：在与髂峰水平的骨盆前部（图7-2-15）。这个类型的障碍可选择把骨盆前倾楔形垫放在坐骨下，这样可以有助于骨盆朝靠背的方向后滚，骨盆前倾楔形垫应该终止于坐骨的前面并且使用四点骨盆带稳定骨盆（图7-2-16、图7-2-17）使功能障碍者骨盆保持直立坐姿。

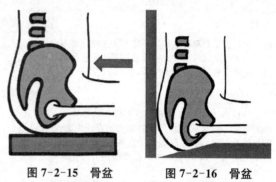

图7-2-15 骨盆前倾支撑力　　图7-2-16 骨盆前倾支撑

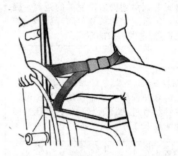

图7-2-17 骨盆四点带支撑图

## 二、坐具类辅助器具适配

### （一）材料模拟

通过前面细致的评估，出具坐具的基本处方只是完成服务的一部分，重要的部分是使用评估结论的配件或是半成品的坐具来模拟使用的过程，也可以称为材料模拟，在模拟过程中对功能障碍者及其活动进行观察，如个案的头部需要哪种支持、坐垫的形状及特质要求、靠背与坐板之间的角度、脚踏板的高度及宽度是否合适、整体调整后倾角度的大小、侧支撑摆位的着力点的位置等问题，要一并记录在处方中。模拟使用过程可以拉近评估人员与个案及其家属对于辅助器具的统一认识，让使用者及家属知道将来使用的坐具类辅助器具的功能及模样。

**（二）产品准备**

对于坐具适配可能需要多次重复直到正确适配，通常第一次适配之前，体位支撑配件不完全固定到位。这是为了确保适配后可以进行调整。辅助器具工程人员应检查处方，确保表上有足够的信息来准备坐具，确保每个人都理解表上的所有信息和不同的体位支撑描述等信息。坐具定改制完成后需要进行安全检查，对所提供的产品机械性能进行测试及调整。

**（三）适配检查**

适配过程中，评估人员需要仔细地检查坐具及体位支撑配件适配是否正确。

1. 检查椅座宽　评估人员将手指在功能障碍者大腿外侧滑动，手指应该感觉到轻松地在大腿和扶手之间划过。

2. 检查椅座深　坐垫前部与功能障碍者腘窝之间至少有 30 mm 的间隙。

3. 检查骨盆　坐骨前垫高正好位于坐骨的前面（把手放在臀部下面检查）；骨盆后垫在髂嵴处提供支撑，并且不会挤压腰部，骨盆侧垫紧密贴合并且不高于髋关节，骨盆带可以牢固地拉紧并且不会挤压轮椅使用者的皮肤。

4. 检查躯干　躯干侧垫和躯干侧楔形垫不要对腋窝有压力，腋窝和躯干侧垫顶端应该至少有 30 mm 的间隙，肩带不会挤压皮肤，桌面板可以支撑整个前臂和肘关节，不会挤压腹部。

5. 检查头靠　头靠应该在颅底支撑功能障碍者的头部，头靠应该使头部处于平衡和直立的姿势。

6. 检查轮椅使用者大腿　功能障碍者的大腿和坐垫之间没有大的压力（包括大腿外侧垫、大腿内侧楔形垫或膝分隔垫）。

7. 检查脚踏板高度　功能障碍者的大腿完全支撑在椅座/坐垫上且没有间隙，双脚完全支撑在脚踏板上且没有间隙。手在大腿和椅座/坐垫之间滑动。整个大腿的压力应该均等且没有间隙，脚踏板上的每只脚前部和后部平放在脚踏板上且没有间隙。

8. 检查整体姿势　最后检查功能障碍者的整体姿势是否达到评估预期目的，并进行臀部压力检查。如有哪个步骤未达到使用要求，则应及时调整并再次进行适配检查，直到调试合适。

**（四）使用训练及随访**

根据功能障碍者及家属的不同技能，应选择性地教给他们的 6 项最重要的技能是：坐具及体位支撑的调试和操作、转移、坐具的使用和移动、如何预防压疮、如何在家保养坐具、出现问题及时联络。在学习任何新技能时，重要的是实践。所有适配辅助器具的功能障碍者都要进行随访，尤其对儿童、有发生压疮风险、有进行性疾病、需要体位支撑的功能障碍者特别重要。

# 常用家庭和其他场所使用的家具

## 一、桌

### （一）书桌、课桌和讲台

1. 定义　指供书写或阅读用的桌子（图 7-3-1）。

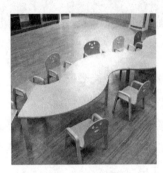

**图 7-3-1　课桌**

2. 作用　辅助功能障碍者阅读和学习。

3. 适应证　肢体功能障碍者及其他人士。

4. 注意事项　防止不良姿势，按照使用者书写或阅读高度设计的桌子，方便教师给多人授课。

### （二）绘图桌和绘画桌

1. 定义　一种桌面可调整倾斜度的桌子（图 7-3-2）。

2. 作用　辅助功能障碍者制图、绘画。

3. 适应证　肢体功能障碍者。

4. 注意事项　需要考虑到轮椅使用者容膝空

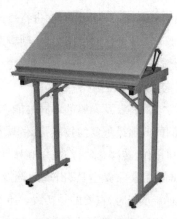

图 7-3-2　绘画桌

间及桌面使用高度的倾斜角度可调的桌子。

### （三）饭桌

1. 定义　专供吃饭用的桌子（图7-3-3）。

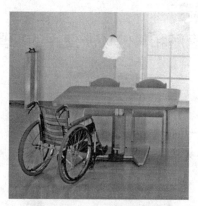

图 7-3-3　饭桌

2. 作用　辅助功能障碍者进食。

3. 适应证　肢体功能障碍者。

4. 注意事项　需要考虑到轮椅使用者容膝空间及桌面使用高度的方便进出用餐的桌子。

### （四）床桌

1. 定义　用于床上或床侧的小桌（图7-3-4）。

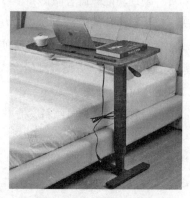

图 7-3-4　可移动床桌

2. 作用　辅助功能障碍者在床上进食、阅读、书写。

3. 适应证　主要为肢体功能障碍者。

4. 注意事项　可移动，高度可调节，方便进入床边。

## 二、灯具

### （一）普通灯

1. 定义　没有特别聚焦，直接或间接照明某一区域的灯（图7-3-5）。

2. 作用　辅助功能障碍者在生活区域选择使用适合的灯具及灯光方便生活。

3. 适应证　各类人士。

4. 注意事项　无特殊。

### （二）阅读灯和工作灯

1. 定义　为了方便特殊活动用来照明特定区域的灯（图7-3-6）。

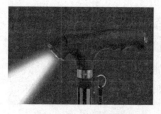

图 7-3-5　照明灯　　　　图 7-3-6　工作灯

2. 作用　辅助功能障碍者在特定区域照明，方便工作和学习。

3. 适应证　视觉障碍者及其他人士。

4. 注意事项　无特殊。

## 三、坐具

### （一）椅子

1. 定义　包括有或无帮助人起身或坐下的特殊结构的椅子等（图7-3-7）。

2. 作用　辅助下肢功能障碍者起身的椅子。

3. 适应证　肢体功能障碍者。

4. 注意事项　座面有助起的弹性功能装置，提高起身时的重心位置。

### （二）高脚凳和站立椅

1. 定义　有一条或多条腿，无靠背或扶手的坐具；为一个保持站立或接近站立姿势的人提供站立支撑的站立椅,包括有帮助人起身或坐下的特殊结构的凳子和站立椅等(图7-3-8)。

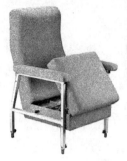 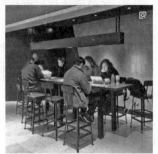

图 7-3-7　起身椅　　　　图 7-3-8　高脚凳

2. 作用　辅助功能障碍者起身和坐下,方便接近站立位的活动。

3. 适应证　肢体功能障碍者及其他人士。

4. 注意事项　为老年人或平衡功能障碍、下肢功能障碍而设计高脚凳,使其在厨房、工作间等环境,接近直立位的工作或生活。

**(三)躺椅和安乐椅**

1. 定义　通常使用的坐着舒适的椅子,包括有帮助人起身或坐下的特殊结构的躺椅等(图7-3-9)。

2. 作用　辅助功能障碍者起身或坐下,并保持舒适的坐姿、躺姿。

3. 适应证　肢体功能障碍者。

4. 注意事项　由沙发椅和外接电源的助升降结构组成,通过控制器可选择躺姿、坐姿、助起等功能。

**(四)特殊坐具**

1. 定义　为满足特殊人群座位要求的椅子,包括儿童用的高椅、坐袋、地板座等(图7-3-10)。

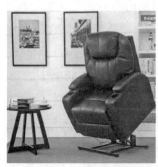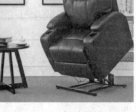 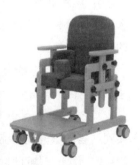

图 7-3-9　电动起身椅　　　图 7-3-10　坐姿椅

2. 作用　辅助功能障碍者维持坐姿并能根据特殊需求调整适合的功能体位。

3. 适应证　肢体功能障碍者。

4. 注意事项　根据使用者的坐姿平衡状况及运动需求情况,选择不同功能的坐具。

**(五)组合座位系统**

1. 定义　基于可连接不同座位组件的框架,且座位组件位置可调整以达到特殊座位配置的系统,包括可拆分的椅子等(图7-3-11)。

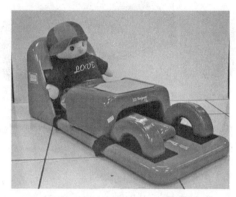

图 7-3-11　组合座位系统

2. 作用　辅助不同坐姿需求的功能障碍者,选择不同组件组合维持坐姿。

3. 适应证　肢体功能障碍者。

4. 注意事项　由不同的模块组合而成,通过不同的搭配,可以根据需要组合不同的姿势,如半卧姿、跪姿、俯卧姿等。

## 四、坐具配件

**(一)靠背**

1. 定义　包括安装或内嵌在椅座上的靠背(和靠背部件)、腰托、靠背垫、小靠背垫等(图7-3-12)。

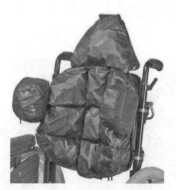

图 7-3-12　可调体适型靠背

2. 作用　辅助肢体功能障碍者,放在椅座上分散背部压力,增加支撑保持舒适度或稳定坐姿。

3. 适应证　肢体功能障碍者。

4. 注意事项　根据使用者功能需求,选择适宜材质、硬度、高度的靠背。

**（二）坐垫和衬垫**

1. 定义　座椅上矫正和稳定坐姿的坐垫和其他器具(图7-3-13)。

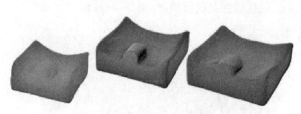

图7-3-13　曲面坐垫

2. 作用　辅助功能障碍者矫正异常坐姿和保持稳定坐姿。

3. 适应证　肢体功能障碍者。

4. 注意事项　根据使用者功能需求,选择适宜材质、硬度、高度的坐垫。

**（三）扶手**

1. 定义　轮椅两侧用于保持身体平衡或支撑身体的把手,包括椅子托臂槽等(图7-3-14)。

2. 作用　辅助肢体功能障碍者支撑或固定上肢。

3. 适应证　肢体功能障碍者。

4. 注意事项　根据使用者的不同需求,选择不同功能、材质的扶手,如上旋扶手、近桌扶手等。

**（四）头托和颈托**

1. 定义　用于头部或颈部固定或支撑的装置,保持使用者的头部及颈部于舒适位(图7-3-15)。

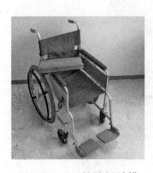 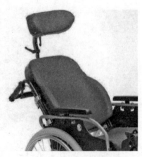

图7-3-14　轮椅托臂槽　　图7-3-15　头靠

2. 作用　辅助功能障碍者支撑或稳定头部。

3. 适应证　肢体功能障碍者。

4. 注意事项　根据使用者功能需求,选择不同形状、材质的头托或颈托。

**（五）腿托和足托**

1. 定义　包括安装或内嵌在椅座上支撑小腿及足部的装置,包括搁脚板和残肢托,内收、外展和分膝的装置等(图7-3-16)。

2. 作用　辅助功能障碍者支撑或稳定腿部和足部。

3. 适应证　肢体功能障碍者。

4. 注意事项　根据使用者的腿部和足部角度选择不同装置,调整合适的长度及角度。

**（六）躯干托和骨盆托**

1. 定义　包括安装或内嵌在椅座上,人坐下时对肩部、躯干、髋部和骨盆区域起支撑、稳定作用的装置(图7-3-17)。

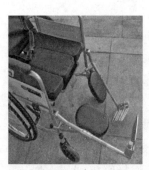 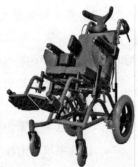

图7-3-16　腿托　　　　图7-3-17　躯干侧支撑

2. 作用　辅助功能障碍者支撑或稳定躯干、髋部和骨盆。

3. 适应证　肢体功能障碍者。

4. 注意事项　根据使用者不同的功能状况,选择不同部位、不同材质,调整适宜高度,稳定躯干的装置。

**（七）加装在椅座上辅助人起身或坐下的垫子或系统**

1. 定义　加装在椅子上,能使个人由坐姿转换到站姿的垫子或系统装置(图7-3-18)。

2. 作用　辅助功能障碍者省力地起身和坐下。

3. 适应证　肢体功能障碍者。

4. 注意事项　根据使用者的站立功能状况,

选择不同功能的垫子或系统装置。

### （八）可安装在椅座上的膝上托盘和桌子

1. 定义　可安装到椅座（包括轮椅车）或放置在坐着的人大腿上方，以提供一个活动用或放置物品的表面平坦的器具（图7-3-19）。

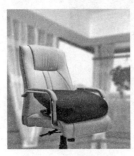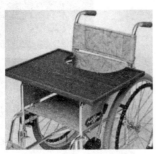

图7-3-18　弹簧式起身垫　　图7-3-19　轮椅桌板

2. 作用　辅助功能障碍者在坐位时，使用托盘或桌子进食和学习。

3. 适应证　肢体功能障碍者。

4. 注意事项　根据使用者的不同需求，选择不同材质、大小和高度。

## 五、床具

### （一）不可调节的床和可拆分的床板（床架）

1. 定义　有固定手栏杆或固定支撑架等特殊配件的床（图7-3-20）。

2. 作用　辅助功能障碍者保持舒适卧姿并方便护理。

3. 适应证　肢体功能障碍者及其他人士。

4. 注意事项　一般配有固定扶手栏杆的普通护理床具，不具有调节功能。

### （二）手工调节的床和可拆分的床板（床架）

1. 定义　床架由一个或多个高度或角度可调节部分组成的床；由使用者或护理者手工调节（图7-3-21）。

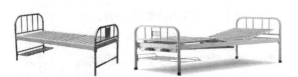

图7-3-20　普通护理床　　图7-3-21　手动护理床

2. 作用　辅助功能障碍者保持不同的卧姿并方便护理。

3. 适应证　肢体功能障碍者及其他人士。

4. 注意事项　通过手动调节的方式使床具的背部、腿部等位置可升降，辅助功能障碍者保持不同的体位姿势。

### （三）电动调节的床和可拆分的床板（床架）

1. 定义　床架由一个或多个高度或角度可调节部分组成的床；由使用者或护理者操作电动结构调节（图7-3-22）。

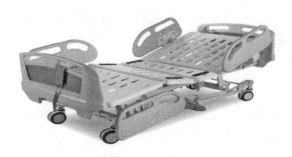

图7-3-22　电动护理床

2. 作用　辅助功能障碍者保持不同的卧姿并方便护理。

3. 适应证　肢体功能障碍者及其他人士。

4. 注意事项　根据使用者的不同需求，选择不同高度和角度，辅助使用者保持不同的体位姿势。

### （四）床上用品

1. 定义　床单和枕套及其固定位置的用品，包括靠枕、枕头、毯子及毯子固定装置（图7-3-23）。

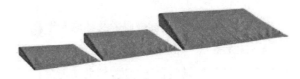

图7-3-23　体位垫

2. 作用　辅助功能障碍者保持固定卧姿并方便护理。

3. 适应证　肢体功能障碍者及其他人士。

4. 注意事项　由不同角度、尺寸、密度、形状的海绵制成，使功能障碍者保持舒适的姿势体位，减缓背部压力。

### （五）床垫和床罩

1. 定义　用于增加舒适性的褥垫和保持床整洁的覆盖物（图7-3-24）。

2. 作用　分散功能障碍者卧姿体位的压力及提高卧姿体位的舒适度。

3. 适应证　肢体功能障碍者及其他人士。

4. 注意事项　根据使用者不同功能状况及需求,选择不同材质、密度及厚度的床垫。

### （六）毯子支撑架

1. 定义　安装在床上避免被单、毯子压着人体的架子。

2. 作用　辅助功能障碍者有伤口、手术后等情况,避免某部位被压迫。

3. 适应证　肢体功能障碍者及其他人士。

4. 注意事项　安装或放置在床上的支架,辅助功能障碍者有伤口、手术后等情况,避免某部位被压迫。

### （七）床分离可调靠背和腿托

1. 定义　支撑卧床患者背部和腿部的装置（图7-3-25）。

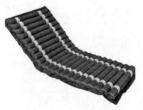 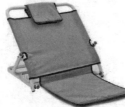

图 7-3-24　充气床垫　　图 7-3-25　可调靠背

2. 作用　辅助功能障碍者的背部及腿部在床上保持舒适或特定的位置。

3. 适应证　肢体功能障碍者及其他人士。

4. 注意事项　根据使用者功能状况及需求,选择背部及腿部,调整合适角度,辅助功能障碍者在床上保持舒适或特定的位置。

### （八）床栏杆和固定在床上用于自己站起的栏杆

1. 定义　防止使用者从床上掉下来的可折叠拆卸的装置;便于使用者独立坐起和改变体位的装置（图7-3-26）。

2. 作用　辅助功能障碍者翻身或坐起。

3. 适应证　肢体功能障碍者。

4. 注意事项　根据使用者不同功能状况及床的结构特点,选择不同形式的栏杆装置。

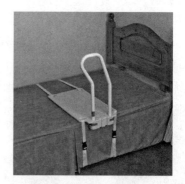

图 7-3-26　床栏杆

## 六、可调节家具高度的康复辅助器具

### （一）（家具）腿增高器

1. 定义　置于家具支脚下部用来增加支脚长度的装置（图7-3-27）。

2. 作用　辅助肢体功能障碍者在使用家具时符合个人需求的高度。

3. 适应证　肢体功能障碍者及其他人士。

4. 注意事项　根据使用者使用需求和家具特点,选择不同高度。

### （二）高度可调的支座和支架

1. 定义　用来放置家具的高度可调的平面或支架（图7-3-28）。

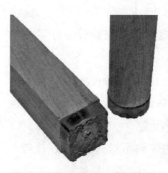 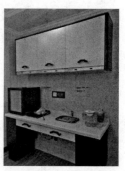

图 7-3-27　家具支脚增高器　　图 7-3-28　可升降橱柜

2. 作用　辅助肢体功能障碍者在使用家具时通过支架或支座调节符合个人需求的高度。

3. 适应证　肢体功能障碍者。

4. 注意事项　高度可调节的橱柜支架,辅助功能障碍者调整适合的高度方便取物。

## 七、支撑手栏杆和扶手杆

### （一）手栏杆和支撑栏杆

1. 定义　安装在墙上、地板或其他稳定结构上,在上下楼梯、坡道或沿走廊移动等行走时,手或手臂使用的,起支撑或稳定作用,通常为圆柱形的杆(图7-3-29)。

2. 作用　稳定功能障碍者在移动过程中的支撑,增加稳定性。

3. 适应证　肢体功能障碍者。

4. 注意事项　根据使用者的不同功能和需求,选择不同规格和尺寸、型号及安装高度的栏杆,一般安装在稳固的墙面。

### (二)固定抓握栏杆和拉手

1. 定义　通常为直的或弯的杆,永久固定在墙上、天花板上和地板上,在人站立或改变体位时起支撑作用的装置(图7-3-30)。

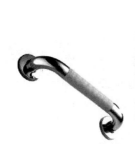
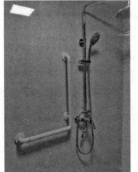

图7-3-29　手栏杆　　　图7-3-30　L形扶手

2. 作用　辅助功能障碍者在站立、体位转换过程中的支撑,增加稳定性。

3. 适应证　肢体功能障碍者。

4. 注意事项　根据使用者的不同功能和需求,选择不同规格、尺寸、型号及安装高度和位置的栏杆或拉手。

### (三)可移动扶手杆和拉手

1. 定义　不需使用工具可安装或去除的带有磁夹或吸垫的拉手,可临时固定在墙上、地板上、天花板上或家具上(如床),在改变姿势位时起支撑作用的装置(图7-3-31)。

2. 作用　辅助肢体功能障碍者在站立、体位转换过程中可临时使用支撑,增加稳定性。

3. 适应证　肢体功能障碍者。

4. 注意事项　根据使用者不同功能和需求及安装位置,选择不同材质、规格、尺寸和固定形式的拉手。

### (四)铰链式栏杆和扶手

1. 定义　可以固定在墙上或地板上,在不用时或便于靠近时可以折叠或斜向一边的栏杆或扶手(图7-3-32)。

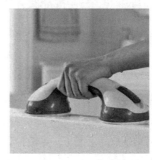
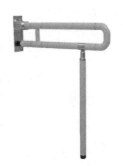

图7-3-31　吸盘扶手　　　图7-3-32　上掀扶手

2. 作用　辅助肢体功能障碍者在站立、体位转换过程中支撑。

3. 适应证　肢体功能障碍者。

4. 注意事项　根据使用者不同功能和需求及安装环境布置,选择不同规格、尺寸和形式的带有铰链式扶手。

## 八、家庭和其他场所房屋的结构配件

### (一)门

1. 定义　包括滑动门、卷帘门、折叠门和转动门等(图7-3-33)。

2. 作用　辅助功能障碍者独立、安全、方便出入门。

3. 适应证　肢体功能障碍者。

4. 注意事项　根据使用者不同功能和需求及安装环境布置,选择不同规格、尺寸、形式的门。

### (二)门槛

1. 定义　门下边或入口处的基石,包括浴室挡水条和桥式过槛坡道等(图7-3-34)。

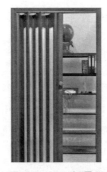
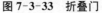
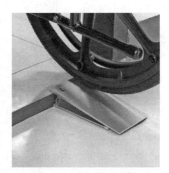

图7-3-33　折叠门　　　图7-3-34　过槛坡道

2. 作用　辅助肢体功能障碍者独立、安全、方便出入门槛。

3. 适应证　肢体功能障碍者。

4. 注意事项　根据使用者不同功能和需求及安装环境布置，选择不同材质、角度、长度的装置。

# 九、垂直运送康复辅助器具

## （一）固定式升降台

1. 定义　用一个平台在两个或多个垂直高度之间移动人或货物，没有顶棚，不能用于竖井中，永久安装在建筑物上或地面的升降装置，包括轮椅升降平台和平台升降机等（图7-3-35）。

2. 作用　方便辅助功能障碍者在有高差障碍时，独立、安全地升降。

3. 适应证　肢体功能障碍者。

4. 注意事项　固定式升降台使用升降高度有限，根据高差高度及环境空间，注意是否使用该装置。

## （二）自立式升降台

1. 定义　用一个平台在两个或多个垂直高度之间移动人或货物，没有顶棚，不能用于竖井中，有一个非便携的、不安装在建筑物或地面的自支撑式结构的升降装置，包括自立式轮椅升降平台和平台升降机等（图7-3-36）。

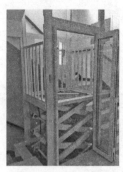 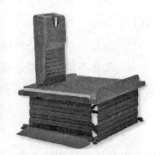

图7-3-35　升降平台　图7-3-36　自立式升降平台

2. 作用　方便辅助功能障碍者在有高差障碍时，独立、安全地升降。

3. 适应证　肢体功能障碍者。

4. 注意事项　自立式升降台使用升降高度有限，根据高差高度及环境空间，注意是否适合使用该装置。

## （三）便携式升降台

1. 定义　用一个平台在两个或多个垂直高度之间移动人或货物，没有顶棚，不能用于竖井中，有一个便携的、不安装在建筑物或地面的自支撑式结构的升降装置，包括便携式轮椅升降平台和平台升降机等（图7-3-37）。

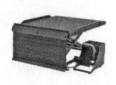 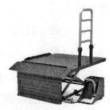

图7-3-37　便携式升降平台

2. 作用　方便辅助功能障碍者在有高差障碍时，独立、安全地升降。

3. 适应证　肢体功能障碍者。

4. 注意事项　便携式升降台使用升降高度有限，根据高差高度及环境空间，注意是否适合使用该装置。

## （四）楼梯升降椅

1. 定义　带座椅且座椅有一个或多个栏杆，顺着楼梯形状和角度升降的装置（图7-3-38）。

2. 作用　方便辅助功能障碍者独立、安全地上下楼梯。

3. 适应证　肢体功能障碍者。

4. 注意事项　仅适用于能保证坐位平衡的肢体功能障碍者使用。

## （五）楼梯升降台

1. 定义　带平台且平台有一个或多个栏杆，顺着楼梯形状和角度升降的装置（图7-3-39）。

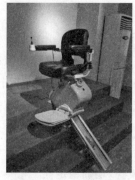 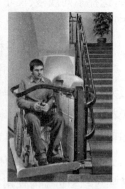

图7-3-38　楼梯升降椅　图7-3-39　平台楼梯
升降台

2. 作用　辅助下肢移动功能障碍者独立、安全地上下楼梯。

3. 适应证　肢体功能障碍者。

4. 注意事项　仅适用于较宽阔的楼梯环境，室外环境的楼梯不利于设备维护。

#### （六）可移动坡道

1. 定义　一定距离的两个水平面成桥式的可移动坡面（图7-3-40）。

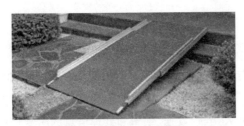

图7-3-40　可移动坡道

2. 作用　辅助功能障碍者独立、安全、方便地从一个平面升降到另一个平面。

3. 适应证　肢体功能障碍者。

4. 注意事项　可伸缩的两个平板，组成的可移动的坡面。

#### （七）固定坡道

1. 定义　一定距离的两个水平面成桥式的固定坡面（图7-3-41）。

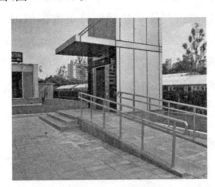

图7-3-41　固定坡道

2. 作用　辅助功能障碍者独立、安全、方便地从一个平面升降到另一个平面。

3. 适应证　肢体功能障碍者。

4. 注意事项　注意坡度合适和牢固性。

## 十、家庭和其他场所的安全设施

#### （一）地面和楼梯的防滑材料

1. 定义　尽可能减少滑倒的地面材料（图7-3-42）。

2. 作用　预防功能障碍者滑倒。

3. 适应证　肢体功能障碍者。

4. 注意事项　根据空间功能状况及使用者功能情况，选择不同材质的防滑材料。

#### （二）用于窗户、楼梯和电梯的安全栅栏、围栏和门

1. 定义　限制使用者在特定范围内的活动，从而达到消除、减轻安全隐患的装置（图7-3-43）。

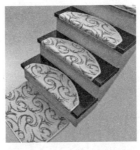 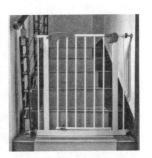

图7-3-42　楼梯防滑垫　　图7-3-43　楼梯安全门

2. 作用　防止从楼梯、窗户和电梯跌落、走失的装置。

3. 适应证　智力障碍、肢体功能障碍及视觉障碍者。

4. 注意事项　根据安全防范需求，选择不同材质及高度的栅栏，注意安装牢固性及开关方式。

#### （三）地面和楼梯用触感材料

1. 定义　用于室内或室外，为盲人指示方向等触感材料（图7-3-44）。

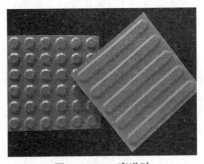

图7-3-44　盲道砖

2. 作用　辅助视觉障碍者进行行走导向的装置，通过足底凸凹感，给予障碍者足部触感信息。

3. 适应证　视觉障碍者。

4. 注意事项　根据行动动线，在准确位置安装提示或行进盲道，根据环境选择合适尺寸及材质的盲道。

（黄　河　夏鹤飞）

# 第八章

# 沟通和信息康复辅助器具

## 概述

### 一、定义

沟通是人与人之间、人与群体之间思想与感情的传递和反馈的过程,以求思想达成一致和感情的通畅,同样也是实现人的社会功能,体现人的活动和参与的角色。沟通的基本结构包括信息、反馈、通道三个方面,缺少任何一方都完不成沟通,沟通也是把物质世界和人类社会信息和信息之间的交换,人们的衣、食、住、行等一切活动都离不开信息。但有些肢体、听觉、视觉功能障碍者的日常沟通行为和活动参与中,常常因为一些障碍而使沟通无法实现,从而对他们的生活、学习、工作、娱乐等产生影响,但是通过沟通和信息康复辅助器具可以最大限度地提高或补偿丧失的功能,给予他们参与活动,融入社会的能力。

沟通和信息康复辅助器具就是以不同的方式帮助人接收、发送、编辑和处理信息的康复辅助器具,包括看、听、读、写、通话、发信号、报警的装置和信息技术等。

### 二、分类

根据使用者的障碍不同,使用环境不同及使用年龄、障碍程度不同等,有不同的分类依据。常用的分类方法可以按康复辅助器具的使用人群分类、使用环境分类和使用功能分类。由于前两种分类方法中都存在一种辅助器具可能多个分类地址,故按照使用功能的分类方法用国家标准 GB/T 16432—2016/ISO 9999:2011 康复辅助器具术语和分类进行划分,在第 22 主类沟通和信息康复辅助器具中划分为 13 个次类、91 个支类,如表 8-1-1。

表 8-1-1 沟通和信息辅助器具分类汇总表

| 次类编码 | 次类名称 | 支类编码 | 支类名称 |
|---|---|---|---|
| 22 03 | 助视器 | 22 03 03 | 滤光器(吸收滤光器) |
| | | 22 03 06 | 眼镜和隐形眼镜 |
| | | 22 03 09 | 具有放大功能的眼镜、镜片、助视系统 |
| | | 22 03 12 | 双筒望远镜和单筒望远镜 |
| | | 22 03 15 | 扩大和调整视野范围和视觉角度的辅助器具 |
| | | 22 03 18 | 影像放大视频系统 |
| 22 06 | 助听器 | 22 06 03 | 助听筒 |
| | | 22 06 06 | 穿戴式(盒式)助听器 |
| | | 22 06 09 | 眼镜式助听器 |
| | | 22 06 12 | 耳内助听器 |
| | | 22 06 15 | 耳背助听器 |
| | | 22 06 18 | 骨导式助听器 |

| 次类编码 | 次类名称 | 支类编码 | 支类名称 |
|---|---|---|---|
| 22 06 | 助听器 | 22 06 21 | 植入式助听器 |
| | | 22 06 24 | 头戴式耳机 |
| | | 22 06 27 | 助听器配件 |
| 22 09 | 发声辅助器具 | 22 09 03 | 语音发声器 |
| | | 22 09 06 | 个人用语音放大器 |
| 22 12 | 绘画和书写辅助器具 | 22 12 03 | 手动绘画和书写器具 |
| | | 22 12 06 | 书写板、绘图板和绘画板 |
| | | 22 12 09 | 签字导向槽、印章和书写框 |
| | | 22 12 12 | 手写盲文书写装置 |
| | | 22 12 15 | 打字机 |
| | | 22 12 18 | 特制书写纸（塑膜） |
| | | 22 12 21 | 便携式盲文记录装置 |
| | | 22 12 24 | 文字处理软件 |
| | | 22 12 27 | 绘图和绘画软件 |
| 22 15 | 计算辅助器具 | 22 15 03 | 手工计算器具 |
| | | 22 15 06 | 计算设备 |
| | | 22 15 09 | 计算软件 |
| 22 18 | 记录、播放和显示视听信息的辅助器具 | 22 18 03 | 声音记录和播放设备 |
| | | 22 18 06 | 视频记录和播放设备 |
| | | 22 18 09 | 无线电接收机 |
| | | 22 18 12 | 双向无线对讲机 |
| | | 22 18 15 | 电视机 |
| | | 22 18 18 | 闭路电视系统 |
| | | 22 18 21 | 图文和文本电视解码器 |
| | | 22 18 24 | 无线电频率传输系统 |
| | | 22 18 27 | 音频信息红外分析系统 |
| | | 22 18 30 | 感应线圈式装置 |
| | | 22 18 33 | 麦克风 |
| | | 22 18 36 | 扬声器 |
| | | 22 18 39 | 视听和视频系统的配件 |
| 22 21 | 面对面沟通辅助器具 | 22 21 03 | 字母和符号卡、板 |
| | | 22 21 06 | 通信放大器 |
| | | 22 21 09 | 对话装置 |
| | | 22 21 12 | 面对面沟通用软件 |
| 22 24 | 电话传送（信息）和远程信息处理辅助器具 | 22 24 03 | 普通网络电话 |
| | | 22 24 06 | 移动网络电话 |
| | | 22 24 09 | 文本电话 |
| | | 22 24 12 | 电话亭 |
| | | 22 24 15 | 电话应答机 |
| | | 22 24 18 | 电话交换机 |

（续表）

| 次类编码 | 次类名称 | 支类编码 | 支类名称 |
|---|---|---|---|
| 22 24 | 电话传送（信息）和远程信息处理辅助器具 | 22 24 21 | 电话配件 |
| | | 22 24 24 | 远程交流和远程信息处理软件 |
| | | 22 24 27 | 内部通话设备 |
| | | 22 24 30 | 应门对讲电话 |
| 22 27 | 报警、指示、提醒和发信号辅助器具 | 22 27 03 | 视觉信号指示器 |
| | | 22 27 06 | 声音信号指示器 |
| | | 22 27 09 | 机械信号指示器 |
| | | 22 27 12 | 时钟和计时器 |
| | | 22 27 15 | 日历和时间表 |
| | | 22 27 16 | 帮助记忆的产品 |
| | | 22 27 18 | 个人紧急报警系统 |
| | | 22 27 21 | 环境紧急报警系统 |
| | | 22 27 24 | 监测和定位系统 |
| | | 22 27 27 | 标记材料和标记工具 |
| 22 30 | 阅读辅助器具 | 22 30 03 | 带语音输出的阅读材料 |
| | | 22 30 06 | 大号字体印刷的阅读材料 |
| | | 22 30 09 | 多媒体阅读材料 |
| | | 22 30 12 | 翻书器 |
| | | 22 30 15 | 书支撑架和固定架 |
| | | 22 30 18 | 阅读框和版面限定器 |
| | | 22 30 21 | 字符阅读器 |
| | | 22 30 24 | 触摸阅读材料 |
| | | 22 30 27 | 特殊多媒体演示软件 |
| 22 33 | 计算机和终端设备 | 22 33 03 | 台式（非便携式）计算机 |
| | | 22 33 06 | 便携式计算机和个人数字助理 |
| | | 22 33 09 | 公共信息交易终端 |
| | | 22 33 12 | 操作软件 |
| | | 22 33 15 | 浏览器软件和沟通软件 |
| | | 22 33 18 | 用于计算机和网络的附件 |
| 22 36 | 计算机输入设备 | 22 36 03 | 键盘 |
| | | 22 36 12 | 替代输入设备 |
| | | 22 36 15 | 输入配件 |
| | | 22 36 18 | 输入软件 |
| | | 22 36 21 | 定位屏幕指针和选择计算机显示器显示内容的辅助器具 |
| 22 39 | 计算机输出设备 | 22 39 04 | 可视计算机显示器和配件 |
| | | 22 39 05 | 盲文计算机显示器 |
| | | 22 39 06 | 打印机 |
| | | 22 39 07 | 可听计算机显示器 |
| | | 22 39 12 | 特殊输出软件 |

## 第二节

# 评估与适配

在人类的各项活动中含有丰富的信息,并且通过互动将信息来回地交换,将人的社会属性进一步提升,互动的本质就是沟通。为了能使用符合个体的辅助器具,需要专业的评估与适配。本节主要阐述助视器、助听器及计算机辅助器具评估与适配。

## 一、助视器的评估与适配

借助助视器克服视觉障碍主要有视觉补偿,即通过各种方式提升残余视力的使用能力,使外界物体在视网膜上的成像扩大,使视觉障碍者看到比原来物体大的像;或通过焦距调节及增强所需注视目标与所处环境的亮度、色觉的对比程度,改善其在视网膜上成像的清晰度。

可以帮助视觉障碍者充分利用残余视力去看外界物体的设备称为视觉性辅助器具。视觉性辅助器具又分为光学性和非光学性及电子放大等类型。

光学性视觉性辅助器具利用凸透镜或光学系统的放大作用,使物体成像变大,可以使视觉障碍者看到比原来物体大的像;或通过各种镜片调整目标物体的焦点以改善其在视网膜上成像的清晰度。

远用光学性视觉性辅助器具在日常生活中帮助视觉障碍者看清各种远处的目标,如看黑板、驾车、看交通信号、看体育比赛等。主要包括各种类型的望远镜、照相机等。

近用光学性视觉性辅助器具在日常生活中主要用于阅读、书写及较精细手工等。主要包括各种类型的放大镜。

非光学性视觉性辅助器具通过改变目标物体的光照度、对比度、增加目标物体的尺寸等方式使视觉障碍者看到比原来清晰的像。常用类型包括:①大字类,如大字读物、大字电话、大字扑克牌、粗线格纸、粗头笔等,通常适用于残余视力及对比敏感度较好者。②减少眩光类,如滤光镜、宽边帽、遮阳伞、驾驶室遮阳板等物品。适用于各种残余视力水平,有室外畏光现象的视觉障碍者。③照明灯

具:种类规格繁多,适用于各种类型程度的视觉障碍者。

电子助视器是利用电子及软件技术帮助扩大目标物体在视网膜上的成像,改变对比度、颜色等使视觉障碍者看到比原来清晰的像。常用器具包括远近两用台式扩视机、近用台式扩视机、手持式扩视机等。

### (一)助视器的评估

1. 基本资料收集

(1)基本情况收集:了解视觉障碍者的疾病诊断、功能障碍与潜能及接受治疗的一些基本情况,如先天性无虹膜患者经常有畏光现象,可以考虑为其适配滤光镜,也可以考虑适配美瞳角膜接触镜。再如,一位视网膜色素变性患者需要使用计算机,当残余视力尚好时(如 0.1),可以借助计算机内置的放大软件或借助扩屏软件进行屏幕阅读,但当其病情逐渐加重,预计视力将明显下降时,可以预先为其进行读屏软件的操作训练。

(2)了解视觉障碍者及家属的需求与期望:了解目前视觉功能状况下,视觉障碍者在阅读、行走、生活自理等方面有哪些困难,需要了解的需求内容如表 8-2-1。针对需求所做的康复才可能是有效康复。

表 8-2-1 视力评估内容视觉障碍康复需求评估

| | |
|---|---|
| 持久阅读: | □报纸 □杂志 □信件 □小说 □书 |
| 经济及管理: | □信件 □账单 □存折 □地址簿 □收据 □钱物管理 |
| 生活技能: | □药物标题 □电话按钮 □空调 □价格标签 □日历 □菜单 □电话目录 |
| 家 务: | □煤气按钮/安全使用 □超市/走廊 □超市/货架 □快递单填写 □洗衣机 □做饭 □食物处理 □食物组织 □书写 □信卡片 □填写表格 □信封 □小票签名 |
| 个人卫生: | □化妆/刮胡子 □打理头发 □修剪指甲 |
| 电脑使用: | □基本使用 □文案处理 □交流软件使用(电子邮件/即时语音软件) □眩光问题 |
| 其他多方面: | □了解时间 □乘坐公交 □看电/道路标示/面孔 □疾病(如糖尿病)管理 □缝纫 □吃饭 □远距离观看 □针织 □注视 □定向行走障碍 □家务修理 □手工艺 □游戏 |
| 光 线: | □阅读 □厨房 □其他 |
| 定向行走: | □居家 □就业/就读 □购物环境 □外出(熟悉环境/陌生环境) |

（3）了解目前存在的困难：目前，视觉障碍者在特定的活动时有哪些困难，这些困难有没有解决。

（4）了解使用环境：视觉障碍者在何种环境下使用助视器，包括在室内使用、学校使用或室内外均需要使用等。

2. 视功能评估　视功能状况评估指标包括单双眼的裸眼视力、生活视力和最佳矫正视力（远视力、近视力、代偿头位视力）；视野、对比敏感度、色觉、调节力、双眼融合能力；固视、追随、扫描能力。

（1）视力检查：视力评估内容，如表8-2-2。可以通过各种视力表进行检查，对于儿童或交流障碍的视觉障碍者可以通过观察法进行检查。现场观察应该有明确的目的，观察者应该了解所采用的观察方法基于的医学原理。观察者除了应该具备观察能力，还需要有耐心和爱心。例如，在现场观察一名幼儿的功能视力情况，可以用几个不同大小的球做视标，观察幼儿在多远距离能看见多大的小球，可以通过小球的直径及幼儿距离视标小球的距离计算出此时注视该小球时的视角大小，进而换算成小数视力值或分数视力值。可以换用不同颜色的小球，也可以观察静止的小球，还可以观察滚动的小球（图8-2-1）。除了通过观察了解视觉障碍幼儿的视锐度外，还需要观察什么颜色、什么对比度的视标容易引起他的注视，能否固视，固视持续的时间，是否伴随异常头位，有无眼球震颤，能否从一个物体转而注视另一个物体，能否跟随下落的物体，对近处周围的物体的反应，能否触摸母亲的脸，能否准确地抓取玩具，能否模仿无声的动作等。评估时，要注意检查和记录日常生活视力。

（2）视野检查：可以使用视野计（图8-2-2）、阿姆斯勒表等（图8-2-3）检查工具确切地了解视野缺损位置，观察法对视野进行测量。视野检查的目的是发现残余视野的位置，通过训练，使用残余视野。

（3）对比敏感度检查：对比敏感度是辨认在平均亮度下两个可见区域差别的能力，测量结果以人眼对刚好识别出来的空间频率的黑白相间光栅或者条纹阈的倒数表述。对比敏感度的测量必须通过专业评测工具，如对比敏感度仪或对比敏感度测试卡等，记录可以辨认出的视标对比度的百分值或对比度值区域。

表8-2-2　视力评估内容

| 视力 | | 右眼 | 左眼 | 双眼 | 评测工具 |
|---|---|---|---|---|---|
| 裸眼视力 | 远视力 | | | | |
| | 近视力 | | | | |
| 日常生活视力 | 远视力 | □不戴镜，同裸眼远视力<br>□戴镜（度数：　） | □不戴镜，同裸眼远视力<br>□戴镜（度数：　） | | |
| | 近视力 | □不戴镜，同裸眼近视力<br>□戴镜（度数：　） | □不戴镜，同裸眼近视力<br>□戴镜（度数：　） | | |
| 最佳矫正视力 | 远视力 | （度数：　） | （度数：　） | | |
| | 近视力 | （度数：　） | （度数：　） | | |

有无代偿头位　□无　□有　代偿头位视力：OD　OS　OU

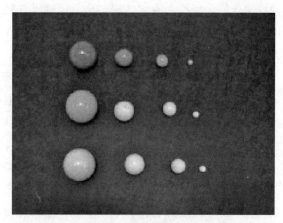

图8-2-1　作为视标的小球

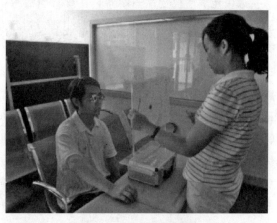

图8-2-2　视野计检查

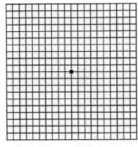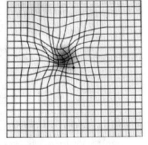

**图 8-2-3　阿姆斯勒表检查：正常者与老年性黄斑变性**

（4）色觉检查：先采用色觉检查图谱进行检查，但许多视觉障碍者存在色觉异常，因此对不能通过色盲图谱检查的视觉障碍者，继续使用色棋或色板进行检查（图 8-2-4）。检查内容有两个：第一个为对色阶的判断能力，即在色觉异常的情况下，能否通过亮度和饱和度的变化来识别颜色；第二个为对颜色的认知能力，即对颜色的称呼是否正确。

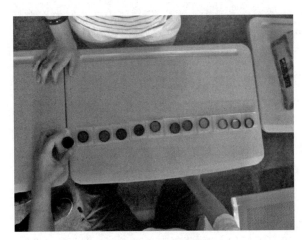

**图 8-2-4　色棋检查**

（5）眼球运动情况：检查视觉搜寻、跟随、固视能力，可以让我们了解视觉障碍者在实际生活中的视觉使用状况，对辅助器具的评估选择非常有帮助。

（6）双眼视觉检查：检查内容如表 8-2-3。

3. 其他相关评估　为了完成需求目标，必须了解视觉障碍者除视觉障碍以外，在使用辅助器具及完成目标活动中所需要的其他能力。例如，一个需要阅读的视觉障碍者，他是否认识汉字？是否能够保持正常的坐姿？再如，一个需要行走的视觉障碍者，他的下肢肌力如何？躯体平衡能力如何？听觉、足底感觉、嗅觉、上肢能力如何？其他能力评估内容，如表 8-2-4。

**表 8-2-3　视力评估内容**

| 双眼视觉 | 图谱卡 | □无　□＜800 弧度秒　□＞800 弧度秒 |
| --- | --- | --- |
| | 线状镜法 | 测试距离 3 cm　□无　□有（□一灯;□二灯） |
| | | 测试距离 30 cm　□无　□有（□一灯;□二灯） |

**表 8-2-4　其他能力评估内容**

| 认字情况 | □认识汉字　□认识简单汉字　□不认识汉字，认识盲文　□汉字、盲文都不认识 |
| --- | --- |
| 概念认知能力 | □与同龄人水平相近　□稍低于同龄人水平　□明显低于同龄人水平 |
| 站立平衡能力 | 站起：□不用手即可站起　□用手协助站起　□不能单独站立 |
| | 站起后平衡：□无须辅助器具或其他支撑仍可保持平衡　□需辅助器具或其他支撑才可保持平衡　□不能保持平衡（失衡态、脚步移动、躯干持续摇晃） |
| 行走能力 | 行走：□正常行走　□需监督或轻度协助行走　□需中度以上的协助 |
| 上肢动作控制 | 左上肢：□正常　□震颤　□关节活动障碍　□其他 |
| | 右上肢：□正常　□震颤　□关节活动障碍　□其他 |
| 感觉能力 | 听觉：□正常　□分辨力差　□听觉缺失 |
| | 嗅觉：□嗅觉敏锐并能描述气味　□能辨别气味不能描述　□嗅觉较差 |
| | 手掌触觉：□分辨震动感敏锐　□分辨力差 |
| | 声音敏感：□分辨响度和音调能力强　□响度分辨不敏感　□音调分辨不敏感 |
| | 足底感觉：□可感知各类地面　□只可感知盲道　□不能感知盲道　□足底缺乏感知 |

## （二）助视器的适配

助视器的种类很多，适用于不同的康复需求，对使用者的能力要求也不一样。因此，在辅助器具适配时，需要对视觉障碍者进行拟选用辅助器具的专项适配评估。

1. 适配原则　通常视力在 0.08 以上的视觉障碍者，可以使用视觉补偿性助视器，如各种光学和电子放大镜。视力在 0.05 以下的视觉障碍者，大多适用视觉代偿性助视器，如各种语音助视器。视力在 0.05～0.08 的视觉障碍者，可以使用各种视觉代偿性助视器，也可以尝试使用视觉补偿性助视器。

选择克服阅读书写障碍的助视器前，需要先进行阅读能力、阅读环境和阅读材料的评估。纸面阅读能力的评估内容包括阅读速度、准确程度、理解程度和舒适程度的测试。阅读环境的评估包括照明方式、照明强度，桌椅高低，桌面倾斜度；适合阅读材料的评估，如阅读物的字体大小、对比度、排版方式等。

2. 常用评估内容　阅读助视器评估内容，如表8-2-5。同样视力程度的人，如果阅读需求不同，则其选用的助视器也是不一样的。

表8-2-5　阅读助视器评估内容

| 阅读需求 | | | |
| --- | --- | --- | --- |
| 阅读书写需求 | □短时阅读　□长时阅读　□签名或短句书写　□长句或段落书写 | | |
| 与活动目标距离 | □≤40 cm　□40～70 cm　□70～500 cm | | |
| 近注视目标大小 | □1.0 M　□1.25 M　□1.6 M　□2.0 M □2.5 M　□3.2 M　□4.0 M　□5.0 M □6.3 M　□8.0 M | | |
| 远注视目标大小 | □9.5 M　□12 M　□15 M　□19 M □24 M　□30 M | | |
| **光学助视器** | | | |
| 远用光学助视器 | □指环式望远镜　□单筒助视器　□双筒助视器 □2.1 x　□2.2 x　□4 x　□6 x　□8 x | | |
| 近用光学助视器 | □处方眼镜　□贴膜片　□全片　□阅读帽望远系统　□手持式　□立式　□镇纸式 □LED　□带光源 □8 D　□10 D　□12 D　□16 D　□18 D　□3 x □3.5 x　□4 x　□5 x | | |
| 电子康复辅助器具 | □便携助视器　□台式助视器　□远近两用 | | |
| 灯光 | □落地式　□桌上式　□放大镜台灯　□便携式 | | |
| 滤光镜 | □黄色　□明黄　□棕色　□灰色　□玫红 □红色　□黑色 | | |
| 其他 | □阅读槽　□阅读架　□签名槽 | | |
| **阅读效果** | | | |
| 可持续阅读时间：□≤5 min　□5～15 min　□15～30 min □≥30 min | | | |
| □阅读距离　　cm　□阅读错误率：　% □阅读速度　字/min　阅读理解率：　% | | | |

例如，确定目前的需求是"阅读书写"后，还需做进一步的阅读需求评估。例如，一位双眼视力均为0.1的视觉障碍者，近距离短时阅读时可选择3～5倍的手持放大镜。由于字体很大，阅读比较轻松。因为放大倍数大，每视野范围内的字数少，但需要阅读的内容少，阅读时间短，不易引起视疲劳。

同样是这位视觉障碍者，如果需要长时阅读，

则选用2～2.5倍的放大倍数放大镜即可，此时可兼顾字体放大和每视野内的阅读字数，减少"阅读迟滞"现象，即由于移动放大镜而导致的阅读不流畅，包括文字获取信息的不流畅及随之而来的语义感受不流畅。阅读迟滞是低视力者使用放大镜阅读时出现视疲劳的常见原因。

同样是这位双眼视力均为0.1的视觉障碍者，在不同的中远距离阅读需求下，助视器的选择也是不一样的。例如，坐在教室固定位置看黑板，可以选用短中焦双目或单目望远镜；而当阅读计算机屏幕上的文字时，可选择眼镜夹式短焦望远镜。

3. 常用辅助器具适配

(1) 光学助视器：①眼镜式放大镜：适用于近视力在0.08以上的视觉障碍者。尤其适用于有双眼视觉的人。也适用于一些近视力在0.05左右，但对比敏感度功能较好的视觉障碍者。眼镜式助视器需在光学中心阅读，所以不太适合有中心视野缺损的视觉障碍者。镜片的倍数越大，视野越小，所以配镜时不是倍数越大越好，不求一次达到最大的放大率，可与其他助视器联合使用。②手持式放大镜：适用于除手颤之外，近视力在0.08以上的视觉障碍者。通常用于短时间的近阅读。手持式放大镜分为带光源和不带光源的两种，带光源的放大镜适用于视网膜色素病变、黄斑病变及一些眼内屈光介质混浊（如白内障、玻璃体积血）等需要较为明亮的阅读环境的视觉障碍者。③立式放大镜：适用于有手颤的人群；适用于有时需要少量汉字书写的人群。由于镜片与读物的距离是固定的，使用过程中有时需要动用眼的调节力，所以不太适合老年患者、无晶状体或人工晶体视觉障碍者。儿童具有较强的调节能力，所以比较容易接受立式放大镜。④镇纸式放大镜：适用于残余视力较好、需要较长时间阅读的人群，有手颤的人群。镇纸、放大两用，放大倍数2～3倍。优点是周边畸变小，引起的视疲劳相对较轻。⑤单筒望远镜：适用于残余视力较好，有看远处目标需求的人群。对于中心视力大于0.2，有察看较大范围视野内物体需求的视觉障碍者，可以反向使用望远镜，即将目镜与物镜反向调换使用。⑥滤光镜：适用于有眩光的视觉障碍者。例如，角膜病、白化病、无虹膜、特殊眼底病等人群。

通过提升对比敏感度,控制光亮度、减少眩光来降低光线对视觉的影响。

(2)电子助视器:①台式电子扩视机,又称为"CCTV扩视机",是由摄像头系统将物体摄入图片处理系统后,经过处理从显示器中放大显示出来。具有放大倍率2～60倍,同时对于对比度差的低视力者,可以改变字体与背景颜色,增强对比;适用于视力差,有长时间阅读需求,或对比度差的人群。②便携式电子扩视机,放大倍率2～16倍,可以有背景颜色转换,比较方便携带;适用于视力较差,外出时有短时间阅读需求,且对比度差的人群。

**(三)辅助器具使用训练**

视觉障碍康复辅助器具种类很多。了解辅助器具、选择合适使用对象,适配后进行使用训练是一个连续的过程。辅助器具适配后的训练分为两部分,一为基础训练,如单筒望远镜的持握、调焦技能;二为任务训练,如使用单筒望远镜看黑板上的板书或公交车线路标识。

# 二、助听器的评估与适配

助听器的主要作用在于能够帮助听觉障碍者补偿听力,使他们能够融入社会进行各种活动。可根据不同的障碍类型、程度和使用环境对助听器进行个性化的选配。例如,一个双耳重度听力损失人士,配戴助听器后,得到一定的听觉补偿,可在安静的环境下沟通,但在音乐会、集会或嘈杂环境活动中听不清楚,这时候就还需要使用其他的助听辅助装置,如电感、无线调频、蓝牙等辅听装置,助听器及各类辅听装置都需要在科学严谨的评估适配基础上才能更好地发挥作用。

**(一)助听器评估**

为使听觉障碍者获得适合自身有效的助听器,首先要对其进行系统、全面及客观地评估,主要包括听力障碍程度、基本活动能力以及个人需求等因素综合评估。需要耳科医师、听力师、辅助器具工程师、康复对象等共同参与,综合分析评估后出具一份能够反映个体实际需求的处方,作为听觉障碍者适配助听器的科学依据。

1. **听觉障碍评估** 采集病史,获取致聋原因、时间,对下一步准确评估听力状况及选配康复辅助

器具有指导意义。

(1)致聋原因:有遗传、母早期病毒感染、药物中毒、新生儿窒息、中耳炎、早产、低体重、传染性疾病、全身性疾病、创伤或意外伤害、高胆红素血症、自身免疫缺陷性疾病、噪声或爆震等原因。

(2)耳聋时间:语前聋、语后聋,致聋时间对于配戴辅助器具后指导康复有很重要的参考意义。

(3)佩戴助听器史:初次佩戴、有佩戴经验以及佩戴时间,对于准确选配助听器有很好的参考价值。

2. **耳科检查** 了解外耳道、鼓膜等是否正常,有助于选择适合的助听器。

3. **听力检测** 在测试环境、测试仪器及测试人员、测试方法等方面国家有严格的标准要求,并且需要由有专业资质的人员来进行测试。一般有声导抗、耳声发射(DPOAE)、听性脑干诱发电位(ABR)、多频稳态诱发电位(ASSR)等客观检查,还有行为观察测听(OBA)、视觉强化测听(VAR)、游戏测听(PA)、纯音测听(PTA)等主观检测。通过主、客观听力检测了解双耳听力损失类型、程度等影响因素。主、客观听力检测交叉验证才能较为全面地了解听觉障碍者实际听力状况。成年人可以依据纯音测试得到听力图来选配助听器,儿童则要结合多项检查来综合判断听力情况。

根据以上的相关检查及听觉障碍者对配助听器需求,验配师通过综合分析,给予相适应的助听器验配处方,正确地引导听觉障碍者对助听器效果抱有合适的期望值。例如,轻中度听力损失者可选择很多类型的助听器,且佩戴效果一般都很好,可以引导听觉障碍者有一个较高的期望值;对于极重度听力损失者、言语识别率不高,助听器补偿效果欠佳、无手术禁忌证的听觉障碍者,可以考虑人工耳蜗植入。

**(二)助听器的适配**

选择助听器依次要考虑的因素有听力状况(不同的障碍类型、程度等)、年龄、职业、助听器佩戴史、使用环境、对助听器的期望值以及听觉障碍者的特殊要求等。依据对症选配原则及助听器适配表(表8-2-6)正确地选择助听器,根据个人的耳形、助听器类型、声学特性定制耳膜。以下是适配

的具体步骤：

1. 选配助听器　根据听觉障碍者的听力特点和要求选择验配公式、设定参数（包括助听器输出、增益、压缩功能、聆听程序，以及特殊功能：电话、蓝牙、配戴记录、音量开关、开机延时等）。这个适配步骤是决定助听器配戴是否舒适、清晰的主要环节，验配师的专业技术水平与经验对助听器调试非常重要。

表 8-2-6　助听器适配

| 听力损失程度 | 助听器类型 | 饱和声压级 |
|---|---|---|
| 轻度 | 小功率助听器 | <105 dB |
| 中度 | 中小功率助听器 | 105～114 dB |
|  | 中功率助听器 | 115～124 dB |
| 重度 | 大功率助听器 | 125～134 dB |
| 极重度 | 特大功率助听器 | 135 dB 以上 |

2. 试戴助听器　编程好的助听器给听觉障碍者试戴，成年人可分别在安静环境和噪声环境中主观感受助听器效果。安静环境［室内本底噪声45 dB(A)以下］一般助听器验配室就能达到。噪声环境可播放调试软件内设置的背景噪声，如交通噪声、言语噪声、茶楼噪声等，按照信噪比＋10 dB SPL给听觉障碍者试听。初次调试不一定要求很精确，只要感觉有帮助，没有明显的不舒服就可以。儿童要测试痛阈，即使用听力计在声场下分别测试500 Hz、1 000 Hz、2 000 Hz输90 dB(HL)A声音刺激时，观察儿童有无出现哭闹、惊跳、晃头或痛苦表情的反应，也可以通过询问儿童来确定是否出现震耳痛。

3. 助听器效果评估　验配助听器不可忽略选配验证的环节，是通过效果评估确认助听器参数设置是否适合。初次佩戴助听器的听觉障碍者一般在1个月后评估，有佩戴经验的功能障碍者可在1周后评估。助听器验配必须经过调试→评估→再调试→再评估过程才能完成。

4. 常用助听器的适配

（1）耳背式助听器：是目前使用最广泛的助听器种类之一，其特点是耳背式助听器佩戴起来稳固及舒适，适合范围较广，从轻度到极重度听力损失的听觉障碍者都可使用，根据听力损失程度可选择

不同的功率。耳背式助听器尤其适合儿童使用，家长操作方便，容易监管，不会因为儿童的体格生长需要而更换。缺点是耳背式助听器佩戴暴露，经常出汗者使用的助听器容易受潮、损坏，对于外观要求较高的听觉障碍者来说不尽如人意。

（2）耳内式助听器：外壳根据佩戴者的耳甲腔大小量身定制，与自身耳道很贴切；保留了耳郭收集声音的功能，可使声音增益5～10 dB；耳内式助听器可避汗水侵袭，使助听器更加耐用。耳内式助听器仅适合于平均听力损失≤90 dB(HL)的听觉障碍者使用。

（3）耳道式助听器：较耳内式助听器放入耳道更深的位置，也可以根据个体环境的需求，灵活调试，设置不同功能如听电话、看电视、改变聆听环境等，是目前青壮年人较为喜爱的助听器之一。耳道式助听器因为体积小，其功率较耳内式助听器小，仅适合平均听力损失≤80 dB(HL)的听觉障碍者使用。

（4）开放式助听器：是近年来创新的一款耳机，它的特点是佩戴舒适，减少堵耳感觉，使初戴患者更加容易适应。开放式助听器由于耳塞单薄，功率大容易产生啸叫，因此其功率仅适合于平均听力损失≤70 dB(HL)的听觉障碍者使用。

（5）佩戴式骨导助听器：通过一个振动器（骨导耳机），与耳后乳突或颅骨相接触，将助听器接收和处理的声音通过振动传至内耳。骨导助听器功率没有气导助听器功率大，而且佩戴不方便。患有先天外耳发育不全（外耳道闭锁，耳郭畸形，耳道狭窄）、中耳炎后遗症、耳硬化症或其他不适合使用气导助听器的听觉障碍者，就要选择使用骨导助听器。

（6）无线调频系统：是配合助听器使用的附件，具有信噪比高、远距离接受声音两大功能，在嘈杂环境中使用能够很好地提高言语信号的清晰度，并能克服助听器接收声音受距离限制，20 m内聆听清晰自然。所有佩戴助听器的听觉障碍者，尤其是职业需要的听觉障碍者以及在读听觉障碍学生，个人使用可选择个人无线调频系统（发射器配一个接收器），学校使用选择集体无线调频系统（发射器配多个接收器）。

### （三）助听器使用训练

初次佩戴助听器的听觉障碍者常常会有一个不适应期，因此，要指导其进行助听器适应性训练。儿童不适应表现有哭闹、拒食、手拽助听器等；成年人不适应表现有烦躁、注意力难以集中、头胀等，要克服不适需要经过一段时间的适应性训练。适应时间则因人而异，与年龄、身体状况、听觉受损的程度及开始佩戴助听器时间、家长给予的帮助以及积极的态度等因素有关，适应时间短则 1~2 周，长则 1~3 个月，主要训练方法如下：

1. 克服心理障碍　有些听觉障碍者因怕别人讥笑与歧视而产生心理症结，为了消除其顾虑，家人应耐心劝导，说明如同戴眼镜一样是很普通的事情，并且鼓励其多与朋友交往，这种心理障碍会逐渐克服。

2. 戴助听器的时间逐步延长　开始佩戴助听器的时间不能过长，最初阶段佩戴助听器的时间每天不超过 3 h，当感到疲惫、头胀或儿童出现烦躁、哭闹等其他不舒服时，应把助听器取下休息，每天有意识地延长佩戴时间，让听觉障碍者能够逐渐适应周围环境的声音，当完全习惯后，除了必要取下助听器外，其他时间则坚持佩戴。

3. 助听器音量逐步加大　最初佩戴助听器时，音量要调节小声，宁可听不清楚也不要放大，因为听觉障碍者刚刚听到声音会产生异样感，甚至恐惧。开始时给予实际需要音量的 1/3，之后逐渐增加到实际需要音量的 2/3。

4. 适应环境从安静逐渐过渡至自然　最初阶段戴上助听器在比较安静的环境下适应训练，以后逐步过渡到自然环境中，如户外、闹市、马路、会场等。

5. 家长要有耐心地帮助儿童适应佩戴助听器
要注意诱导儿童对助听器产生兴趣，有意识地给儿童选择一些有声响的玩具，在节奏感强的音乐中游戏。电视动画片比较能吸引儿童，让其戴上助听器感受富有情趣的画面和声音，更能激发儿童兴趣，更容易适应佩戴助听器。

### （四）随访助听效果

助听器验配完成后，仍要定期随访，目的是使听觉障碍者有很好的、连贯性的听觉服务保障，提供合理的听能管理，通常 6 个月至 1 年回访。

## 三、计算机辅助器具的评估与适配

计算机辅助器具是辅助技术的新兴领域，也是发展极为迅速的领域，在美国，辅助技术已经广泛地应用于计算机的各个领域，而我国计算机辅助器具的认识和应用才刚刚起步。在我国计算机的使用已经非常普及，功能障碍者对计算机使用的需求也是普遍增长的。计算机辅助器具的应用可以增加与外界沟通的机会，提供和接受教育的机会，增加工作机会，提供休闲娱乐机会，对于重度功能障碍者还可借助计算机进行居家环境控制。因此，使用计算机是功能障碍者提高生活质量的必备手段，是完成教育康复、职业康复的重要工具。

计算机辅助器具是为功能障碍者所特别考虑的计算机接口，具体地说，功能障碍者因肢体、感官、行动、认知或其他身体功能的缺损与限制，必须借助特殊的设备可以与健全人一样顺利操作计算机，这种为有功能障碍者设计的人机接口（body computer interface，BCI）就是计算机辅助器具。一般来说，上肢功能障碍者和视觉障碍者会有计算机辅助器具的需求。

计算机主要具备输入和输出功能，计算机辅助器具要解决功能障碍者使用计算机时的输入和输出不便的问题。输入设备主要包含键盘输入、语音识别、鼠标、摄像头、移动存储器（USB 接口），输入功能主要用于使用者对计算机下达指令进行文本编辑、拍照等信息输入。输出设备主要包含显示器、扬声器、投影仪、打印机。输出功能主要是在使用者指令下达之后计算机给出的反馈，如播放音乐。

### （一）计算机辅助器具的评估

评估前需要将计算机桌面或轮椅桌板、使用者现有轮椅上的坐姿摆位配件（如坐垫、背垫、骨盆带、躯干侧支撑或胸带）等调整到适合位置，还需要准备常见的计算机辅助器具，如替代性鼠标或键盘等。

1. 基本资料的收集

（1）了解使用者的疾病诊断、功能障碍与潜能。

（2）使用者及家属的需求与期望。

（3）目前在使用计算机做特定的活动时的困难，这些困难有没有解决。

（4）使用者在何种环境下使用计算机或使用其他辅助器具。

（5）解决使用者在使用计算机需求的优先级，是工作或休闲等需求。

2. 功能评估

（1）感觉功能：包括视觉、听觉、触觉、运动与平衡觉评估。

（2）认知功能：包括学习能力、记忆力、注意力、识字能力、颜色辨识能力、配对分类能力、自我行为管理和危险意识等评估。

（3）沟通及语言功能：包含书写表达和阅读理解，包括使用者是否能使用复杂句、简单句、图像。

（4）坐姿保持能力：包括对椅子和桌子的要求。使用者能独立保持坐姿平衡，则可使用符合其身高的普通桌椅；若需要支持下才可以保持坐姿平衡，需要使用可调整支撑功能的桌椅或有姿势保持功能的轮椅，再配合使用骨盆带、靠垫、桌板等附件的支持；若使用者不能保持坐姿，则需依次考虑采用半躺式、仰卧、俯卧、侧卧的方式，配合体位垫使用。稳定的姿势可以稳定使用者手部及其他部位精细动作的表现。

（5）与计算机使用相关的运动功能：在一般情况下，选择评估各部位的动作能力，顺序建议为：上肢腕掌指活动—头颈部活动—下肢脚踝、脚趾活动—脸部动作—上肢肩肘或下肢髋、膝关节活动，找出使用者两个最佳操控的运动部位，再进行详细评估，以动作优势部位可执行控制鼠标上、下、左、右移动，完成按键、拖拽等六个动作。

从以上收集得到的信息资料，加上评估所得的资料，可定义出使用者的目标。值得注意的是，要根据使用者障碍的进展程度，不只是考虑到目前的功能，需要判断使用者未来功能的发展或变化，需要与使用者做详细的沟通后，定义出清晰的目标。

**（二）计算机辅助器具的适配**

计算机辅助器具的适配包括操作姿势与摆位系统建议外，主要还包括主机/显示器建议、辅助输出接口建议、鼠标与键盘功能建议。一般建议处

方的原则是"由简至繁"。因此，先建议操作姿势与摆位系统的选择及控制设备选择（如手臂支撑），再对标准键盘、鼠标进行调整，如使用者还不能进行操作再使用计算机替代性键盘与替代性鼠标，最后才是考虑不使用键盘而使用其他特殊输入设备，如头控鼠标、眼控鼠标。

1. **主机/显示器建议** 要根据使用者按照不同的使用环境与需求选择台式计算机或手提计算机。计算机的选择，需要考虑使用者是否能独立开关计算机主机及使用相关设备，如使用者操作开关有困难，需要在开关上进行改装，如增加按压式人机接口或感应式人机接口（图8-2-5、图8-2-6）。

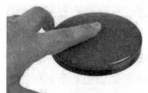

图 8-2-5 按压式人机　　图 8-2-6 感应式人机
　　　　接口　　　　　　　　　接口

屏幕可选择放置桌上屏幕、触控屏幕或悬挂式液晶屏幕。悬挂式液晶屏幕适合卧姿操作的使用者。适当地调整屏幕和主机的放置位可以增强操作计算机的效率。

2. **输出接口建议** 若使用者有视觉障碍的问题，辅助输出接口的选择有输出软件的调整，如屏幕放大镜、调整亮度、使用对比度较高的光标/图标/字号或增加视觉障碍用读屏软件、放大软件。

3. **鼠标功能建议** 具体要根据使用者的功能特性及操作表现确定，以应用个体功能加上辅助器具的操作及环境的适应为原则确定适合的辅助器具处方。主要观察使用者的鼠标操作移动、单击左键、快速双击左键、拖拽等操作动作的表现，是否都能独立完成。鼠标的配置建议也是由简至繁，先试用标准鼠标，同时考虑提供加强控制的设备如手臂支撑架和调整鼠标的设定等，最后才考虑替代性鼠标。针对操作鼠标移动有困难的使用者，建议先通过微软窗口操作系统的控制面板/鼠标的属性，进行设定调整。例如，对于手眼协调差的使用者，建议将鼠标指针的速度调慢，以减缓鼠标指针到目标

物的移位速度,可以方便容易找到目标。

对于操作鼠标点选、拖拽功能有困难的使用者,都可以在微软窗口操作系统的控制面板/鼠标的属性中调整(图8-2-7),但仍有部分使用者需要替代性鼠标,如轨迹球鼠标(图8-2-8)由一个滑动的球体和大型的开关取代左右键,适合精细活动差的使用者。

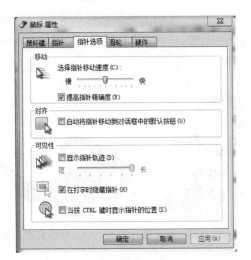

图8-2-7　微软窗口操作系统的控制面板

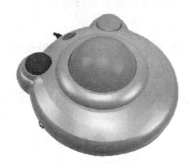

图8-2-8　轨迹球鼠标

对于无法使用鼠标上左右按键的用户,可以通过将不同的人机接口(BCI),使用固定装置(图8-2-9),固定在身体某个可以移动的部位,或者靠近身体某个部位,以便容易触碰。

4. 键盘功能的配置建议　具体要根据使用者的功能特性及操作表现确定,以应用个体功能加上辅助器具的操作及环境的适应为原则确定适合的辅助器具处方。主要考虑为使用者上肢动作的协调性和关节活动度的能力。键盘的配置建议也是由简至繁,先试用标准键盘,同时考虑提供加强控制的设备如手臂支撑架和调整键盘的设定等,最后才考虑替代性键盘。如上肌肉萎缩症的使用者关

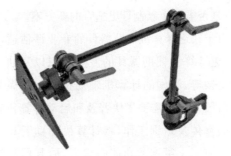

图8-2-9　人机接口固定装置

节活动度受限可建议使用迷你键盘,迷你键盘空间设计紧密,尺寸较小,可减少按键的范围。对于精细运动和控制能力差的使用者可使用大字键盘(图8-2-10),方便提高精确度。

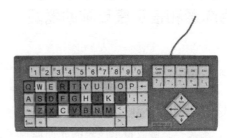

图8-2-10　大字键盘

在为使用者适配计算机辅助器具时,必须实现五个目标之一,否则极可能导致适配的计算机辅助器具弃用。①计算机辅助器具增加使用者的操作速度;②计算机辅助器具提高了输入的准确性;③计算机辅助器具可由使用者独立控制;④计算机辅助器具提高了操作的稳定性;⑤计算机辅助器具延长了操作时间。

**(三)计算机辅助器具的使用训练**

1. 通过计算机操作游戏　通过趣味的游戏可以让使用者轻松地完成重复性训练,如使用"布鲁兔计算机控制系统"来操作"愤怒的小鸟"游戏,提升训练的趣味性。

2. 通过计算机完成任务　交给使用者力所能及的任务,如上网购物等。

3. 自由活动法　根据使用者需求和爱好来进行操作训练。

**(四)注意事项**

注意当使用者在使用计算机辅助器具过程中有任何异样时须立即停止并重新评估。同时,应分别在使用1～3个月进行回访,对辅助器具适配方案进行再评估,观察使用情况及有无问题需要解

决,或是否需要重新制订更适合的新方案。

由于缺乏计算机辅助器具的专业评估适配人员、缺乏计算机辅助器具的专业知识以及缺乏信息的交换等,我国的计算机辅助技术服务尚处于起步阶段,因此,需要尽快普及和启动计算机辅助器具的宣传及培训工作,将计算机辅助器具能更广泛地应用于更多的功能障碍者,使其信息沟通无障碍。

（黄　河　夏鹤飞　周文培　林　伟）

# 第三节
## 常用沟通和信息康复辅助器具

### 一、助视器

#### （一）滤光器（吸收滤光器）

1. 定义　只吸收特定波长的光而滤掉不需要的光的装置(图 8-3-1)。

2. 作用　辅助视觉障碍者或特殊需求者降低对光线敏感刺激的装置。不同色片可达到不同的光亮度调节,达到更强的视觉对比度。

3. 适应证　视觉障碍者及其他人士。

4. 注意事项　根据使用者不同视觉功能及使用环境光线情况选择。

#### （二）眼镜和隐形眼镜

1. 定义　帮助人的视力正确聚焦的装置(图 8-3-2),包括隐形眼镜护理用品等。不同度数的镜片或特殊的隐形镜片,提高裸眼视力。

2. 作用　用于视觉障碍者的视力矫正。

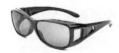 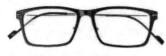

图 8-3-1　滤光镜　　　图 8-3-2　普通眼镜

3. 适应证　视觉障碍者。

4. 注意事项　根据使用者不同视觉功能情况,在专业人员指导和适配下使用。

#### （三）具有放大功能的眼镜、镜片和助视系统

1. 定义　放大物体影像的装置(图 8-3-3),包

括有和无照明的镜头。

2. 作用　用于辅助视觉障碍者观看放大的物体影像。

3. 适应证　视觉障碍者。

4. 注意事项　根据使用者视觉功能情况及使用需求,在专业人员指导和适配下使用。

#### （四）双筒望远镜和单筒望远镜

1. 定义　可用于单眼或双眼观察,将远处物体放大的装置,包括安装在眼镜上的单筒或双筒望远镜(图 8-3-4)。

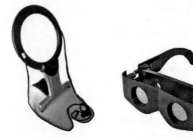

图 8-3-3　胸挂式放大镜　　图 8-3-4　眼镜式望远镜

2. 作用　将远处物体放大或光学原理改变实际距离,用于视觉障碍者观察远处。

3. 适应证　视觉障碍者。

4. 注意事项　根据使用者视觉功能情况及使用需求,在专业人员指导和适配下使用。

#### （五）扩大和调整视野范围和视觉角度的辅助器具

1. 定义　用来扩大和改变视野角度的装置(图 8-3-5),包括三棱镜和卧式眼镜。

2. 作用　用于视觉障碍者扩大视野角度,方便阅读及观察。长期卧床者使用的直角棱镜眼镜,仰卧位时,头部不屈曲就能够进行看书、写作、看电视等活动。

3. 适应证　肢体功能障碍者、视觉障碍者及其他人士。

4. 注意事项　根据使用者视觉功能情况及体位,在专业人员指导和适配下使用。

#### （六）影像放大视频系统

1. 定义　显示经放大的摄像机拍摄的物体影像的装置,包括照相机、控制装置、视频监视器和数字处理视频系统(图 8-3-6)。

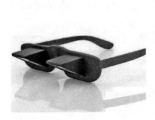 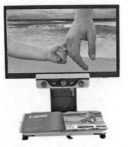

图 8-3-5  卧式眼镜　　图 8-3-6  台式电子扩视机

2. 作用　用于视觉障碍者放大物体影像，方便阅读和观察。数字化处理摄像影像，达到光学系统无法达到的放大倍率，并可以影像处理改变图片对比度。

3. 适应证　视觉障碍者。

4. 注意事项　根据使用者视觉功能情况，在专业人员指导和适配下使用。

## 二、助听器

### （一）助听筒

1. 定义　聚集和传输声音至耳内的器具（图 8-3-7）。

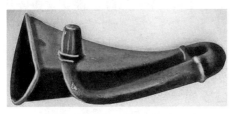

图 8-3-7  助听筒

2. 作用　用于听觉障碍者收集外界声音，提高听力。通过物理方法能将声音聚集并增强，有助于听见。

3. 适应证　听觉障碍者。

4. 注意事项　无特殊。

### （二）穿戴式（盒式）助听器

1. 定义　戴在人的衣服上或挂在人的颈部，用于放大声音的装置。由主机、耳机和导线组成的盒子样式的声音放大装置（图 8-3-8）。

2. 作用　用于听觉障碍者放大声音，提高交流能力。

3. 适应证　听觉障碍者。

4. 注意事项　根据使用者的残余听觉情况，

在专业人员指导和适配下使用。

### （三）耳内助听器

1. 定义　戴在耳内，用于放大声音的装置，包括耳道助听器（图 8-3-9）。放置在耳内的助听装置，根据不同使用者的耳道取模型，定制外壳，由放大器、麦克风、受话器、调控装置和电池组成。

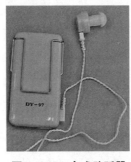 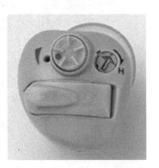

图 8-3-8  盒式助听器　　图 8-3-9  耳内助听器

2. 作用　用于听觉障碍者放大声音，提高交流能力。

3. 适应证　听觉障碍者。

4. 注意事项　根据使用者的残余听觉情况，在专业人员指导和适配下使用。

### （四）耳背式助听器

1. 定义　戴在耳背，用于放大声音的装置，包括头戴式助听器（图 8-3-10）。挂在耳郭上缘根部，耳钩和耳模、耳塞连接，放进耳甲腔及耳道口以助听。

2. 作用　用于听觉障碍者放大声音，提高交流能力。

3. 适应证　听觉障碍者。

4. 注意事项　根据使用者的残余听觉情况，在专业人员指导和适配下使用。

### （五）骨导式助听器

1. 定义　用来接收、放大、转换声音成触觉信号的装置（图 8-3-11）。

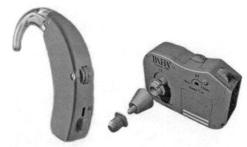

图 8-3-10  耳背式　　图 8-3-11  骨导式
　　助听器　　　　　　助听器

2. 作用　用于听觉障碍者(外耳道闭锁),通过声音转换成振动觉来听到声音,提高交流能力。

3. 适应证　听觉障碍者。适合传导性听力损失者使用。

4. 注意事项　根据使用者的残余听觉情况,在专业人员指导和适配下使用。

### 三、发声辅助器具

#### (一)语音发生器

1. 定义　在喉部产生空气振动的装置,可通过软腭、舌和嘴的运动将振动转换成语言,包括语音阀等(图8-3-12)。一般为喉部手术后而设计的辅助发声装置。

2. 作用　用于辅助言语障碍者通过喉部的振动转换成语言,提高交流能力。

3. 适应证　言语障碍者。

4. 注意事项　不伴有认知障碍的言语障碍者,在专业人员指导和适配下使用。

#### (二)个人用语音放大器

1. 定义　提高个人语音音量的放大器(图8-3-13)。一般由麦克风、语音放大器等组成,增强喉部发声的能力。

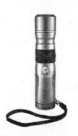 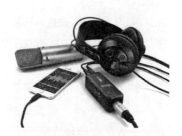

图8-3-12　电子发声器　　图8-3-13　语音放大器

2. 作用　用于辅助言语障碍者通过放大语音来提高交流能力。

3. 适应证　言语障碍者及其他人士。

4. 注意事项　注意音量大小合适。

### 四、绘画和书写辅助器具

#### (一)手动绘画和书写器具

1. 定义　包括钢笔、铅笔、刷子、绘图圆规、直尺和尺子等(图8-3-14)。为低视力或失明者画线和测量长度而设计的尺子。有竖线和凸点,有盲文点字和大数字标志。

2. 作用　主要用于辅助功能障碍者通过增加重量或带有刻度凸起标记来提高书写或绘画时的精确度。

3. 适应证　肢体功能障碍者、视觉障碍者。

4. 注意事项　根据使用者功能情况及需求,选择不同形式的辅助方式。

#### (二)书写板、绘图板和绘画板

1. 定义　由一支专用笔和书写板组成,可以快速清除笔记,方便听觉障碍者及言语障碍者提高沟通效率(图8-3-15)。

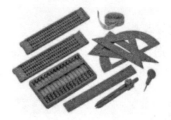

图8-3-14　盲用尺子　　图8-3-15　书写板

2. 作用　用于辅助听觉障碍者和言语障碍者书写、制图和绘画。

3. 适应证　听觉障碍者、言语障碍者及其他人士。

4. 注意事项　根据使用者功能障碍不同,选择不同的辅助设备。

#### (三)签字导向槽、印章和书写框

1. 定义　帮助人在正确的位置签名或用手写字或签章的器具。一般为塑料材质,有不同规格的导向槽,方便视觉障碍者在正确的位置书写及签名。

2. 作用　用于辅助肢体功能障碍者、视觉障碍者,在正确的位置签名或书写、印章(图8-3-16)。

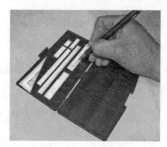

图8-3-16　书写板

3. 适应证　肢体功能障碍者视觉障碍者。

4. 注意事项　无特殊。

**（四）手写盲文书写装置**

1. 定义　用特殊触摸笔或触摸杆在纸上生成凹凸盲文字符的设备（图8-3-17）。有不同的规格、尺寸选择，一般为塑料或金属材质，点字板设置六个凹点，配合点字笔书写盲文。

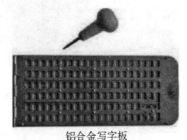

铝合金写字板

图8-3-17　盲文写字板

2. 作用　用于辅助视觉障碍者手写盲文。

3. 适应证　视觉障碍者。

4. 注意事项　根据使用者书写习惯及纸张大小选择。

**（五）打字机**

1. 定义　用以代替手工书写、誊抄、复写的机器，包括手动、电动、点阵等盲文打字机（图8-3-18）。

2. 作用　用于辅助视觉障碍者使用打字机打盲文。

3. 适应证　视觉障碍者。

4. 注意事项　根据使用者功能障碍情况，选择打字机形式。

**（六）便携式盲文记录装置**

1. 定义　为失明者设计的盲文记录器，内置调置解调器及软件，可以通过互联网进行工作及娱乐的装置，包括无显示功能、手动和电动的便携装置（图8-3-19）。

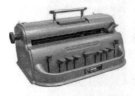 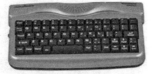

图8-3-18　盲文打字机　　图8-3-19　盲文记录器

2. 作用　用于辅助视觉障碍者使用盲文记录装置记录。

3. 适应证　视觉障碍者。

4. 注意事项　需为学习过盲文的视觉障碍者。

**（七）文字处理软件**

1. 定义　写作、组织和存储文本的软件，包括数学符号和科学计数法，如替代方式控制的桌面排版软件、文字处理软件或文字处理软件的配件等（图8-3-20）。为盲文编辑、盲文校对、盲文汉字编码转换而设计的文字处理软件。可在计算机屏幕上同时显示汉字和盲文，并对显示的文字进行打印预览。

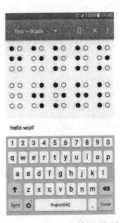

图8-3-20　盲文计算机编排软件

2. 作用　用于辅助视觉障碍者进行盲文与文字转换及文件处理。

3. 适应证　视觉障碍者。

4. 注意事项　良好的适配和训练后使用。

## 五、计算辅助器具

**（一）手工计算器具**

1. 定义　包括算盘和计算尺（图8-3-21）。

2. 作用　主要用于辅助视觉障碍者使用手工数字计算，算珠下面有凸起以增加触感，便于失明者操作。

3. 适应证　视觉障碍者。

4. 注意事项　尺寸合适。

**（二）计算设备**

1. 定义　包括语音计算器等（图8-3-22）。

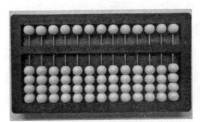 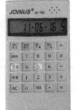

图8-3-21　盲用算盘　　图8-3-22　语音
　　　　　　　　　　　　　　　　计算器

2. 作用　主要用于辅助视觉障碍者使用带有语音的计算设备。带有语音提示功能,并具有普通计算器的加、减、乘、除、记忆、报警、时钟等功能。

3. 适应证　视觉障碍者。

4. 注意事项　需不伴有听觉障碍的视觉障碍者。

### （三）计算器软件

1. 定义　可语音提示每一步计算过程,且屏幕显示具有大键盘和对比色(图8-3-23)。

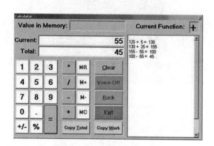

图 8-3-23　语音计算器软件

2. 作用　主要用于辅助手工计算困难者使用计算器进行数字计算。

3. 适应证　视觉障碍者、智力障碍者。

4. 注意事项　根据使用者功能情况,选择应具有的功能。

## 六、记录、播放和显示视听信息辅助器具

### （一）声音记录和播放设备

1. 定义　声音录制和回放的设备,包括盘式磁带录音机和其他类型磁带录音机,音标发生器、消磁器、小型磁盘、CD 播放器和 DAISY 格式播放器等数字音频回放和录音设备(图8-3-24)。

2. 作用　主要用于方便随时随地欣赏音乐、阅读文章。

3. 适应证　视觉障碍者。

4. 注意事项　良好的适配和训练下使用。

### （二）视频记录和播放设备

1. 定义　在磁带或其他电子介质上保持和播放视觉影像和动态图片的设备,包括照相机、摄像机和数字录像机(图8-3-25)。可通过 3D 捕捉技术,失明者采用触摸的形式感受事务和图像。

2. 作用　主要用于方便随时随地播放视频、图片,方便学习和娱乐。

3. 适应证　视觉障碍者。

4. 注意事项　良好的适配和训练下使用。

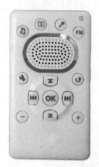 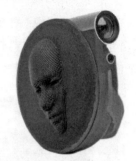

图 8-3-24　听书机　　　图 8-3-25　盲人照相机

### （三）无线电接收机

1. 定义　从天线接收并解调无线电信号的电子设备,包括收音机等(图8-3-26)。

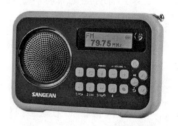

图 8-3-26　盲人收音机

2. 作用　主要用于使用无线电接收机收听信息。

3. 适应证　视觉障碍者。

4. 注意事项　无特殊。

### （四）无线电频率传输系统

1. 定义　用于接收或传输高频调制电磁波的设备,包括本地单向通信系统、发射机和接收机(图8-3-27)。

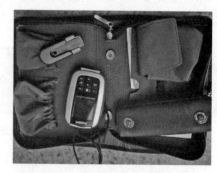

图 8-3-27　助听 FM 系统

2. 作用　主要用于辅助听觉障碍者使用无线电接收放大的声音,便于沟通和学习。

3. 适应证　听觉障碍者。

4. 注意事项　无特殊。

### （五）音频信息红外线分析系统

1. 定义　用红外线接收和传输音频信息的设备，包括本地单向通信系统、发射机和接收机，如个人远程语音传输和礼堂语音传输系统（图8-3-28）。

2. 作用　使用红外线系统接收放大的声音，便于沟通和学习。

3. 适应证　听觉障碍者及其他人士。

4. 注意事项　无特殊。

### （六）感应线圈式装置

1. 定义　通过感应线圈系统中的电磁波接收或传输信息的装置，包括音频和载频感应线圈系统和感应线圈接收器等（图8-3-29）。

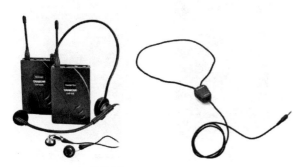

图8-3-28　红外线同
声传译系统　　图8-3-29　感应环路颈带

2. 作用　使用感应线圈系统接收放大的声音，便于沟通和学习。为听觉障碍者听报告时设计的用于放大和传递语言信号的装置。可增加相互间的理解和减少环境噪声。

3. 适应证　听觉障碍者。

4. 注意事项　无特殊。

## 七、面对面沟通康复辅助器具

### （一）字母和符号卡、板

1. 定义　不能说话或说话困难时，面对面沟通的器具（图8-3-30）。

2. 作用　辅助功能障碍者使用图片、字母或符号进行沟通。

3. 适应证　言语障碍者、智力障碍者。

4. 注意事项　每个卡上都有一个字或词组并附彩色插图，可根据患者环境及日常需求，对卡片

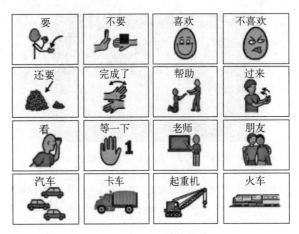

| 要 | 不要 | 喜欢 | 不喜欢 |
| 还要 | 完成了 | 帮助 | 过来 |
| 看 | 等一下 | 老师 | 朋友 |
| 汽车 | 卡车 | 起重机 | 火车 |

图8-3-30　沟通提示卡

进行不同组合，而设计提示卡片。

### （二）通信放大器

1. 定义　用于提高个人或群体语音音量的装置（图8-3-31）。为放大言语障碍者的声音而设计的小型便携式语音放大器，放大功率可调整，包括无线放大器、无线耳麦、佩戴式麦克风等。

2. 作用　使用通信放大器，提高语音音量，辅助功能障碍者接收放大的音量，便于沟通和交流。

3. 适应证　听觉障碍者及其他人士。

4. 注意事项　良好适配和训练下使用。

### （三）对话装置

1. 定义　有助于直接交流的电子设备（图8-3-32）。

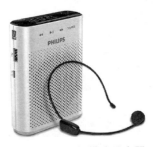
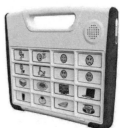

图8-3-31　便携式扩音器　图8-3-32　言语沟通板

2. 作用　通过图片、文字等输入形式，合成语音输出。

3. 适应证　言语障碍者、智力障碍者。

4. 注意事项　根据使用者的认知和言语障碍程度，选择不同类型的设备。

### （四）面对面沟通软件

1. 定义　用于直接生成沟通信息的软件，包括便于面对面交流的嵌入式软件等（图8-3-33）。

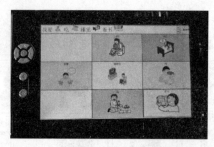

图 8-3-33 言语认知沟通软件

2. 作用 主要通过图片、文字或声音等形式互相转换的软件,主要辅助视觉、言语、智力障碍者面对面地进行沟通和交流。

3. 适应证 视觉障碍者、言语障碍者及智力障碍者。

4. 注意事项 根据使用者障碍类别情况,选择不同类型的软件。

## 八、电话传送(信息)和远程信息处理康复辅助器具

### (一)普通网络电话

1. 定义 固定在某个位置不移动的电话机,包括有或无便携听筒、扩音器的固定电话、可视电话、视像电话、电传机、传真机、内有警报信号的电话、网络电话和盲文电话等(图 8-3-34)。

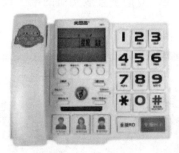

图 8-3-34 大字电话

2. 作用 通过拨打电话进行远距离的沟通和交流。

3. 适应证 视觉、肢体、认知障碍者及其他人士。

4. 注意事项 视觉障碍、肢体精细活动障碍及认知障碍者可选择大数字按钮电话,认知障碍者可选择带有相片框架内对应的快捷拨号键及紧急拨号键的电话。

### (二)移动网络电话

1. 定义 手提式电话机,包括车载电话、便携

式短距离电话、有免提和拍照模式的电话等(图 8-3-35)。

2. 作用 通过拨打移动电话进行远距离的沟通和交流。

3. 适应证 ·视觉障碍者。

4. 注意事项 视觉障碍者选择带有语音功能的手机实现短信收发软件应用等的全语音报读、智能语音识别等功能。

### (三)文本电话

1. 定义 用于实时文本通信的设备和软件,包括移动文本电话和有盲文输入和输出的电话等(图 8-3-36)。

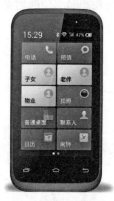 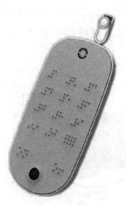

图 8-3-35 语音手机　　图 8-3-36 盲人手机

2. 作用 主要辅助视觉障碍者通过有文本或盲文输入或输出的电话进行沟通和交流。

3. 适应证 视觉障碍者。

4. 注意事项 无特殊。

### (四)电话配件

1. 定义 包括连接元件和传入短信信号转换器、手机键盘拨号、占线和铃声指示器、拨号康复辅助器具、听筒握持器、听筒放大器等(图 8-3-37)。

2. 作用 主要辅助听觉障碍者拨打和接听电话。

3. 适应证 听觉障碍者。

4. 注意事项 无特殊。

## 九、报警、指示、提醒和发信号康复辅助器具

### (一)视觉信号指示器

1. 定义 用光及其他视觉信号指示发射器所在地有情况发生的装置,其可将其他信号,如听觉

信号转换成视觉信号,包括电子婴儿看护器、门铃和门铃指示器、门警示器等(图 8-3-38)。

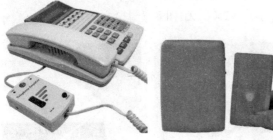

图 8-3-37　电话听筒放大器　图 8-3-38　闪光门铃

2. 作用　主要辅助听觉障碍者通过视觉信号提醒特定环境情况。通过闪烁可见光为听觉障碍者进行提示。

3. 适应证　听觉障碍者。

4. 注意事项　无特殊。

**(二)声音信号指示器**

1. 定义　用声音指示发射器所在地有情况发生的装置,其可将其他信号,如视觉信号转换成听觉信号或提高普通装置的音量,包括下雨指示器和计算机信号指示器等(图 8-3-39)。

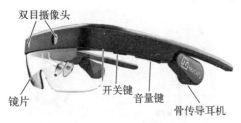

双目摄像头

镜片　开关键　音量键　骨传导耳机

图 8-3-39　智能电子眼镜

2. 作用　主要辅助视觉障碍者通过声音提醒物体信息及特定环境情况。可通过人工智能及计算机视觉模拟人眼,将视觉信号转换为听觉信号,可识别钞票、颜色、大多特定物体等。

3. 适应证　视觉障碍者。

4. 注意事项　良好的适配和训练下使用。

**(三)机械信号指示器**

1. 定义　用触觉信号指示发射器所在地有情况发生的装置,其可将其他信号,如听觉信号或视觉信号转换成振动或其他触觉信号,包括振动器(图 8-3-40)。

2. 作用　主要辅助听觉障碍者通过振动等触

觉信号提醒特定环境情况。

3. 适应证　听觉障碍者。

4. 注意事项　无特殊。

**(四)时钟和计时器**

1. 定义　可以计量、显示和报读时间的设备,包括便携、非便携的时钟和计时器,有或无闹钟的设备等(图 8-3-41)。

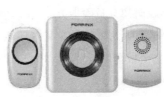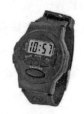

图 8-3-40　振动门铃　　图 8-3-41　语音
手表

2. 作用　主要辅助视觉障碍者显示或报读时间。将数字显示信号转换成语音信号,可有整点语音报时或按键语音报时等功能。

3. 适应证　视觉障碍者。

4. 注意事项　无特殊。

**(五)帮助记忆的产品**

1. 定义　通知或提醒人有关日常生活中的人、重要活动或事件的设备,包括药物提醒器、便携式便签、帮助记忆的笔记本、发声图片系统和定时提醒系统(图 8-3-42)。

2. 作用　主要辅助容易健忘的人提醒或帮助记忆某项日常活动。将其他信号转换为声音信号,一般有时间调整及语音播报等功能,提醒某项活动。

3. 适应证　其他功能障碍者。

4. 注意事项　无特殊。

**(六)个人紧急报警系统**

1. 定义　个人紧急情况下由使用者操作或自动激活的设备,包括胰岛素报警器、癫痫病发作报警器和跌倒报警器等(图 8-3-43)。

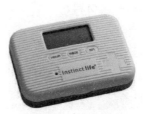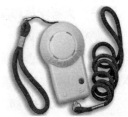

图 8-3-42　服药提醒器　图 8-3-43　紧急呼叫器

2. 作用　主要辅助功能障碍者在个人紧急情况下能发出报警信号以便及时得到救助。

3. 适应证　肢体功能障碍者、视觉障碍者。

4. 注意事项　预先设定好预警情况。

### （七）环境紧急报警器

1. 定义　包括着火报警器和烟雾探测器（图8-3-44）。将烟雾等信号转换为振动触觉信号的装置，一般由信号输入装置和信号输出装置组成，提醒听觉障碍者及时离开危险地方。

2. 作用　主要辅助听觉障碍者在室内环境下的紧急情况自动能发出报警信号。

3. 适应证　听觉障碍者。

4. 注意事项　预先设定好预警情况。

### （八）监测和定位系统

1. 定义　观察特定环境或人的状态或位置的装置，包括全球定位系统（GPS）等（图8-3-45）。

2. 作用　主要用于功能障碍者在特定情况或特殊位置等情况下发出提示信号或报警信号。通过红外线感应等技术在进出门口时进行语音提示，用于监测认知障碍者的动向和/或提示视觉障碍者及其他人士进出门口的提醒。

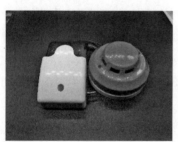 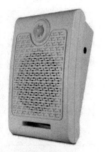

图8-3-44　闪光烟雾报警器　　图8-3-45　进门
语音提示器

3. 适应证　视觉障碍者及其他人士。

4. 注意事项　无特殊。

## 十、阅读康复辅助器具

### （一）大号字体印刷的阅读材料

1. 定义　无（图8-3-46）。

2. 作用　通过将报纸、书籍等内容以大号字体的形式印刷，便于阅读。

3. 适应证　视觉障碍者。

4. 注意事项　需根据不同视觉障碍者视觉功

能情况及需求，确定印制的字体大小、字体间距、印刷材质及颜色对比等。

### （二）翻书器

1. 定义　无（图8-3-47）。

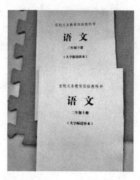 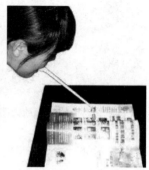

图8-3-46　大字教材　　　图8-3-47　翻书器

2. 作用　主要用于辅助肢体功能障碍者完成翻书活动的康复辅助器具。

3. 适应证　肢体功能障碍者。

4. 注意事项　需根据不同肢体功能障碍的残存功能设置的用口含、头戴式的翻书装置。

### （三）书支撑架和书固定架

1. 定义　由金属支架和托板组成，并带固定夹（图8-3-48）。

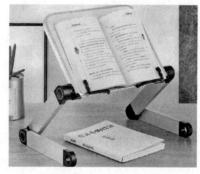

图8-3-48　书固定架

2. 作用　主要用于功能障碍者在阅读时将书本固定于舒适的阅读位置。

3. 适应证　肢体功能障碍者、视觉障碍者。

4. 注意事项　无特殊。

### （四）阅读框和版面限定器

1. 定义　阅读时每次只使一部分文本可见的装置（图8-3-49）。

2. 作用　主要用于辅助视觉障碍者准确、快速进行阅读。

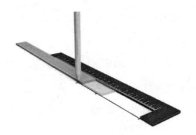

图 8-3-49　阅读尺

3．适应证　视觉障碍者。

4．注意事项　以遮盖和明显反差来限定阅读区域,避开视觉干扰,有助于集中精力阅读槽内文字。

### （五）字符阅读器

1．定义　阅读和转换书面文本成视觉、听觉和触觉信息等替代形式的设备(图 8-3-50)。

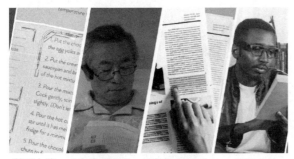

版面分析　自动角度对准　手指指向识别　智能交互
图 8-3-50　阅读机

2．作用　主要用于将文本信息转换成声音、触觉等信号进行阅读活动。

3．适应证　视觉障碍者。

4．注意事项　无特殊。

### （六）触摸阅读材料

1．定义　用盲文表达内容的媒介,包括盲文书和其他盲文印刷品等(图 8-3-51)。主要通过纸、塑料等材料制成有凸起的,可引起触感盲文阅读的资料、图书等。

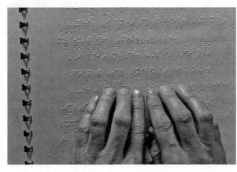

图 8-3-51　盲文书

2．作用　用于辅助视觉障碍者,通过触觉信号进行阅读。

3．适应证　视觉障碍者。

4．注意事项　无特殊。

## 十一、计算机和终端设备

### （一）便携式计算机和个人数字助理

1．定义　由于可用电池提供动力,因此可在任何地方使用的计算机,包括智能手机等移动电话的计算机等(图 8-3-52)。

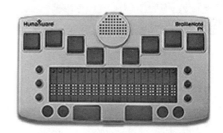

图 8-3-52　便携式盲人电脑

2．作用　主要用于辅助视觉障碍者,方便使用计算机处理信息。

3．适应证　视觉障碍者。

4．注意事项　可设计有语音输出功能,使用点显器进行输入功能,可实现编辑文本、阅读、浏览等应用。

### （二）操作软件

1．定义　计算机操作软件(图 8-3-53)。

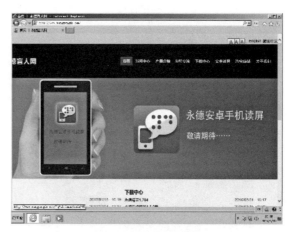

图 8-3-53　读屏软件

2．作用　用于辅助视觉障碍者通过计算机操作。通过语音播报输入内容及显示屏信息,失明者可自主使用计算机或手机。

3. 适应证　视觉障碍者。

4. 注意事项　无特殊。

# 十二、计算机输入设备

## （一）键盘

1. 定义　包括盲文键盘(图8-3-54)。

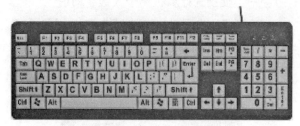

图 8-3-54　大字键盘

2. 作用　主要用于辅助视觉障碍者、肢体功能障碍者通过特殊的键盘完成输入信息及将指令输入计算机。

3. 适应证　视觉障碍者、肢体功能障碍者。

4. 注意事项　键盘按键通过设置色觉对比及放大按键字体和设计较大的按键,辅助上肢精细运动不佳和低视觉障碍者使用键盘。

## （二）替代输入设备

1. 定义　用于代替传统输入方式的辅助器具,包括光学扫描仪、语音识别单元、触摸板、数据手套等(图8-3-55)。可通过手写功能替代键盘输入。

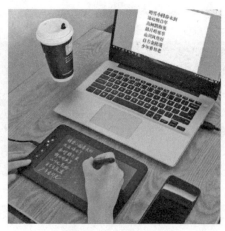

图 8-3-55　手写板

2. 作用　通过触摸板的形式替代键盘将信息或指令输入计算机。

3. 适应证　肢体功能障碍者。

4. 注意事项　无特殊。

## （三）输入软件

1. 定义　通过不同输入软件程序的安装,替代与计算机连接的输入硬件设备,包括单指驱动程序和屏幕键盘(图8-3-56)。

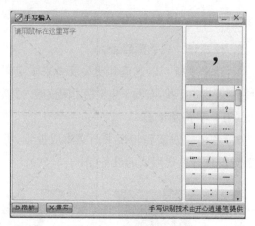

图 8-3-56　手写输入软件

2. 作用　通过操作软件输入信息或指令于计算机。

3. 适应证　肢体功能障碍者及其他人士。

4. 注意事项　无特殊。

## （四）定位屏幕指针和选择计算机显示器显示内容的辅助器具

1. 定义　用以替代计算机鼠标的设备,包括触摸板和计算机操纵杆(图8-3-57)。

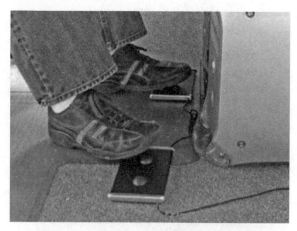

图 8-3-57　脚控鼠标

2. 作用　用于辅助功能障碍者,通过残存粗大运动的方式使用替代鼠标的设备。根据功能障碍者的残存部位及功能来设计的连接计算机的硬件鼠标,常用的控制部位有脚控、头控或上肢控制等。

3. 适应证　肢体功能障碍者。

4. 注意事项　良好的适配和使用训练后使用。

## 十三、计算机输出设备

### （一）可视计算机显示器和配件

1. 定义　通过计算机从视觉上显示信息的设备，及放大或提高计算机显示器的文本和图像质量的配件，包括大字体显示器、屏幕放大器和减光屏等（图 8-3-58）。

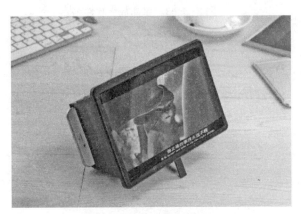

图 8-3-58　屏幕放大器

2. 作用　用于辅助视觉障碍者，通过可视放大信号的方式进行屏幕阅读。通过外置放大器等配件，放大屏幕的字体、图像方便视觉障碍者提高阅读能力。

3. 适应证　视觉障碍者及其他人士。

4. 注意事项　良好的适配和经使用训练后使用。

### （二）盲文计算机显示器

1. 定义　通过计算机可以触知的方式显示信息的设备，包括盲文显示器和触觉图形显示器（图8-3-59）。

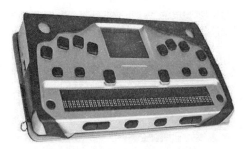

图 8-3-59　盲文点显器

2. 作用　通过呈现凸起触感图像或盲文的形式，让失明者感受计算机输出的文字和图片的信息，达到计算机使用的目的。

3. 适应证　视觉障碍者。

4. 注意事项　良好的适配和经使用训练后使用。

### （三）打印机

1. 定义　包括盲文打印机和绘图仪等（图 8-3-60）。可通过打印材料打印出有触感凸起的内容，方便视觉障碍者阅读理解等。

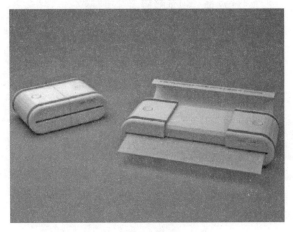

图 8-3-60　盲文打印机

2. 作用　主要用于辅助视觉障碍者，使用计算机将文本和图像信息打印在纸上。

3. 适应证　视觉障碍者。

4. 注意事项　无特殊。

### （四）可听计算机显示器

1. 定义　通过语音或其他声音，用可听见的方式显示计算机信息的设备，包括语音合成器等（图 8-3-61）。

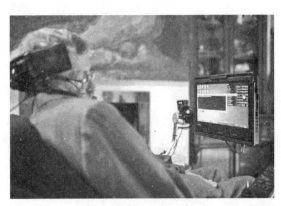

图 8-3-61　语音合成器

2. 作用　用于辅助功能障碍者通过听觉信号的方式感受显示器上的信息。

3. 适应证　肢体功能障碍者。

4. 注意事项　无特殊。

### （五）特殊输出软件

1. 定义　包括放大计算机屏幕上显示的文字和图形的软件，阅读显示信息并转换成语音的软件（读屏程序）（图 8-3-62）。

2. 作用　用于辅助功能障碍者，可将文本信号放大转换成语音形式的软件。

3. 适应证　视觉障碍者。

4. 注意事项　无特殊。

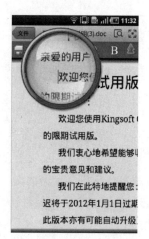

图 8-3-62　字体放大软件

（黄　河　夏鹤飞）

# 第九章

## 操作物体和器具的康复辅助器具

## 第一节
### 概述

中的各种活动,提升个案生活质量的辅助产品或器具。

### 二、分类

### 一、定义

为协助使用科技产品和处理物品的辅助产品。操作物体和器具的辅助器具多为肢体功能障碍者使用的特殊辅助器具,通常可以帮助使用者完成日常生活

辅助器具需求的个性化决定辅助器具的设计、适配的多样化。根据不同的需求,慢慢延伸越来越多的品种和类别。参考《康复辅助器具　分类和术语》(GB/T 16432—2016/ISO 9999:2011)操作物体和器具的辅助器具属于 24 主类,又分为 9 个次类、40 个支类(表 9-1-1)。

表 9-1-1　操作物体和器具的辅助器具

| 次类编码 | 次类名称 | 支类编码 | 支类名称 |
|---|---|---|---|
| 24 06 | 操作容器的辅助器具 | 24 06 03 | 开启器 |
| | | 24 06 06 | 挤管器 |
| 24 09 | 操控设备的辅助器具 | 24 09 03 | 按钮 |
| | | 24 09 06 | 固定把手和固定球形手柄 |
| | | 24 09 09 | 旋转把手和旋转球形把手 |
| | | 24 09 12 | 脚踏板(机械) |
| | | 24 09 15 | 手轮和曲柄把手 |
| | | 24 09 18 | 电气开关(开关或其他功能) |
| | | 24 09 24 | 配电盘 |
| | | 24 09 28 | 可调电源 |
| | | 24 09 30 | 定时开关 |
| 24 13 | 远程控制辅助器具 | 24 13 03 | 环境控制系统 |
| | | 24 13 06 | 个人环境控制软件 |
| 24 18 | 协助或代替臂部功能、手部功能、手指功能或它们的组合功能的辅助器具 | 24 18 03 | 抓握装置 |
| | | 24 18 06 | 握持适配件和附件 |
| | | 24 18 09 | 穿戴式抓握器 |
| | | 24 18 12 | 物品稳定器 |
| | | 24 18 15 | 操纵杆 |
| | | 24 18 18 | 指向灯 |
| | | 24 18 21 | 送纸夹 |

（续表）

| 次类编码 | 次类名称 | 支类编码 | 支类名称 |
|---|---|---|---|
| 24 18 | 协助或代替臂部功能、手部功能、手指功能或它们的组合功能的辅助器具 | 24 18 24 | 文稿夹持架 |
| | | 24 18 27 | 手工活动用的前臂支撑托 |
| | | 24 18 30 | 机械手 |
| 24 21 | 延伸取物辅助器具 | 24 21 03 | 手动抓取钳 |
| | | 24 21 06 | 电动抓取钳 |
| | | 24 21 09 | 无抓握功能的延伸器 |
| 24 24 | 定位用辅助器具 | 24 24 03 | 位置固定系统 |
| | | 24 24 06 | 旋转和滑动系统 |
| | | 24 24 09 | 升降和倾斜系统 |
| 24 27 | 固定用辅助器具 | 24 27 03 | 吸盘 |
| | | 24 27 06 | 防滑垫 |
| | | 24 27 12 | 夹子和弹簧夹 |
| | | 24 27 18 | 磁铁、磁条和磁夹 |
| 24 36 | 搬运和运输辅助器具 | 24 36 03 | 搬运辅助器具 |
| | | 24 36 06 | 脚轮装置 |
| | | 24 36 09 | 行李车和购物推车 |
| | | 24 36 12 | 平板推车 |
| | | 24 36 15 | 与自行车或轮椅车一起使用的运输辅助器具 |
| | | 24 36 18 | 小汽车拖车 |
| 24 39 | 用于储存物体的容器 | / | / |

# 第二节
## 评估与适配

　　操作物体和器具的辅助器具更加重视功能障碍者的作业能力和操控环境，且适配的内容涉及人体结构功能障碍、辅助器具的结构性能、使用效果等各方面因素。在辅助器具使用过程中使用者的生活环境和社会环境，也是我们需要关注并考虑在内的重要环节。这个类别的辅助器具的最终适配目标，不仅仅是提出适配建议，而是要通过适配过程中的评估和不断尝试，配合指导与练习，让使用者、护理人员可以正确地选择并掌握适宜辅助器具的应用，真正减少生活中的障碍，提供方便，确保安全，从而减轻使用者及其家庭的负担，减轻护理的难度，促使使用者更好地回归家庭和社会，提高生活质量。

　　操作物体和器具的辅助器具适配的前提是以适配评估为基础的，辅助器具的评估包括身体功能评估、辅助器具的评估和环境评估。在进行操作物体和器具的辅助器具适配时要求专业人员进行评估，进行评估时要以康复对象主诉的需求为主。专业人员必须对功能障碍者本身功能、ADL、居家条件、生活环境、辅助器具功能、使用效果、合适与否进行测评。

　　操作物体和器具的辅助器具必须同时考虑功能障碍者功能损伤与所处情境的现状来做整体评估，且大部分的辅助器具装配后都需要稍作练习或习惯适应。适配过程中，不能只针对康复对象主诉的需求来提供辅助器具适配的评估与服务，康复对象感知觉功能——视觉、听觉、嗅觉、触觉、本体觉的减退或丧失，也会影响其使用辅助器具的形式及方法。此外，康复对象的身体及环境的一些特性，也必须在评估范畴之中。

### 一、评估

　　1. 基本资料收集　了解功能障碍者的基本情况，需要收集的数据有年龄、残疾类别、等级和疾病诊断,以及曾使用辅助器具的情况。同时,需要了解个案活动功能,需求目标以及家庭支持系统。

2. 功能评估

(1) 身体功能评估:依据身体活动功能障碍以及存在潜能进行评定。身体活动功能障碍评估包括肌力、关节活动度、手功能、感觉功能、认知功能、视听功能等。

(2) 辅助器具评估:根据活动、参与等需求目标并结合身体功能,对预选的辅助器具进行评估,还要评价辅助器具对使用者的要求,以及辅助器具性能范围与需求者之间的差异或对接。

(3) 环境评估:包括辅助器具适配前及使用后的人—辅助器具—环境一体化评估,如生活环境、移动环境、教育环境、就业环境、居家环境、社区环境。

3. 评估结果 根据上述评估报告做出辅助器具适配评估报告。辅助器具评估需要专业辅助器具评估团队来完成,辅助器具评估报告包括需求评估、身体功能评估、环境评估、辅助器具的处方及辅助器具服务建议。

## 二、适配

对康复对象的日常生活活动功能评估、肢体功能评估及使用环境评估后,在辅助器具适配的过程中必须考虑所选择辅助器具的特性,包括辅助器具的尺寸是否可以调节、辅助器具的重量、材质、辅助器具的使用反复变形、辅助器具使用或穿戴上的舒适性、辅助器具的安全性、售后服务等。选择辅助器具时还要考虑多方因素以达到辅助器具与人合用的效益。根据评测人员对康复对象的评估结果,在选择辅助器具时要做出多重数据的选择,要选择实用性和配置后是否需要训练。在辅助器具的适配过程中会出现不合适的辅助器具,为满足康复对象需求,需要改制或量身定制辅助器具。辅助器具的评估与适配不仅需要专业的医疗知识、康复工程的认识、还要积累更多的辅助器具信息,这样才能更多地满足不同康复对象的需求。

1. 辅助器具设计 辅助器具设计是依据需求评估以及辅助器具适配专业评估报告,在满足个案功能需求下开展的。设计时首先考虑有无成品可用,如不行则需改制或量身定制。

2. 辅助器具适配 根据辅助器具的设计要求进行适配,包括辅助器具的选择、确认、采购成品、材料、零配件、生产加工,最终实现产品给予使用者。

3. 指导与训练 无论是成品还是改制品的辅助器具,都需要试用,试穿过程中是对前面辅助器具评估的检验,试用时根据出现的问题进行调节。应用辅助器具都要由治疗师指导使用者和护理人员如何安全、高效地使用辅助器具。训练时间因人而异。

4. 环境改造 完成个案辅助器具适配后,需要对其使用辅助器具的活动环境做评估和改造,使环境、障碍者与辅助器具使用协调一致。

5. 随访和维护 辅助器具适配使用1周、1个月或3个月后要回访,要从使用者满意度和使用频率来反映评估效果,以确认达到适配的目的,改善使用者生活状况,回访辅助器具使用无异常,适配工作方可结束。

## 第三节
# 常用操作物体和器具的辅助器具

## 一、操作容器的辅助器具

### (一) 开启器

1. 定义 用于开启瓶、罐和其他容器的器具,包括支撑板(图9-3-1)。

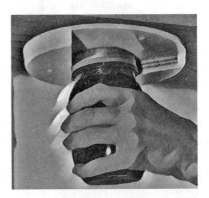

图9-3-1 开启器

2. 作用 辅助手功能差者开启瓶子、罐头等容器。

3. 适应证 手部功能障碍者。

4. 注意事项 由塑料和带有锯齿的金属材料制成,尽可能地让使用者单手可以完成。

### (二)挤管器

1. 定义 用于挤压管内容物的器具(图9-3-2)。

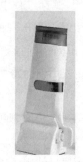

图 9-3-2 挤管器

2. 作用 辅助手功能差者将软管内容物挤出,方便食用或使用。

3. 适应证 手部功能障碍者。

4. 注意事项 设计时,需考虑使用者手部力量的大小,方便其用手掌部轻微着力即可完成。

## 二、操控设备的辅助器具

### (一)按钮

1. 定义 用压力来触发和/或执行机械动作的器具,电动功能的器具除外(图9-3-3)。

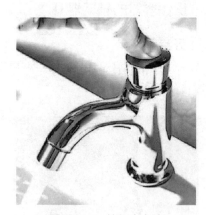

图 9-3-3 按钮水龙头

2. 作用 辅助手功能差者通过按钮来操纵或控制设备,方便工作及生活。

3. 适应证 手部功能障碍者。

4. 注意事项 考虑使用者向下压的力量大小。

### (二)固定把手和固定球形手柄

1. 定义 安装在物体上,通过推或拉来进行开、关或移动物体的器具(图9-3-4、图9-3-5)。

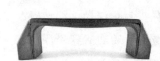 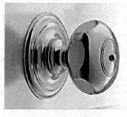

图 9-3-4 弓形把手    图 9-3-5 球形把手

2. 作用 安装在门等物体上,辅助手功能差者通过推拉来控制物体移动。

3. 适应证 抓握功能障碍者。

4. 注意事项 为方便捏取,一般采用热固性材料,并配有不同尺寸和规格。

### (三)旋转把手和旋转球形把手

1. 定义 通过旋转来启动操作的器具。

2. 作用 安装在物体上,辅助手功能差者完成物体的开、关和移动。

3. 适应证 手或手指有关节炎或者有抓握功能障碍者。

4. 注意事项 根据使用者抓握需求,对器具表面进行光滑或突出或形状改变等处理。

### (四)脚踏板(机械)

1. 定义 承托足部,利用机械能,用脚进行操作的装置(图9-3-6)。

2. 作用 用于肢体功能障碍者,安装在器械上,通过单足或双足踩踏控制机械运行。

3. 适应证 下肢需要利用杠杆原理省力的功能障碍者。

4. 注意事项 使用者下肢需要具备相应的力量和活动度。

### (五)手轮和曲柄把手

1. 定义 旋转时启动操作的器具(图9-3-7)。

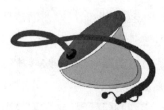 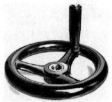

图 9-3-6 脚踏气泵    图 9-3-7 手轮

2. 作用 用于手指功能障碍者,安装在器械上,通过旋转手轮或把手操作器械。

3. 适应证 手指功能障碍者。

4. 注意事项 以省力杠杆为设计原理,可实现旋转操作。

### (六)电气开关(开/关或其他功能)

1. 定义 打开或关闭电路的器具,包括电子按钮(图9-3-8)。

2. 作用 辅助功能障碍者控制电子回路的开和关。

3. 适应证 视觉障碍者、肢体功能障碍者。

4. 注意事项 注意器具使用的灵敏度选择和功能实现途径的设计。

### (七)配电盘

1. 定义 供电系统中,用来安装开关设备,控制或分配电能的装置。

2. 作用 辅助功能障碍者,将多个开关安装在一个控制面板上,方便操纵。

3. 适应证 手指和上肢功能障碍者。

4. 注意事项 收集和整合部分需求的功能,体现在同一器具或载体上,注意操作的便捷性。

### (八)可调电源

1. 定义 提供可变电源的器具(图9-3-9)。

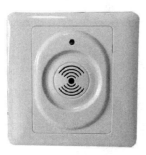

图9-3-8 声光延时开关　　图9-3-9 可调电源台灯

2. 作用 功能障碍者可根据需要调整电源强度,方便工作及生活。

3. 适应证 视觉障碍者。

4. 注意事项 通过控制旋钮开关实现电流通过的大小,设计可变区间。

### (九)定时开关

1. 定义 通过程序设置时间间隔来控制电子装置的器具(图9-3-10、图9-3-11)。

2. 作用 为功能障碍者定时控制的电子装置,方便工作及生活。

3. 适应证 听觉障碍者、肢体功能障碍者。

4. 注意事项 根据需要,设计定时器和/或控制器控制开关的启动和关闭,可采取计时或倒计时的模式。

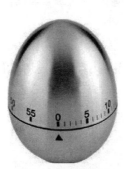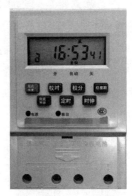

图9-3-10 振动提　　图9-3-11 开关面板
醒定时器

## 三、远程控制的辅助器具

在生活环境内能够遥控和操作电子和电动设备,使其独立生活。作为其他系统或器具附属的环境控制系统除外。

### (一)环境控制系统

1. 定义 远距离操作器具的系统,包括环境系统(图9-3-12、图9-3-13)。

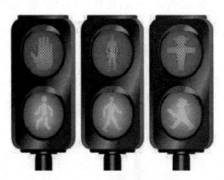

图9-3-12 信号警示系统

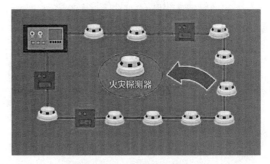

图9-3-13 环境控制装置

2. 作用　辅助功能障碍者在家庭环境内遥控和操作电子和电动设备,实现独立生活。

3. 适应证　神经疾病、脊髓损伤或严重肢体残疾的患者,需要远距离操作控制的功能障碍者。

4. 注意事项　远距离控制的启动和调节,可选择声音、烟雾、红外线等环境的变化来实现操作。

### (二)个人环境控制软件

1. 定义　通过智能手段,对个人环境系统的各项参数进行监测、警示、管理、操作的应用软件(图9-3-14)。

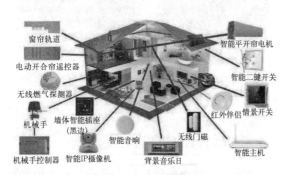

图9-3-14　个人环境控制软件

2. 作用　辅助严重肢体功能障碍者完成个人环境控制,尽可能地实现家庭环境内的独立生活。

3. 适应证　神经疾病、脊髓损伤或严重肢体残疾的患者,需要远距离操作控制的功能障碍者。

4. 注意事项　可以根据使用者的需求设计个性化的使用程序,通过计算机串行端口实现信号的传递,从而完成使用者的功能实现。

## 四、辅助或代替臂部功能、手部功能、手指功能或它们的组合功能的辅助器具

### (一)抓握装置

1. 定义　代替手的抓握功能来抓握一个物体的器具。

2. 作用　辅助肢体功能障碍者完成抓握动作,实现独立工作和生活。

3. 适应证　手或上肢无力但又具有部分抓握功能的患者。

4. 注意事项　对于使用者抓握能力的补充,可以单侧使用,也可以双侧使用。

### (二)握持适配件和附件

1. 定义　附加在一个物体上,有助于抓握该

物体(如钢笔、铅笔或刷柄)的器具(图9-3-15)。

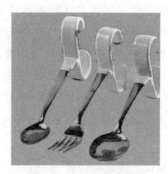

图9-3-15　握持适配件

2. 作用　安装在物品上,辅助肢体功能障碍者完成抓握活动,实现独立工作和生活。

3. 适应证　抓握功能不良等上肢功能障碍者。

4. 注意事项　一般是在原使用的器具上采取附加的组件,配合或加强原有功能的完成,可根据使用者的需求个性化设计。

### (三)穿戴式抓握器

1. 定义　穿戴在身体上并握住一个物体的器具(图9-3-16)。

2. 作用　辅助肢体功能障碍者,穿戴在上肢,通过残余肌肉活动带动抓握器来完成抓握、举起和搬运活动。

3. 适应证　抓握功能不良等上肢功能障碍者。

4. 注意事项　采取穿戴的方式增加或完善功能,要考虑到使用者的适配性。

### (四)物品稳定器

1. 定义　使物体保持在稳定位置的器具且能自由站立(图9-3-17)。

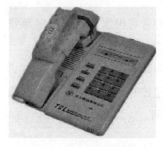　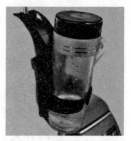

图9-3-16　电话抓握器　　图9-3-17　杯子稳定架

2. 作用　辅助肢体功能障碍者,将物体固定在适当的位置,便于单手完成某项活动。

3. 适应证　上肢移动功能障碍者。

4. 注意事项　通过设计,使物品与支撑平台或其他物品达成固定稳态连接,要考虑物品的外形贴合度和稳定性。

**（五）操纵杆**

1. 定义　控制其他器具的装置和/或计算机输入器具(图9-3-18)。

2. 作用　辅助肢体功能障碍者,戴在身体某个部位,代替手来完成操作活动。

3. 适应证　四肢麻痹或偏瘫等四肢功能障碍者。

4. 注意事项　考虑使用者的利手、操作方式、力量控制的能力等综合因素。

**（六）指向灯**

1. 定义　指示某事或操纵装置的器具(图9-3-19)。

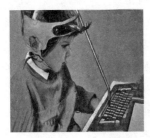 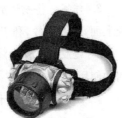

**图9-3-18　头部控制杆**　　**图9-3-19　指向灯**

2. 作用　辅助上肢功能障碍者,固定在身体某处,来指示或操控装置。

3. 适应证　上肢功能障碍者。

4. 注意事项　光源的指示方向、距离、固定方法、有无阻碍物需综合考虑。

**（七）送纸夹**

1. 定义　夹持或输送卷纸或成堆纸的器具(图9-3-20)。

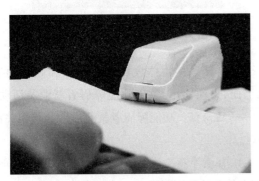

**图9-3-20　电动订书机**

2. 作用　辅助上肢功能障碍者,夹住纸便于传送。

3. 适应证　手和上臂力量差以及抓握能力差的功能障碍者。

4. 注意事项　无特殊。

**（八）文稿夹持器**

1. 定义　将文稿保持在适当位置的器具(图9-3-21)。

2. 作用　辅助上肢功能障碍者,将手稿固定并保持在适当位置,便于阅读。

3. 适应证　需要减少眼睛和上肢疲劳度的使用者。

4. 注意事项　由倾斜角度可调的固定架和可随意上下移动的标尺组成。可根据使用者的需要进行调整。

**（九）手工活动用的前臂支撑托**

1. 定义　在手工活动中,如用计算机或打字机时,来支撑前臂的器具(图9-3-22)。

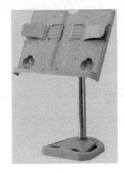 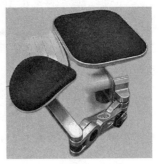

**图9-3-21　手稿固定架**　　**图9-3-22　前臂支撑架**

2. 作用　辅助上肢功能障碍者,支撑无力抬起的前臂来完成某些活动,如打字等。

3. 适应证　手臂不能升降但是可以移动的肢体功能障碍者。

4. 注意事项　固定在平面上,注意对前臂的承托设计,避免出现卡压现象。

**（十）机械手**

1. 定义　使用者通过操纵杆来控制的电动产品,以取代手臂、手和手指的功能,实现达到、抓住和移动空间物体。

2. 作用　辅助上肢功能障碍者,通过各种感官功能的介入,利用机械手来代替上肢缺失的功能。

3. 适应证　手和手臂肌肉功能缺失的肢体功

能障碍者。

4. 注意事项　注意起重能力的控制,要保证操控的灵敏性。

## 五、延伸取物辅助器具

### (一)手动抓取钳

1. 定义　在一定距离用于握住、夹紧或抓取物体的器具(图9-3-23)。

2. 作用　辅助肢体功能障碍者远距离抓取物体。

3. 适应证　移动受到限制,但是手部功能尚可。

4. 注意事项　使用者有足够的手力推压手柄从而进行延伸抓握活动。

### (二)电动抓取钳

1. 定义　在一定距离用于握住、夹紧或抓取物体的电动器具。

2. 作用　辅助肢体功能障碍者在一定距离内抓取物体。

3. 适应证　移动受到限制,但是手部功能尚可。

4. 注意事项　快而精准地传送物品,可设计动作内容,重复动作。

### (三)无抓握功能的延伸器

1. 定义　用于延伸碰到和/或移动物体而不抓握物体的器具(图9-3-24)。

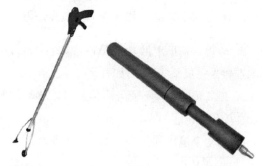

图9-3-23　手动　　图9-3-24　延伸器
取物钳

2. 作用　辅助肢体功能障碍者推拿或移动物体,方便操作。

3. 适应证　上肢及移动均有障碍的使用者。

4. 注意事项　可根据需要移动的距离调节延长器的臂长。

## 六、定位辅助器具

用于使物体定位到接近人体以容易达到的器具,包括倾斜台上的配给盘,带间隔的可转动桌子,安装系统的开关和器具。

### (一)位置固定系统

1. 定义　用于把物体定位在容易达到的固定位置且由成套零件组合的系统上。

2. 作用　将物体固定在功能障碍者伸手可及的位置,方便取放,利于就业及娱乐。

3. 适应证　移动受限者。

4. 注意事项　放置的具体位置可根据需要进行调整。

### (二)旋转和滑动系统

1. 定义　用于把物体定位在允许转动和滑动且由成套零件组合的系统上。

2. 作用　将物体放在可以会转动和滑动的系统上面,方便取放,利于功能障碍者使用。

3. 适应证　移动障碍者或需要节省力量或空间的使用者。

4. 注意事项　设计时考虑力矩的大小和方向。

### (三)升降和倾斜系统

1. 定义　用于把物体定位在允许升降和倾斜且由成套零件组合的系统上(图9-3-25)。

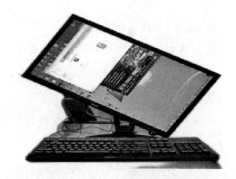

图9-3-25　调节监视器的装置

2. 作用　将物体放在可以升降和倾斜的系统上面,方便使用,利于功能障碍者就业及活动。

3. 适应证　功能障碍者就业或者参与相关活动时。

4. 注意事项　注意固定臂或者固定夹上、下、左、右移动的角度调整。

## 七、固定用辅助器具

用于使物体固定在一个位置上的器具。

### (一) 吸盘

1. 定义　当被压后能产生部分真空而吸附于一个表面的器具,包括中空的凹面圆盘(图9-3-26)。

2. 作用　受压后吸附在光滑的平面上,其上可固定物品,辅助功能障碍者的生活。

3. 适应证　视觉障碍者及低视力者。

4. 注意事项　注意固定平面的选择,多使用在光滑的物品表面。

### (二) 防滑垫

1. 定义　放在物体下面用以减少滑动的器具(图9-3-27)。

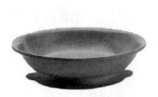 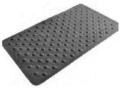

图 9-3-26　带吸盘的盘子　　图 9-3-27　防滑垫

2. 作用　垫在物体之下,防止物体滑动,辅助功能障碍者移动物体。

3. 适应证　通过增加物体间的摩擦力以防止物体移动。

4. 注意事项　多采用厚薄一致的防滑材料制作,注意老化速度及耐磨程度的选择。

### (三) 夹子和弹簧夹

1. 定义　通过一个固定点连接的两片,可将物体夹在其间的器具,和/或用弹簧连接(图9-3-28)。

2. 作用　辅助功能障碍者夹住或固定物体,通过物理固定防止物体移动,方便工作及生活。

3. 适应证　手功能障碍者。

4. 注意事项　尽可能地设计成单手可操作。

### (四) 磁铁、磁条和磁夹

1. 定义　通过磁力握住和固定物体的器具(图9-3-29)。

2. 作用　通过磁力相吸夹住或固定磁性物体,防止物体移动,方便生活及工作。

3. 适应证　上肢功能障碍者。

4. 注意事项　物品的固定性与磁性的大小相关。

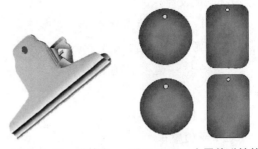

图 9-3-28　弹簧夹　　图 9-3-29　小零件磁性垫

## 八、搬运和运输辅助器具

可助于传送和/或运输个人使用物体的器具。

### (一) 搬运辅助器具

1. 定义　用于运输目的而支撑或固定物体的器具,包括托盘、钩子(图9-3-30)。

2. 作用　辅助功能障碍者用器具搬运物品。

3. 适应证　需要通过加大支撑面或容积来完成转运动作的使用者。

4. 注意事项　注意荷载承重的大小和方向。

### (二) 脚轮装置

1. 定义　带有旋转滚轮或车轮的器具(图9-3-31)。

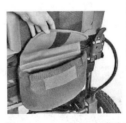 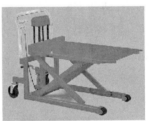

图 9-3-30　轮椅车背包　　图 9-3-31　搬运车

2. 作用　辅助功能障碍者,通过推拉带轮器具来搬运物品,省力。

3. 适应证　需要省力进行转运动作的使用者。

4. 注意事项　脚轮进行省力设置,帮助物品的搬运。

### (三) 行李车和购物推车

1. 定义　运输货物的器具,带有轮子、手柄以及单个或多个支撑面(图9-3-32)。由拉杆、箱包和脚轮等组成,材料可为金属、聚丙烯、布质等多种,高度可调,可折叠,可附载物篮,根据实际使用需求有不同的设计。

2. 作用　辅助功能障碍者,将物品放在其内,通过推拉来搬运物品,省力。

3. 适应证　需要省力进行转运动作的使用者。

4. 注意事项　无特殊。

**(四)平板推车**

1. 定义　用于运输货物的带轮子且无动力的器具,有一个平面以及有或无手柄,包括有轮的台和小桌(图9-3-33)。多为金属框架,分为多层设计,每层台面边缘可有凸起设计。

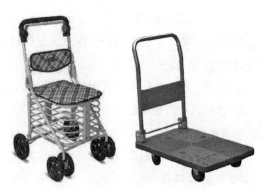

图9-3-32　购物推车　图9-3-33　平板手推车

2. 作用　辅助功能障碍者,将物品放在其上,通过手推拉来搬运物品,省力。

3. 适应证　通过手的推拉来进行物体的转运的使用者。

4. 注意事项　注意使用者的平衡功能和安全性。

**(五)与自行车或轮椅车一起使用的运输辅助器具**

1. 定义　通过自行车或轮椅车连接和拖拉的运送负载的有轮器具,包括载货人力车(有一个用于运输货物的大存储区),人力拖车(有轮的,通过与人力车和在轮椅车后拖拽的拖车连接的载重器具)(图9-3-34)。

2. 作用　通过自行车或轮椅来运输货物,方便功能障碍者工作及生活。

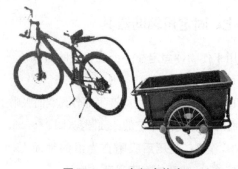

图9-3-34　自行车拖车

3. 适应证　通过自行车或轮椅来进行物体转运的使用者。

4. 注意事项　良好的适配并通过训练后使用。

**(六)小汽车拖车**

1. 定义　是运送负载的有轮器具,并能与汽车连接和拖拉(图9-3-35)。可将电动轮椅车等装载到拖车上。

2. 作用　连接在小汽车后用来运载货物,方便功能障碍者生活及工作。

3. 适应证　通过汽车来进行物体的转运的使用者。

4. 注意事项　注意连接的稳固性和安全性。

# 九、用于储存物体的容器

1. 定义　包括容易打开和关闭的容器(图9-3-36)。

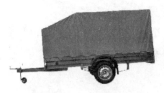 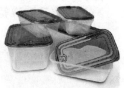

图9-3-35　汽车拖车　图9-3-36　保鲜饭盒

2. 作用　用于贮存物体。

3. 适应证　需要进行物品储存的使用者。

4. 注意事项　需使用无毒塑料制品,可微波炉内加热,易于开合及清洗。

(朱　茜)

# 第十章

# 休闲娱乐康复辅助器具

## 第一节
## 概述

随着人们生活品质的提升，身心障碍者与高龄者追求更人性化的科技辅助器具，辅助器具的领域拓展到休闲娱乐活动中，在人们的生活中发挥重要的作用。

### 一、定义

运用在休闲娱乐活动中协助活动完成的器具就是休闲娱乐康复辅助器具，能帮助人们通过休闲娱乐活动或训练达到康复，促进身心健康以及改进生活品质的作用，同时能使个案康复过程能够有较高的使用意愿，并促进生活体验。目前，在国内，休闲娱乐类康复辅助器具还比较少，随着科技的高速发展以及康复需求越来越多，休闲娱乐康复辅助器具也会逐步增多。

### 二、分类

参考《康复辅助器具 分类和术语》（GB/T 16432—2016/ISO 9999：2011），休闲娱乐辅助器具属于 30 主类，又分为 10 个次类、28 个支类（表 10-1-1）。

表 10-1-1 休闲娱乐辅助器具

| 次类编码 | 次类名称 | 支类编码 | 支类名称 |
| --- | --- | --- | --- |
| 30 03 | 玩耍辅助器具 | 30 03 03 | 玩具 |
| | | 30 03 06 | 游乐场设备 |
| | | 30 03 09 | 游戏用具 |
| 30 09 | 锻炼和运动辅助器具 | 30 09 03 | 团队球类运动辅助器具 |
| | | 30 09 06 | 箭术辅助器具 |
| | | 30 09 09 | 划船辅助器具 |
| | | 30 09 12 | 保龄球辅助器具 |
| | | 30 09 15 | 马术辅助器具 |
| | | 30 09 18 | 击剑辅助器具 |
| | | 30 09 21 | 飞行辅助器具 |
| | | 30 09 24 | 高尔夫辅助器具 |
| | | 30 09 27 | 球拍和球板类运动辅助器具 |
| | | 30 09 30 | 射击辅助器具 |
| | | 30 09 33 | 游泳和水上运动辅助器具 |
| | | 30 09 36 | 冬季运动辅助器具 |
| | | 30 09 39 | 其他运动辅助器具 |
| 30 12 | 奏乐和作曲辅助器具 | | |

（续表）

| 次类编码 | 次类名称 | 支类编码 | 支类名称 |
|---|---|---|---|
| 30 15 | 相片、电影和录像制作辅助器具 | | |
| 30 18 | 手工工艺工具、材料和设备 | 30 18 03 | 纺织手工艺工具、材料和设备 |
| | | 30 18 06 | 制陶工艺工具、材料和设备 |
| | | 30 18 09 | 木工工艺工具、材料和设备 |
| | | 30 18 12 | 金属加工工具、材料和设备 |
| | | 30 18 15 | 图案设计工具、材料和设备 |
| | | 30 18 18 | 其他材料的手工工艺的工具、材料和设备 |
| 30 21 | 室外和室内园艺草坪护理个人用辅助器具 | 30 21 03 | 室外园艺工具 |
| | | 30 21 06 | 改造的花床 |
| | | 30 21 09 | 园艺劳动身体防护和支撑辅助器具 |
| | | 30 21 12 | 室内园艺和插花工具 |
| 30 24 | 打猎和钓鱼辅助器具 | 30 24 03 | 打猎辅助器具 |
| | | 30 24 06 | 钓鱼辅助器具 |
| 30 27 | 野营和旅行辅助器具 | — | — |
| 30 30 | 吸烟辅助器具 | — | — |
| 30 33 | 宠物护理辅助器具 | — | — |

## 第二节
## 评估与适配

### 一、评估

1. 确定康复对象的休闲娱乐辅助器具需求
在日常工作中，作业治疗师在访谈或面谈过程中使用加拿大作业活动量表（COPM）来确认康复对象在工作、娱乐或休闲等几个方面中的需求，来确认其最期望做和最想做的事情。

2. 活动分析　确定康复对象在休闲娱乐方面最期望做和最想做的事情后，针对该活动应用作业治疗实践模式，如 ICF 模式进行活动分析，明确康复对象在该娱乐活动中的主要障碍和问题，如躯体功能因素、环境因素、休闲娱乐活动因素中某一项或某几项影响以致不能完成该活动。

3. 影响要素分析及评估　针对康复对象最期望做和最想做的休闲娱乐活动的完成体位（坐位或卧位）、方式（静态娱乐或动态娱乐）、难度（单人、多人）、时长以及所需动作等方面来进行要素分析。针对躯体功能因素，根据所有动作针对性进行如手

功能、平衡能力、心肺耐力等方面的评估，需要对康复辅助器具使用环境进行评估。

### 二、适配

作业治疗师根据休闲娱乐康复辅助器具需求面谈评估，活动分析和动作分析、肢体功能评估，康复辅助器具使用环境评估后，将以上评估资料作为依据制订对应的适配方案，并按方案进行配置，确保所配辅助器具安全并符合使用者的需要，必要时进行适应性训练及调整，最后才交付使用。

## 第三节
## 常用休闲娱乐康复辅助器具

### 一、国标分类中的休闲娱乐辅助器具

#### （一）玩耍康复辅助器具

1. 游玩辅助器具　让人们从事有规则的游戏，或无组织松散随意的游戏和自发的娱乐活动的器具。

2．玩具

（1）定义　通常用于儿童的,无固定规则玩耍用的器具。

（2）作用　辅助功能障碍者玩耍和娱乐。

（3）适应证　肢体功能障碍者、言语障碍者及智力障碍者等。

（4）注意事项　尽量在成年人监管下使用。

3．游戏用具

（1）定义　设计用来辅助人们从事有固定规则的娱乐活动的辅助器具,包括棋盘游戏、纸牌游戏、猜谜、视频(计算机)游戏等。

（2）作用　辅助功能障碍者进行游戏活动。

（3）适应证　视觉障碍者、智力障碍者。

（4）注意事项　无特殊。

**（二）锻炼和运动康复辅助器具**

1．运动辅助器具　辅助人从事竞技性的或非竞技性的单人或集体游戏或体育比赛的器具。

2．团队球类运动辅助器具　辅助人从事要求团队在室内或户外区域移动球以便得分的运动的器具,包括美式足球、棒球、篮球、英式足球、橄榄球等。

3．箭术辅助器具　辅助人从事射箭的器具。

4．划船辅助器具　辅助人从事划船的器具,包括人力、机械动力和风动力(航行)船只。

5．保龄球辅助器具　辅助人从事室内和室外(草坪)保龄球运动的器具。

6．马术辅助器具　辅助人骑马的器具。

7．击剑辅助器具　辅助人从事击剑的器具。

8．飞行辅助器具　辅助人驾驶飞机的器具。

9．高尔夫辅助器具　辅助人打高尔夫球的器具。

10．球拍和球板类运动辅助器具　辅助人从事网球、乒乓球、短网拍墙球、(软式)墙网球、羽毛球和其他球拍和球板类运动的器具。

11．射击辅助器具　狩猎或标靶射击时,辅助人开枪射击的器具。

12．游泳和水上运动辅助器具　辅助人从事游泳和其他水上运动的器具,包括水球和滑水运动。漂浮辅助器具,盆浴或游泳时帮助人漂浮的器具,包括救生圈、游泳脖套、膨胀浴帽等。

13．冬季运动辅助器具　辅助人从事包括冰球、滑雪和滑冰等冬季运动的器具。雪地轮椅车、雪橇和雪车,安装在滑行装置上,有轮或无轮,在冰雪上载人的工具,包括反冲式雪橇等。

**（三）奏乐和作曲康复辅助器具**

1．奏乐和作曲辅助器具

（1）定义　辅助人演奏、阅读和制作音乐的器材。语音和言语训练辅助器具,训练和开发应用语音和言语功能,特别是与发声和感知声音相关功能的设备,包括口语训练辅助器具和声波分析器等。

（2）作用　辅助功能障碍者进行弹奏或敲打等音乐活动。

（3）适应证　智力障碍者、精神障碍者等。

（4）注意事项　无特殊。

2．音乐技能训练辅助器具

（1）定义　学习一般乐理、弹奏乐器、唱歌的器具。音乐演奏和作曲的辅助器具。

（2）作用　辅助功能障碍者进行弹奏或敲打等音乐活动。

（3）适应证　听觉障碍者、视觉障碍者。

（4）注意事项　无。

**（四）相片、电影和录像制作康复辅助器具**

1．定义　辅助人拍摄和处理照片或制作电影和录像的器具。

2．作用　辅助功能障碍者进行拍摄和处理照片或录像等活动。

3．适应证　肢体功能障碍者、视觉障碍者等。

4．注意事项　无特殊。

**（五）手工工艺工具、材料和设备康复辅助器具**

1．纺织手工艺工具、材料和设备

（1）定义　用于制作线类、织物类或其他纤维材料的工艺品的器具。

（2）作用　辅助功能障碍者手工编织纺织品。

（3）适应证　视觉障碍者、关节炎者及上肢功能障碍者等。

（4）注意事项　无特殊。

2．制陶工艺工具、材料和设备

（1）定义　用于制作陶器和其他陶瓷工艺品的器具。

（2）作用　辅助功能障碍者手工制作陶瓷工艺品。

（3）适应证　脑卒中者、下肢功能障碍者等。

（4）注意事项　无特殊。

3. 木工工艺工具、材料和设备

（1）定义　制作木质工艺品的器具。

（2）作用　辅助功能障碍者手工制作木制品。

（3）适应证　脑卒中者、脊髓损伤者、下肢功能障碍者及平衡功能障碍者等。

（4）注意事项　无特殊。

4. 金属加工工具、材料和设备

（1）定义　制作金属工艺品的器具。

（2）作用　辅助功能障碍者手工制作金属制品。

（3）适应证　脑卒中者、脊髓损伤者、下肢功能障碍者及平衡功能障碍者等。

（4）注意事项　在视觉范围内使用。

5. 图案设计工具、材料和设备

（1）定义　不借助计算机或其他电子手段制作图片的器具，包括绘画、绘图、素描和书画刻印艺术等。

（2）作用　辅助功能障碍者设计和制作图片。

（3）适应证　智力障碍者及其他人士。

（4）注意事项　无特殊。

**（六）室外和室内园艺草坪护理个人用康复辅助器具**

1. 室外和室内园艺草坪护理个人用辅助器具　辅助植物、花园耕种，或田间管理，或草坪护理的器具。

2. 室外园艺工具

（1）定义　室外草坪、花园辅助耕种，或田间管理的器具，包括割草机、长柄修枝机和拔草机。

（2）作用　辅助功能障碍者维护庭院或修剪花木和草坪。

（3）适应证　上肢功能障碍者、移动功能障碍者。

（4）注意事项　注意在视觉范围内正确使用器具，避免切割伤。

3. 适配的植被

（1）定义　包括高架植被和温室。

（2）作用　辅助功能障碍者种植花卉或蔬菜。

（3）适应证　肢体功能障碍者、精神障碍者等。

（4）注意事项　无特殊。

4. 园艺劳动身体防护和支撑辅助器具

（1）定义　人在耕种或田间管理中，防止身体损伤或提供额外支撑的器具，包括跪凳等。

（2）作用　辅助在进行园艺工作时支撑或保护身体。

（3）适应证　高龄者、心肺功能障碍者、腰部功能障碍者、关节炎者及平衡功能障碍者等。

（4）注意事项　跪位时间不宜过长。

5. 室内园艺和插花工具

（1）定义　辅助人耕种、田间管理，或规划设计室外植物或花园，及制作展示用插花的器具。

（2）作用　辅助室内外环境布置和维护。

（3）适应证　手功能障碍者、上肢功能障碍者及平衡功能障碍者等。

（4）注意事项　无特殊。

**（七）打猎和钓鱼康复辅助器具**

1. 打猎辅助器具

（1）定义　帮助人追逐、捕捉和寻找野生动物的器具。

（2）作用　辅助经评估后可进行打猎活动的功能障碍者打猎。

（3）适应证　下肢功能障碍者。

（4）注意事项　尽量在空旷地方以及视野范围内使用。

2. 钓鱼辅助器具

（1）定义　帮助人捕捞包括贝类在内的鱼的器具。

（2）作用　辅助功能障碍者钓鱼。

（3）适应证　手及上肢功能障碍者、视觉障碍者等。

（4）注意事项　尽量在视野范围内使用。

**（八）野营和旅行康复辅助器具**

1. 定义　辅助人在露营车或其他旅游休闲车中室外野营或旅行的器具，包括帐篷、旅游休闲车等。

2. 作用　辅助功能障碍者进行野外露营或旅行活动。

3. 适应证　肢体功能障碍者等。

4. 注意事项　无特殊。

### （九）吸烟康复辅助器具

1. 定义　吸烟辅助器具是指辅助人吸香烟、雪茄或烟斗的器具，包括适配的烟灰缸、打火机和香烟固定器。

2. 作用　辅助吸烟。

3. 适应证　卧床者、手及上肢功能障碍者等。

4. 注意事项　注意防止引起烫伤。

### （十）宠物护理康复辅助器具

1. 定义　辅助喂养、清洁的器具或其他宠物护理器具。

2. 作用　辅助饲养和护理宠物。

3. 适应证　关节炎者、平衡功能障碍者、移动功能障碍者等。

4. 注意事项　无特殊。

## 二、康复工作中常用的休闲娱乐辅助器具

1. 棋牌类游戏辅助器具　如适合老年人的大号纸牌、大号象棋，视力障碍者使用的盲人纸牌，手功能障碍者使用的持牌器（图10-3-1），运动控制障碍者使用的磁力棋、自动化工具（如自动麻将机）等。

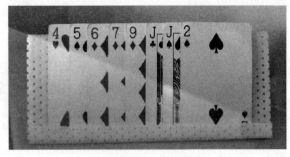

图 10-3-1　持牌器

2. 游戏类辅助器具　如语音控制游戏、摇柄游戏控制器、加长柄游戏控制器、特殊手柄等。

3. 运动类活动辅助器具　如协助抓握功能不足的球拍固定带、加粗手柄工具、固定架、定位器、瞄准器等。

4. 音乐类辅助器具　如固定器、固定带、手柄固定器（带）、话筒（麦克风）固定辅助器具、弹拨器、手指保护器等。

5. 书法绘画辅助器具　如持笔器、改造画笔、画架等。

6. 拍摄辅助器具　如三角架、固定于轮椅上的相机架、自拍器、语音控制拍摄器等。

7. 园艺活动辅助器具　如加长手柄工具、推车、自动化工具等。

8. 其他辅助器具　如钓鱼的鱼竿支撑架、便携式旅行工具套装等。

（汪　杰　鲁　智）

# 第十一章

# 助行器

助行器具是临床工作中最为常用的康复辅助器具之一，可为下肢功能障碍者步行或转移以及日常生活活动提供帮助和支持。

## 第一节
## 概述

### 一、定义

辅助人体支撑体重、减轻下肢负荷、保持平衡和辅助步行的器具称为助行器（walking aids），也可称为步行器、步行辅助器。

### 二、分类

#### （一）根据动力来源分类

根据结构和功能的不同，将其分为动力式助行器、无动力式助行器和功能性电刺激助行器。

1. **动力式助行器** 即由人体外部动力驱动的助行器，如外骨骼机器人等（图11-1-1）。

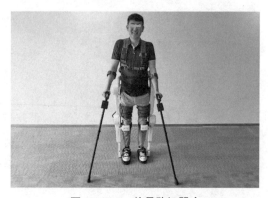

图11-1-1 外骨骼机器人

2. **无动力式助行器** 即无人体外部力源，使用者利用自身体能操作的助行器（图11-1-2）。

3. **功能性电刺激助行器** 是通过电刺激使下肢功能丧失或部分丧失者站立和行走的助行器（图11-1-3）。

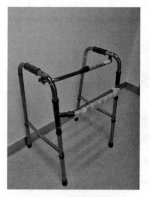 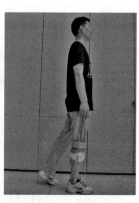

图11-1-2 无动力式     图11-1-3 功能性
助行器             电刺激助行器

这三类助行器各具特点，均有特殊用途，其中动力式助行器使得重症截瘫者站立和行走成为可能；而无动力式助行器比较常用，在治疗期间的患者较常使用以帮助其行走和站立；功能性电刺激助行器运用电刺激的方式作用于使用者瘫痪的肌肉，使其产生收缩，在康复治疗上常被用做步行训练的器具。

#### （二）根据操作方式进行分类

我国目前所使用的国家标准采用按照操作方式进行分类的方法。2016年中华人民共和国国家质量监督检验检疫总局和中国国家标准化管理委员会所发布的中华人民共和国国家标准《康复辅助器具分类和术语》（GB/T 16432—2016/ISO 9999：2011）根据国际标准化组织残疾人辅助器具分类标准（technicai aidsfor persons with disabilities-classifcation and terminology）（ISO 999：2011，IDT），将助行器具归为个人移动辅助器具（assistive products for personal mobiliy）为主类，包括单臂操作助行器（assistive products for walking，manipulated by one arm）和双臂操作助行器（assistive products for walking，manipulated by both arms）。

助行器分类如表11-1-1。

表 11-1-1 助行器分类

| 次类编码 | 次类名称 | 支类编码 | 支类名称 |
|---|---|---|---|
| 12 03 | 单臂操作助行器 | 12 03 03 | 手杖 |
| | | 12 03 06 | 肘杖 |
| | | 12 03 09 | 前臂支撑拐 |
| | | 12 03 12 | 腋杖 |
| | | 12 03 16 | 三脚或多脚手杖 |
| | | 12 03 18 | 带座手杖 |
| 12 06 | 双臂操作助行器 | 12 06 03 | 框式助行器 |
| | | 12 06 06 | 轮式助行器 |
| | | 12 06 09 | 座式助行器 |
| | | 12 06 12 | 台式助行器 |

## 三、助行器的作用

助行器的作用包括保持身体平衡、辅助步行、增强肌力、缓解疼痛、改善步态、减轻下肢负荷、支撑体重等。

1. 保持身体平衡　对于有平衡障碍的使用者，助行器可以增加其支撑面，起到保持身体平衡的作用。

2. 辅助步行　利用拐杖或其他助行器具可以辅助使用者行走。

3. 增强肌力　使用助行器对于上肢伸肌有增强肌力的作用，主要是为了减轻下肢的负重，上肢需要向地面用力支撑，可以间接地对上肢的肌肉起到锻炼的作用。

4. 缓解疼痛，改善步态　对于因为下肢疼痛而步态异常或不能步行者，助行器可以缓解疼痛，改善和纠正步态。

5. 减轻下肢负荷，支撑体重　下肢功能障碍者下肢肌力减弱，不能支撑体重或因为各种原因造成关节疼痛不能负重时，助行器可以减轻下肢负荷，支撑体重。

（刘　岩）

## 第二节
# 单臂操作助行器

单臂操作助行器是指单手操作的单个或成对使用的助行器，通常称为杖类助行器，包括手杖、肘杖、前臂支撑拐、腋杖、带座手杖。

## 一、手杖

手杖（walking stick and canes）是有一个手柄、单杆、一个或多个支脚（包头），无前臂支撑托，在行走中提供支撑的装置。

### （一）种类

分为单足手杖、多足手杖和带座手杖。

1. 单足手杖　按照是否可以调节长度分为长度可以调节式和长度不可以调节式。按照其把手的形状分为折弯把型、鹅颈型、T形等多种类型（图11-2-1）。手杖多采用铝合金、碳合金等轻型材料制作。因单足手杖与地面只有一个支持点，所以轻巧、适用范围广，上下楼梯也可以使用，但由于支撑面小导致稳定性差。

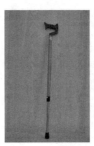 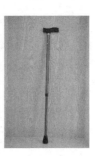

a. 折弯把型　　　b. 鹅颈型　　　c. T形

**图 11-2-1 单足手杖**

2. 多足手杖　分为三足手杖、四足手杖和框式手杖。三足手杖与地面有三个支撑点，可以提供比单足手杖更好的支撑和稳定性（图11-2-2a）。四足手杖因具有四个支撑点，支撑面积较大，可以提供较好的稳定性，但当行走在不平整的路面时，容易出现摇晃不稳的现象，因此最好在室内或室外平整的地面使用（图11-2-2b）。三足或四足手杖一般多是在室内暂时性使用，当步态越来越稳后，进行室外步行时可以改用单足手杖。框式手杖因具有四个支撑点，支撑面积较大，但还需单手操作，称为框式手杖(图11-2-2c)。

3. 带座手杖 有一个手柄单杆,一个或多个支脚(包头)的腿,一个加装在手柄或杆上通常可折叠的座位,无前臂支撑托,在行走中提供支撑的装置(图11-2-3)。

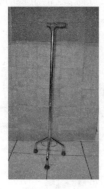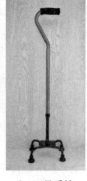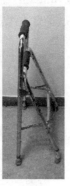

a. 三足手杖　　b. 四足手杖　　c. 框式手杖

**图 11-2-2　多足手杖**

### (二) 适用对象

1. 单足手杖 适用于握力好、上肢支撑力强的使用者。

2. 三足手杖 适用平衡能力稍差、使用单足手杖不安全的使用者。

3. 四足手杖 适用于平衡能力差、上肢力量弱、使用三足手杖不够安全的使用者。

4. 带座手杖 适用于单侧下肢轻度功能障碍或体力欠佳,单侧上肢功能正常、肌力正常的使用者,可帮助使用者减少下肢负重的20%～30%。

### (三) 长度的测量

1. 单足手杖长度测量 为了合理用力并起到良好的支撑作用,手杖应有合适的长度。测量方法有两种:

(1) 无站立困难者:使用者穿着普通高度的鞋站立,目视前方、肩臂放松,确认使用者在前、后、左、右无倾斜情况下,将不可调节的手杖的套头去除,将把手置于地面(足朝上,把手着地),直立靠在使用者体侧,在与使用者前臂尺骨茎突水平处作上标记,然后将多余部分去除掉再把套头套好,如果是可调式手杖则直接按以上标准进行调节。

(2) 简易测量法:使用者站立位与股骨大转子的高度相水平即为手杖扶手的高度(图11-2-4)。

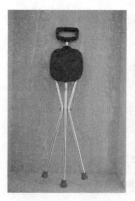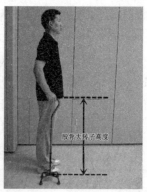

股骨大转子高度

**图 11-2-3　带座手杖　图 11-2-4　单足手杖长度测量**

2. 三足、四足手杖和带座手杖的长度测量与单足手杖的测量方法是相同的。

### (四) 手杖的使用方法

1. 手杖的使用方法 使用手杖一般分为两种方法:三点步行和两点步行。

(1) 三点步行:先伸出手杖,再迈患侧足,最后迈健侧足的步行方式。此种步行方式因迈健侧足时有手杖和患足两点式支撑,因此稳定性好,偏瘫者大多采用此种步行方法。根据训练时健侧足迈步的大小,可将三点步行分为后型、并列型和前型。

1) 后型:健侧足迈出的步幅较小,健侧足落地后足尖在患侧足尖的后面。步行稳定性好,恢复早期患者常用此种步行方式(图11-2-5a)。

2) 并列型:健侧足落地后足尖与患侧足尖并列在一条横线上(图11-2-5b)。

3) 前型:健侧足迈出的步幅较大,健侧足落地后足尖超过患侧足尖。此种步行稳定性差但步幅大、速度快(图11-2-5c)。一般初期训练的使用者或平衡功能差的使用者可按照后型、并列型和前型的顺序进行训练。

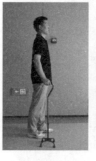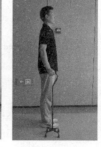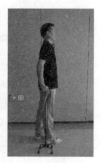

a. 后型　　　　b. 并列型　　　　c. 前型

**图 11-2-5　三点步行**

（2）两点步行：是指迈步时同时将手杖和患足伸出并支撑体重，再迈出健侧足，手杖和患足作为一点，健侧足作为一点，交替支撑体重的步行方法（图11-2-6）。这种方法步行速度快，有较好的实用价值。当使用者具有一定的平衡能力或较好地掌握了三点步行方式后，就可以进行两点步行的训练。偏瘫程度轻、平衡功能好的使用者以及恢复后期的使用者均可应用此种步行方式。

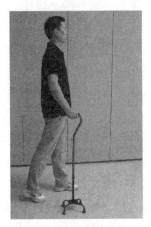

图 11-2-6　两点步行

（3）手杖上/下台阶：以偏瘫者为例。

1）上台阶：手杖放在健侧，身子靠近最底下台阶，然后健腿→手杖→患腿，即先上健侧腿再上手杖，最后上患侧腿（图11-2-7a）。

2）下台阶：手杖放在健侧，身子靠近待下台阶顶端，然后手杖→患腿→健腿，即先下手杖，再下患侧腿，最后下健侧腿，重复这些动作。注意：健侧先上，患侧先下（图11-2-7b）。

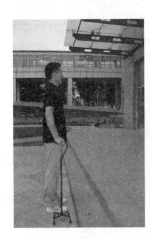 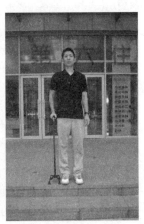

a. 上台阶　　　　　　b. 下台阶

图 11-2-7

（4）站起/坐下：（如偏瘫者）使用手杖站起：在站起前先将手杖移动至健侧足前，靠近椅子或床，用手杖和健侧下肢支撑体重，身体重心前移顺势站起。坐下时，身体尽量靠近椅子或床，利用手杖和健侧下肢支撑体重，身体重心前移缓慢坐下（图11-2-8）。

（5）带座手杖操作：在完全平整的地面情况下，双下肢支撑身体保持平衡后，将带座手杖座面完全打开，把手向前平放于地面，双手扶住手杖把手（切勿向下施力以免发生危险），身体前移跨坐在座面上，起身时先将双手扶住把手防止手杖倾倒，站起后依靠下肢支撑身体站起并保持平衡后将带座手杖提起并将座面折叠置于正常位置继续行走（图11-2-9）。

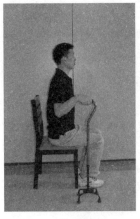 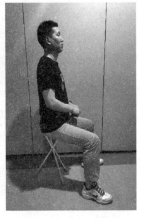

图 11-2-8　站起/坐下　　　图 11-2-9　带座手杖

（五）注意事项

1. 使用手杖之前，要检查手杖是否有伤痕，折叠的关节、调节钮、脚端橡胶帽和脚轮是否牢固，以保证安全。

2. 定期对手杖及其配件进行检查，及时发现问题，及时更新，以免发生危险。

3. 在使用手杖的过程中，手杖应用健侧手使用，肘关节微屈，双肩保持水平；使用者的腕和手必须能支撑体重才能使用手杖，否则应选用前臂支撑拐；行走时应目视前方，要鼓励其使用正常步态；为避免使用者利用四足手杖负重时靠在手杖上维持平衡，走路时，手杖不能靠使用者太近，距离持杖一侧小脚趾外侧15 cm；同时也不能太远避免手杖负重时向内倾斜，以防摔倒。

## 二、肘杖

肘杖（elbow crutches）是带有一个半圆肘支撑托、一个水平手柄、单杆、一个支脚（包头），在行走时提供支撑的装置，因为支撑架上部的肘托托在肘部的后下方，故称为肘杖（图11-2-10）。肘杖有前开口和侧开口两种，可以单独使用也可双侧使用，一般可以减少下肢40％～50％的负重。

### （一）适用对象

肘杖可以支持和加强腕部力量，为下肢提供较大支持，因此当使用者力量和平衡受累时导致步行不稳定，手杖无法提供足够的稳定性，这时应该选用肘杖辅助行走。常用对象如下：

1. 单侧下肢无力或不能负重　如下肢骨折或半月板切除术后等。

2. 双侧下肢无力或不协调或双侧上肢无足够力量使用手杖时　如脊髓损伤后或脊柱裂、进行性肌营养不良或脑外伤术后等。

### （二）长度的测量

1. 手柄到地面的长度测量　把手位置的确定同手杖。

2. 手柄至前臂托的长度　腕背伸，手掌面至尺骨鹰嘴下3～5 cm的距离（图11-2-11）。

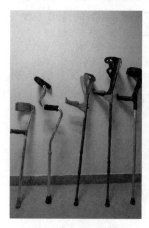

图11-2-10　肘杖

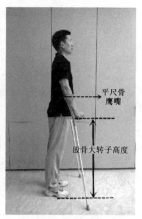

平尺骨鹰嘴

股骨大转子高度

图11-2-11　肘杖长度的测量

### （三）肘杖的使用方法

使用肘杖时，使用者需要练习穿、脱和使用，使用者上肢应有非常好的力量，以便使用肘杖时可以较好地支撑体重。使用时肘杖双脚垫应在双侧足

小脚趾外侧15 cm、前方15 cm左右，肘杖的肘托上缘应在鹰嘴下3～5 cm位置。

1. 恢复早期使用肘杖步态模式（四点步行）适用于平衡能力一般、下肢支撑能力较弱者，首先将重心放于一侧上肢及肘杖，利用双侧上肢及肘杖保持平衡，并提供一定的支撑，将一侧肘杖向前迈出，距离约为自身足长度，将重心转移至双侧肘杖支撑垫连线的中心点，将另一侧下肢向前迈出站稳，将重心转移至一侧上肢及肘杖，双侧下肢保持平衡并提供一定的支撑，将另一侧肘杖向前迈出，并越过一侧约一足的距离，将重心转移至双侧肘杖支撑垫连线的中心点，将一侧下肢向前迈出，并越过另一侧足站稳，并保持平衡完成一个步行周期（图11-2-12）。

2. 恢复期使用肘杖步态模式（三点步行）　适用于平衡能力一般、下肢支撑能力较好的使用者，首先将重心放于双侧下肢并提供一定支撑，先将两侧肘杖同时向前伸出，双侧肘杖先落地，将重心转移至双侧上肢及肘杖并站稳，下肢依次向前迈步，足尖不超过双侧肘杖支撑垫的连线，并保持平衡完成一个步行周期（图11-2-13）。

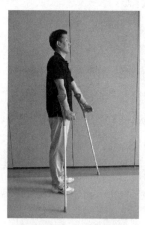

图11-2-12　肘杖四点步行

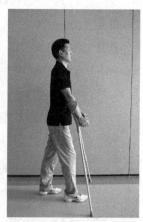

图11-2-13　肘杖三点步行

3. 恢复后期使用肘杖步态模式（两点步行）适用于平衡能力较好、下肢支撑能力一般的使用者，使用时先将重心放于一侧上肢及肘杖，利用另一侧下肢保持平衡并提供一定的支撑，将一侧肘杖及其对侧下肢向前迈步并站稳，保持平衡后，将重心转移至另一侧及肘杖，利用另一侧下肢保持平衡并提供一定的支撑，将另一侧肘杖及其对侧下肢向

前迈出,并越过一侧足完成一个行走周期(与腋杖相同)(图 11-2-14)。

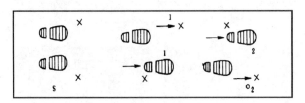

**图 11-2-14 肘杖两点步行**

### (四)注意事项

1. 肘杖使用时相对较笨拙,使用者需要练习穿脱,走路时要反复练习使用。

2. 使用者上肢应有良好的力量,以便较好地支撑体重。

3. 肘杖前臂套应松紧适宜,过紧会使肘杖难以移动,太松则容易脱落。

4. 前臂套应保持在肘与腕之间中点稍上方,过低会导致支撑力不足,太高则可影响肘关节活动甚至损伤尺神经而引起相应症状。

## 三、前臂支撑拐

前臂支撑拐(forearm support crutches)是一种带有特殊设计的在行走中提供支撑的装置(图 11-2-15),包括一个半圆前臂支撑托、一个水平手柄、单杆、一个支脚(包头)。前臂支撑拐是由杆的固定部分、杆可调节部分、把手、位置调节钮、托槽、衬垫、臂的固定带以及套头八个部分组成。

### (一)适用对象

适用于单侧或双侧下肢无力、步行不稳、前臂肌力较弱而腕、手又不能负重还不能用腋杖的使用者,如类风湿性关节炎、上下肢均损伤等。

1. **优点** 轻便、美观,而且用前臂支撑拐时,手仍可以自由的活动,如用手去开、关灯的时候,手可以脱离手柄,而不用担心拐杖掉到地上,原因是拐杖通过臂套固定在前臂上面。

2. **缺点** 没有腋杖稳定性好,应急性不强,有突发情况时使用者不能及时将手臂从拐杖中脱离出来。

### (二)长度的测量

使用者站立位,体重平均分布于双下肢,目视前方,肩臂放松,尺骨鹰嘴到地面的距离即为前臂支撑拐的长度。前臂支撑拐测出的长度均与托槽垫的表面到套头之间的距离相当(图 11-2-16)。调节手柄时要使托槽前沿到手柄之间有足够的距离,以免使手腕特别是尺骨茎突受压;同时,要注意托槽不能太向后,以免压迫尺神经。

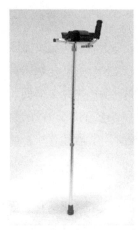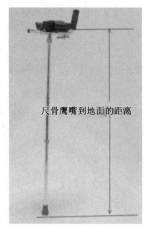

尺骨鹰嘴到地面的距离

**图 11-2-15 前臂支撑拐** **图 11-2-16 前臂支撑拐的测量**

### (三)使用方法

使用前臂支撑拐时使用者将手从托槽上方穿过,握住把手,前臂水平支撑在托槽上,承重点为前臂。根据前臂支撑拐和足移动顺序不同,分为以下几种方式:

1. **四点步行** 早期使用前臂支撑拐时步态模式多为四点步行。将一侧前臂支撑拐向前移动,迈对侧下肢,移动对侧前臂支撑拐,移动另一侧的下肢。

2. **两点步行** 常在掌握四点步行后训练,虽稳定性不如四点步行,但步行速度比四点步行快,步行环境与摆过步相同。方法是一侧前臂支撑拐和对侧足同时伸出作为第一着地点,然后另一侧前臂支撑拐和另一侧足再向前伸出作为第二着地点,如此反复进行。

### (四)注意事项

1. 前臂支撑拐不能离身体太远,否则会影响使用者站立平衡。

2. 尝试在无监护下行走之前要确认使用者已经具有较好的平衡能力,因为前臂支撑在托槽上,遇危险时不能迅速扔掉,会妨碍手的保护性伸出。

3. 使用前臂支撑拐时使用者将手从托槽上方穿过,握住把手,前臂水平支撑在托槽上,承重点应在前臂;托槽前沿到手柄之间要有足够的距离,避免尺骨茎突受压;注意托槽不能太向后,以免长期使用压迫尺神经。

## 四、腋杖

腋杖(auxiliary crutches)是由软衬垫腋窝水平支撑托、一个水平手柄、单杆或多个垂直杆在末端汇合成一个支脚(包头),在行走中提供支撑的装置(图11-2-17)。腋杖可以减轻下肢80%的负重。对减轻下肢负荷和维持身体平衡具有较好的作用。

### (一)种类

腋杖分为长度固定式与长度可调式两种。固定式不能调节长度,一般为木制;长度可调式长度可调,多为铝合金制作,临床使用方便。

1. 优点　无论单侧或双侧使用稳定性能均好,能起到较好平衡作用;为负重受限者提供功能性步行;上下楼梯时可以使用。

2. 缺点　使用不当易压迫腋下,致腋窝内血管、神经受损;相对笨重,在拥挤的地方使用存在安全问题。

### (二)适用对象

任何原因导致步行不稳定,且在手杖和肘杖无法提供足够稳定性的情况下均可使用腋杖。单侧下肢无力而不能部分或完全负重的情况下,如脊髓灰质炎后遗症、下肢骨折、软组织损伤,或骨折后因骨不连而植骨后等。双下肢功能不全,不能用左、右腿交替迈步的情况,如截瘫、双髋关节用支具固定或用其他损伤因素致双下肢功能障碍、不能步行者。

### (三)长度的测量

确定腋杖长度的方法很多,简单的方法有以下几种:

1. 用身长减去41 cm即为腋杖的长度。

2. 身体保持中立位,双臂自然下垂,腋垫顶部与腋窝之间应有5 cm或三横指的距离,把手

的位置与股骨大转子的高度同高,腋杖头的落脚点是小趾外15 cm左右,肘关节屈曲约150°,此时腋杖顶部到地面的距离即为腋杖长度(图11-2-18)。

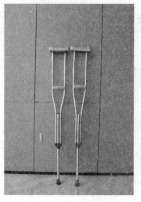
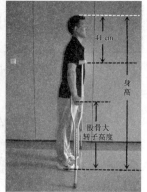

图11-2-17　腋杖　　　图11-2-18　腋杖的测量

### (四)腋杖的使用方法

为了保证使用腋杖后能步行,上肢和躯干必须要有一定的肌力,即为固定上肢来支撑体重,需要背阔肌、斜方肌、胸大肌、肱三头肌等用力;为使腋杖前后摆出,需要三角肌用力;为牢固握住把手,需要前臂屈肌和伸肌及手部屈肌用力。

让使用者认识到是通过把手负重而不是靠腋垫,否则有伤及腋神经的危险,腋垫应抵在侧胸壁上,通过加强肩和上肢得到更多的支持,正常腋杖与躯干侧面应成15°的角度。

以持双腋杖步行为例,根据腋杖和足移动顺序不同,分为以下几种步行方式:

1. 摆至步　是开始步行时常用的方法,主要利用背阔肌来完成,步行稳定,具有实用性,但速度较慢,适用于训练初期、道路不平、人多和拥挤的场合等。方法如下:同时伸出两支腋杖,支撑并向前摆动身体使双足同时离地向前,到达腋杖落地点附近,完成一个步行周期(图11-2-19),如脊髓损伤患者。

2. 摆过步　常在摆至步成功后开始应用。步幅较大、速度快、姿势美观。适用于路面宽阔、行人较少的场合。方法如下:双侧腋杖同时向前方伸出,使用者支撑把手,使身体重心前移,利用上肢支撑力使双足离地,下肢向前摆动,双足在拐杖着地点前方位置着地,再将双拐向前伸出取得平衡,故

称为摆过步(图 11-2-20)。开始训练时易出现屈膝、躯干前屈、跌倒,应加强保护。此种步行方式在拐杖步行中速度最快,一般在恢复后期使用,如脊髓损伤患者。

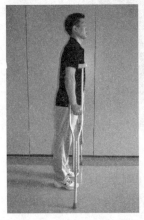 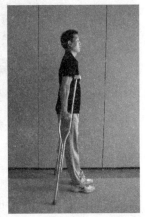

图 11-2-19 腋杖摆至步　图 11-2-20 腋杖摆过步

3. 四点步行　步行速度较慢,但稳定性好,步态与正常步行相近似,训练难度小,适用于恢复早期,是双下肢运动功能障碍者经常采用的步行方式之一。方法:先伸出左侧腋杖,迈出右足,再伸出右侧腋杖,最后迈出左足,故称为四点步行(图 11-2-21)。适用于骨盆上提肌肌力较好的双下肢运动功能障碍者。

4. 三点步行　步行速度快,稳定性良好,是常用的步行方式之一。适用于一侧下肢患病且患侧不能负重的使用者。如一侧下肢骨折、另一侧下肢麻痹的小儿麻痹者等。方法是先将两侧腋杖同时伸出,落地后迈出患侧足或不能负重的足,最后再将对侧足(健侧足)伸出(图 11-2-22)。

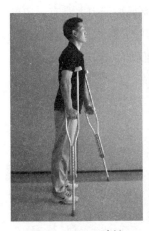 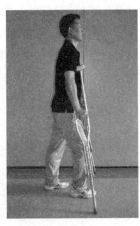

图 11-2-21 腋杖　　图 11-2-22 腋杖三
四点步行　　　　点步行

5. 两点步行　常在掌握四点步行后训练,虽稳定性不如四点步行,但步行速度比四点步行快,步行环境与摆过步相同。一侧腋杖和对侧足同时伸出作为第一着地点,然后另一侧腋杖和对侧足再向前伸出作为第二着地点,如此反复进行的步行方式称为两点步行(图 11-2-23)。

6. 部分负重步行　将腋杖与部分负重下肢同时向前移动,健侧下肢迈越腋杖的步行方法(图 11-2-24),如下肢骨折者等。

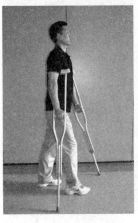 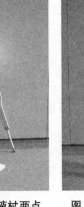

图 11-2-23 腋杖两点　图 11-2-24 腋杖部分
步行　　　　　　负重步行

7. 免负荷步行　行走时先将双侧腋杖向前,然后健侧下肢向前使患侧下肢免于负重的步行方法(图 11-2-25),如膝关节损伤等。

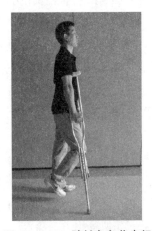

图 11-2-25 腋杖免负荷步行

8. 上下台阶

(1)上台阶:准备上楼时,移动身体靠近最低层的一级台阶,双手各持一个腋杖,同时支撑,将健侧腿向前迈上一级台阶,体重保持支撑在健侧腿上,再移动双腋杖和患侧腿迈上同一级台阶,不断重复。

(2)下台阶:移动身体靠近待下台阶的边缘,双手持腋杖移动至下一级台阶,同时患侧跟上。双手支撑稳定后,重心下移,再将健侧腿迈下同一级台阶,不断重复(图11-2-26),如下肢骨折者等。

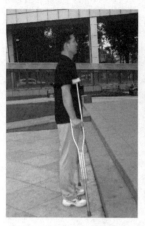 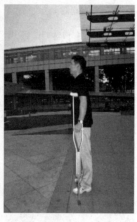

a. 上台阶　　　　　　b. 下台阶

**图11-2-26　腋杖上下台阶**

9. 站起/坐下

(1)起身站立:在站立前,请先确定椅子或床是否稳定牢固,健侧腿支撑在地面上,身体向前移动到椅子或床的边缘,再将两只腋杖并拢合在一起,用患腿一侧的手握住腋杖手柄,健侧的手扶住椅子扶手或床缘,两手一起支撑用力,同时健侧腿发力站起,保持站稳。

(2)坐下:身体向后慢慢移动,直到健侧的腿碰到椅子或者床的边缘,保持体重在健侧腿上,将两只腋杖拢合在一起,用患腿一侧的手握住腋杖手柄,健侧的手放到椅子或床缘上,然后弯曲健侧膝盖,慢慢坐下(图11-2-27)。

(五)注意事项

1. 使用腋杖时,上肢和躯干必须要有一定的肌力,为固定上肢来支撑体重,需要背阔肌、斜方肌、胸大肌、肱三头肌等用力。

2. 为使腋杖前后摆动,需要三角肌用力。

3. 为牢固握住把手,需要前臂屈肌和伸肌及手部屈肌用力。

4. 上臂应夹紧,控制身体的重心,避免身体向外倾倒。腰部应保持直立或略向前挺出姿势,而不

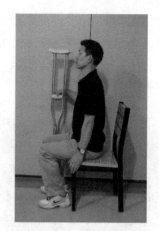

**图11-2-27　腋杖站起/坐下**

能向后弯。

5. 腋杖的着地点应在脚掌的前外侧处,肘关节维持微屈,有利于手臂的施力和手腕保持向上翘的力量。

6. 腋垫应抵在侧胸壁上,通过加强肩和上肢得到更多的支持,正常腋杖与躯干侧面应成15°的角度,使用腋杖时着力点是在手柄处,而不是靠腋窝支撑,以避免压迫腋神经。

(刘　岩)

# 第三节
# 双臂操作助行器

双臂操作助行器是一种由双臂操作的框架式助行器,包括框式助行器、轮式助行器、座式助行器、台式助行器。双臂操作助行器主要适用于上肢具有一定的肌力、双手具有抓握能力并具有一定的平衡能力及下肢支撑能力的人群。其功能特点:双臂操作、灵活性差;支撑面积大、稳定性好;行进速度慢,多用于室内行走训练。

## 一、框式助行器

框式助行器(walking frames)是双臂操作助行器中最简单的形式,又称为讲坛架或Zimmer架,是一种没有轮子的三边形金属框架,依赖手柄和支脚提供支撑(图11-3-1a)。有的带有铰链结构,可以左右侧交替推向前移动,故称为交互式助行器(又称为框式差动助行器)(图11-3-1b)。当同时合

并上肢无力时,使用者使用交互式助行器时可不必提起整个架子,只需将助行器两侧交替推向前方。

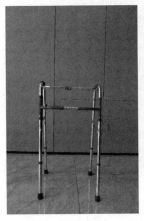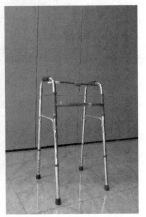

a. 固定式　　　　b. 交互式

**图 11-3-1　框式助行器**

**(一) 适用对象**

1. 单侧下肢损伤、无力及截肢者,如下肢骨性关节炎、关节置换手术后或下肢骨折术后未愈合者,需要比杖类助行器更大的支持。

2. 全身或双下肢损伤、肌力差或协调性差的患者,但又需要进行站立、步行者,如双下肢骨折术后、偏瘫、不完全性脊髓损伤、多发性硬化症等。

3. 心肺疾病患者恢复期、老年人等,以帮助其活动和建立自信心。

**(二) 高度的测量**

使用者站立位与股骨大转子的高度相水平即为框式助行器扶手的高度(图 11-3-2)。

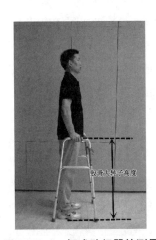

股骨大转子高度

**图 11-3-2　框式助行器的测量**

**(三) 使用方法**

步行时,应将助行器放在使用者前方适当的位置,如助行器离使用者过远,使四足不能牢固地放在地面负重,助行器容易倾斜,影响使用者的平衡。

框式助行器的基本步态:提起助行器放在身前上肢伸出一臂长的地方,向前迈一步,落在助行器两足连线水平附近,如果一侧下肢较弱则先迈弱的一侧下肢,然后再迈另一侧的下肢(图 11-3-3)。

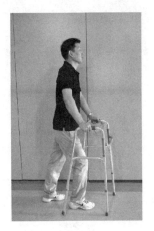

a. 动作

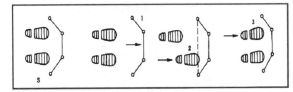

b. 模式图

**图 11-3-3　框式助行器的基本步态**

1. **框式助行器摆至步**　先将助行器前移,然后双上肢支撑起体重利用躯干摆动将双足同时迈至前移后的助行器双足连线处(图 11-3-4)。

2. **框式助行器免负荷步行**　行走时先将助行器向前,然后负重下肢向前,注意迈步下肢的落脚点不能越过助行器两后足的连线(图 11-3-5)。

3. **框式助行器站起/坐下**　将助行器放置于身体前侧,助行器四个支脚形成的矩形对角线连线的交叉点位于膝关节正下方,将臀部向前坐于椅面2/3处,双手抓住助行器下把手,将膝关节屈曲75°左右,身体向前倾斜,将重心向助行器方向移动,双上肢、下肢同时向下用力,使身体离开椅面呈半站立姿势,双手依次抬起,抓住框式阶梯助行器上把手,下肢同时用力实现站立姿势,调整站姿,保持平衡。坐下的方法与之相反(图 11-3-6)。

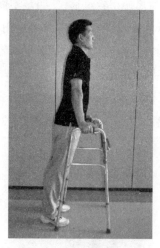

a. 动作

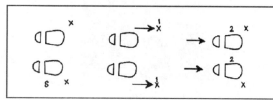

b. 模式图

图 11-3-4　框式助行器摆至步

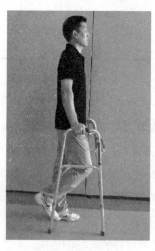

a. 动作

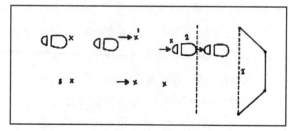

b. 模式图

图 11-3-5　框式助行器免负荷步行

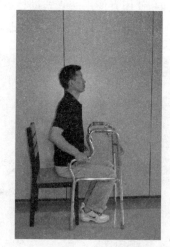

图 11-3-6　框式助行器站起/坐下

**（四）注意事项**

1. 使用框式助行器时，使用者的迈步腿不要太靠近助行器，否则会导致向后倾倒。

2. 当使用者不能注意到这一点，训练时可在靠近使用者侧助行器两足上与使用者膝关节同高处系一条有颜色的带子或者橡皮条以提醒使用者。

3. 注意不要系得过低，以避免视力不好或迈步过高的使用者绊倒；助行器应放在使用者前方合适位置，如助行器离使用者太远，会使四足不能牢固地放在地面上承重，助行器易于倾倒，扰乱使用者的平衡。

4. 交互式助行器的应用虽然不及标准式助行器普及，但当使用者需要一种坚实、能靠自己独立使用辅助器具以运用交互式步态步行时，这种助行器是很重要的；尤其当使用者上肢无力时，这种助行器可以令使用者不用提起整个助行器，只需将助行器一侧向前推，再推另外一侧即可进行步行。

## 二、轮式助行器

轮式助行器（rollators）是指带有轮子的双臂操作助行器，又称为滚动助行器。这种助行器前方两足各有一个轮子。其中，又分为两轮式、三轮式、四轮式，可具有座位、手刹制动和其他辅助支撑功能等多种形式。两轮助行器较无轮助行器易于操作，由使用者推动，可以连续前行。前轮固定式轮子只向前或向后滚动，方向性好，但转弯不够灵活（图11-3-7a）。三轮助行器移动性与稳定性均较好，用于户外活动(图 11-3-7b)。四轮助行器操作灵活,分为四轮均可转动和前轮转动、后轮固定位置两种形式(图 11-3-7c、d)。

能力,以免下斜坡时发生危险;因路面常不平整,户外应用时应特别小心。

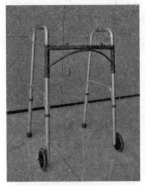
a. 两轮式

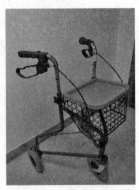
b. 三轮式

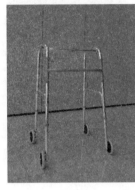
c. 四轮式
d. 儿童式

**图 11-3-7 轮式助行器**

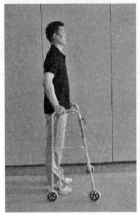
a. 四轮式
b. 两轮式

**图 11-3-8 轮式助行器的使用**

### 三、座式助行器

座式助行器(walking chairs)是一种带有轮子和座椅或行走中支撑人体的吊兜的轮式助行器(图 11-3-9)。

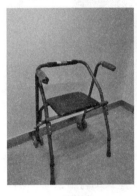
a. 两轮式

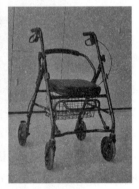
b. 四轮式

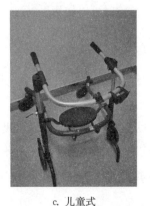
c. 儿童式

**图 11-3-9 座式助行器**

**(一)适用对象**

1. 适用于下肢运动功能一般且平衡能力较好的人群辅助户外行走,双上肢功能健全、肌力 4 级以上的人群。

2. 双下肢无力者、儿童和老年人等。

**(二)高度测量**

与框式助行器相同。

**(三)使用方法**

行进时将重心放于双下肢,上肢轻扶助行器向前匀速推行,助行器前轮和后轮不能离开地面,双下肢依次交替向前迈进,行进速度与推行速度保持一致(图 11-3-8)。

**(四)注意事项**

轮式助行器应用非常简单,但大多数轮式助行器在有限的空间内难以操作,因此运用时应选较大的空间;使用者应学会使用手闸并具有控制手闸的

（一）适用对象

座式助行器主要用于老年人,适合上肢力量不足不能抬起助行器、不能进行长时间户外活动,心肺功能较差者或老年人群。

（二）高度测量

与框式助行器相同。

（三）使用方法

如使用者坐在座式助行器上,应双手分别抓在左右两侧扶手上,将臀部向前坐于椅面 2/3 处,将膝关节屈曲 75°,身体向前倾斜,双上肢、下肢同时向下用力,使身体离开椅面,缓慢站起,呈站立姿势,调整好平衡,身体向一侧旋转,双手抓住扶手,直至完全旋转,面对座式助行器站稳后,关闭制动,开始行走。

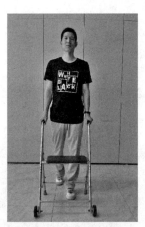

图 11-3-10　座式助行器

（四）注意事项

座式助行器支撑面积较大、稳定性能好、易于推动。使用时,将双手握住座式助行器扶手向前推行即可,若老年人行走过程中,劳累时可以坐在座上休息,出现危险时可以使用手刹。

## 四、台式助行器

台式助行器(walking tables)是一种带有轮子、支脚和支撑台或前臂支撑托,由双臂向前推,需要上身配合的助行装置,又称为前臂托助行器(图 11-3-11)。台式助行器是附有托槽的、齐胸高的助行器,前方有垫好的平台,行走时前臂可放在平台上。

优点:对手部活动能力差的使用者比较实用,前方的扶手可以让使用者把握方向。

缺点:不灵活,比较大。

（一）适用对象

1. 上、下肢均受伤,合并腕与手不能承重者。如脑外伤、四肢骨折恢复期、不完全性脊髓损伤等。

2. 下肢功能障碍,需要使用助行器或前臂支撑拐,合并上肢功能障碍或不协调者。

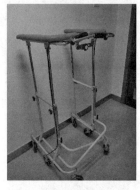 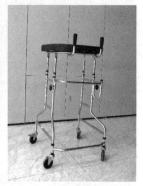

a. 刹车式　　　　　b. 无刹车式

图 11-3-11　台式助行器

（二）高度测量

使用者站立位,体重平均分布于双下肢,目视前方,肩臂放松,尺骨鹰嘴到地面的距离即为台式助行器的高度(图 11-3-12)。

（三）使用方法

将台式助行器置于使用者前方,前缘贴近使用者前胸,双手握住把手,向前步行。

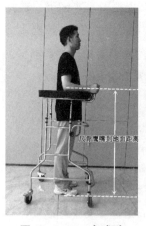 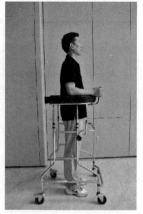

图 11-3-12　台式助　　　图 11-3-13　台式助
　　行器测量　　　　　　　　行器步行

（四）注意事项

台式助行器支撑面积大、稳定性能好、易于推动。使用时,将前臂平放于支撑架上,利用台式助行器带动身体前移;由于台式助行器比较笨重,在有限空间内和户外操作时比较困难,因此需反复训练以达到熟练运用程度。

(刘 岩 李艳杰)

# 第四节
## 截瘫步行器和截瘫机器人

脊髓损伤所致截瘫是人体最严重的残疾之一,直接影响患者的生活自理能力和社会参与能力。我国的脊髓损伤患者以工伤、交通事故等为主,目前我国大约有100万的脊髓损伤患者。由于脊髓损伤后的不可逆性,加之每年以万余人的速度在递增,所以在我国脊髓损伤的人群较为庞大。脊髓损伤患者的治疗比较复杂而且困难,患者伤后伴有多种功能障碍,功能障碍导致的并发症也多,是功能障碍者中功能恢复比较复杂的人群。近年来,脊髓损伤的诊断、治疗取得了一定的进展,但在药物、手术治疗方面尚无重大突破,特别是完全性脊髓损伤仍难以恢复,需要利用康复器具来辅助日常生活活动和改善全身状态,从而使矫形器的应用越来越受到重视。随着现代康复医学、康复工程学、材料科学、人体生物力学等,与之相结合加速康复器具的发展,针对截瘫患者研发的截瘫步行矫形器(walking orthosis)的应用也有了明显进步,并在临床上得到了广泛的应用。除了颈部高位脊髓损伤患者的康复比较困难,其他部位的脊髓损伤患者都可以借助截瘫步行矫形器恢复一定的站立和行走功能,为其生活自理和重返社会创造了条件。

## 一、截瘫步行器

目前,临床上使用的截瘫步行矫形器类型比较多:①根据患者损伤的平面可分为两大类,一是用于 T$_{10}$ 节段以下、L$_2$ 节段以上截瘫的 Walkabout(交替行走矫形器)系统;二是用于 T$_4$ 节段以下、L$_2$ 节段以上的截瘫的交互迈步矫形器(RGO)系统。②根据截瘫步行器的功能可分为三类:无助伸功能的截瘫步行矫形器,以产自美国和中国的 RGO 和 CRGO 系统为代表;带助伸功能的截瘫步行器,以

产自英国的 ARGO 系统为代表;带有助动功能的截瘫步行矫形器,以产自英国和中国的截瘫步行机器人系统为代表。

### (一)Walkabout 系统

1. **结构** 由左右两侧带膝关节铰链的膝踝足矫形器(KAFO)和一个 V 形髋关节铰链构成。该 V 形髋关节铰链是其关键构件,它与左右两侧 KAFO 的内侧支条相连,这种连接结构可确保两侧的 KAFO 在矢状面进行钟摆式摆动,并且限制了因为内收肌张力增高导致的内收步态和臀中肌挛缩导致的过度外展步态,所以倒置的 V 字形结构也有效地避免了双下肢之间的碰撞或纠缠,增加了侧向的稳定(图11-4-1)。优点是髋关节铰链装在大腿内侧,没有笨重的骨盆装置,外形比较简单,重量减轻,容易穿脱。缺点是髋关节铰链的轴心位置与生理髋关节不符,步行中髋关节缺少旋转运动,步态比较机械和僵硬。另外,Walkabout 系统的适用范围比较有限,对于脊柱稳定差者不适合。

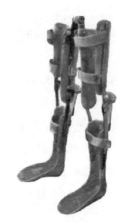

图 11-4-1 Walkabout 系统

2. **生物力学原理** 脊髓损伤患者由于下肢肌力下降或消失,其运动步态与正常人有着显著的差别,但是仍然具备四个基本步相:站立期、离地期、摆动期和躯体前移期。

(1)站立期和离地期:通过膝踝足矫形器的膝铰链锁定膝关节起到刚性支撑的作用。另外,髋关节伸展和骶股韧带及关节囊韧带前侧张力作用,使患者在站立时达到静态的平衡。同时,踝关节有一个 5°～10° 的背屈,使身体重心线落在前足或中足位置,而且患者在站立时整个身体的 C 形姿势使重力线在髋关节的后侧,从而使患者站立时更加稳定

和安全。Walkabout 互动式铰链装置安装在会阴区下方，并连接双侧 KAFO 的内侧支条。行走器的钟摆式的结构原理只允许髋关节在矢状面上做屈伸运动，从而限制髋关节内外侧方向运动和旋转运动，行走时把重心转移到支撑腿，并略微向前倾斜身体即可实现下肢的摆动离地。

（2）摆动期：在摆动期当摆动腿离地时，由于该腿的髋关节中心高于身体重心，继而由于重力和惯性的影响，被动产生一个向前的钟摆式运动使患者达到向前行走的目的。这种钟摆式的运动节律相对较慢，约 50 步/min。由于 Walkabout 互动式铰链装置呈倒置 V 字形结构，在行走过程中有效地避免了双下肢之间的磕、碰、缠现象。在行走过程中，膝关节始终保持锁定伸直位，如果在行走摆动过程中膝关节出现屈曲会导致步行时的一些安全隐患，或者即便在保证安全的情况下也会影响步行速度，而且步态也很不自然。另外，如果要解决步行时膝关节可以屈曲这一问题会增加系统复杂性及装配费用。

（3）躯体前移期：在这一时期主要是依靠背阔肌的力量和肘杖或助行器的支撑力量使肢体向前方运动。因此，手臂的力量对行走也是至关重要的，早期手臂力量小，患者易疲劳，但随着力量的增强和行走姿态的改善，患者的耐力和行走距离都会大大地提高。从生物力学原理可知，对于 $L_1$ 水平以下的损伤，患者腰部和髋部保持一定的肌力，因而有最好的行走效果。对于较高水平的损伤（$T_{10}$ 或者更高水平的不完全性截瘫），通过针对性训练同样可以达到满意的治疗性步行效果。

**（二）往复式截瘫步行器**

往复式截瘫步行器（reciprocating gait orthosis，RGO）是为脊髓损伤患者设计的一种步行支具，它可被理解为一种外骨骼肌支撑系统，通过人体重心在双腿间转移及 RGO 髋铰链的互动原理实现双下肢的迈步功能。RGO 可使丧失行走功能的患者重新获得步行功能，让患者自信地接触社会，积极完成一些社会性或家庭性的活动，同时也减少了各种并发症。RGO 适应于神经系统、神经肌肉疾患及脊髓损伤的患者。目前临床上使用的往复式截瘫步行器大致有三种：①单钢索互动截瘫步行器（图 11-4-2a）；②双钢索互动截瘫步行器（图 11-4-2b）；③摇杆互动截瘫步行器（图 11-4-2c），其特点是把原有的单钢索或双钢索传动方式（运动时钢索在锁套内产生较大的摩擦力），改进为摇杆方式传动（摇杆传动只需绕着一根轴运动，大大降低了摩擦力）。三种类型的往复式截瘫步行器虽然结构上略有不同，但功能基本相同。

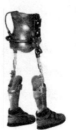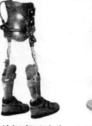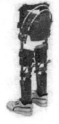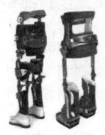

a. 单钢索互动截　　b. 双钢索互动　　c. 摇杆互动截瘫
　瘫步行器　　　　　截瘫步行器　　　　步行器

**图 11-4-2　截瘫步行器**

1. **结构**　RGO 系统通过腰骶部位的骨盆箍（LSO）及互动装置（单钢索、双钢索或者铝合金摇杆）连接两侧髋关节铰链，是截瘫步行器的重要组成部分，向上连接躯干部位的两侧支条及躯干固定带；向下通过两侧的大腿铝合金支条连接双侧 KAFO，或者连接一对包容股骨内侧髁的踝足矫形器（AFO）。RGO 与传统的 HKAFO 或 Walkabout 相比，RGO 有以下两个优点：一是节省体力和提高稳定性，穿用 RGO 进行交替步行时比穿用 HKAFO 或 Walkabout 步行时消耗的体力大为减少，步态较为自然，因而步行速度也相对较快；二是 RGO 的静态平衡更好，使用 RGO 可以不借助其他辅助器保持站立平衡，这样患者就可以解放双手，从事其他活动。

2. **生物力学原理**　RGO 的行走助力来自髋关节的设计：通过导锁紧紧连接步行矫形器的两个髋关节，如一个髋关节做后伸运动时，通过导锁移动，使另一个髋关节产生髋屈曲运动，从而达到带动腿向前移动的目的。同时，有部分类型 RGO 有特制的膝关节自动锁定装置，当患者需要从站位到坐位时，只需将躯干向前倾，到达一定的程度后髋锁和膝锁的联动装置将打开膝关节，然后患者身体髋部后移，就可以迅速坐下，患者坐稳后，可以用手动锁锁定膝关节。当患者需要站起来时，只需将膝关节锁打开,身体向前倾,双手支撑身体,通过下肢的重力伸直膝关节或将双下肢向前一甩,后跟着地的反作用力将有助于伸直膝关节,到达伸直位时,髋关节向前伸展,此时髋关节锁自行锁定,患者就可以站稳并开始行走。

## 二、截瘫行走机器人

Wangenstei 在 1883 年提出了启动外骨骼行走机器人的设想,由于当时工业水平和电子计算发展还比较落后,所以未能进入临床实践。到 21 世纪,全球多家企业投入大量资源研发助老助残机器人。这些系统将投入于功能康复训练使用,未来或逐步扩大到日常使用。几千万外骨骼机器人将彻底改变下肢瘫痪患者的康复治疗和日常生活,目前全球比较知名且已形成产业化的外骨骼机器人公司主要有美国的 Ekso Bionics 公司、日本的 Cybernics 公司、以色列的 ReWalk Robotics 公司及新西兰的 Rex Bionics 公司。我国是继美国、以色列和日本等之后,又一个成功研发外骨骼机器人的国家,主要以北京航天航空大学研究的截瘫步行器为代表。

### (一)瑞士的 Lokomat 机器人系统和美国的 Ekso GT 机器人系统

Lokomat 机器人系统包括上肢机器人系统和下肢机器人系统,是目前临床报道和临床应用最多的一种。Lokomat 机器人系统通过一套在跑台上全自动运行的外骨骼式下肢步态矫正驱动装置,实现了机器人辅助的全自动步态训练,可以有效地提高神经损伤患者的行走功能。Lokomat 机器人系统有基础型、专业型和儿童型三种类型,每一种类型由三部分组成,包括外骨骼式下肢步态矫正驱动装置、智能减重系统和医用跑台,适用于脊髓损伤、颅脑损伤、多发性硬化症、小儿脑瘫等运动康复治疗和训练(图 11-4-3a)。2012 年,美国的 Ekso Bionics 推出首款外骨骼支架设备 Ekso GT,它是 2016 年唯一获得 FDA 认证的用于上胸及颈椎脊髓损伤的治疗性的外骨骼机器人,可用于脑卒中患者的步行功能训练。Ekso GT 工作原理及结构原理是一套智能信息采集的软件系统分别控制在双侧髋关节和双侧膝关节的四个动力驱动装置,系统

里的快速切换装置非常简单地实现了在不同患者、不同损伤平面的患者间的切换。Ekso GT 的髋关节可以从侧方外展打开,方便患者的穿戴。另外,Ekso GT 系统可以根据患者的身高和体重进行调节。目前,Ekso GT 系统在北美主要是由康复中心和物理治疗诊所等,用于脑卒中和脊髓损伤患者的治疗性的训练设备,此套系统在国内目前还没有销售(图 11-4-3b)。

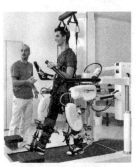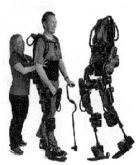

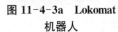

图 11-4-3a　Lokomat　　　图 11-4-3b　Ekso
机器人　　　　　　　机器人

### (二)日本筑波大学 Cybernics 研究中心的机器人

筑波大学 Cybernics 研究中心由日本筑波大学教授山本嘉之于 1991 年创立。1995 年,第一台混合助力外骨骼机器人(Hybrid Assistive Limb,HAL)样机诞生。2004 年,山本嘉之教授创立了 Cyberdyne 公司并推出了全身机器外骨骼 HAL-5。

HAL 由两套 Cybernics 控制系统构成:生物意识控制系统(CVC)和自主控制系统(CAC)。这是 HAL 与其他外骨骼机器人相比的独特优势,通过固定在皮肤表面的传感器搜集肌电信息,CVC 可以判断行动意图,控制动力装置。而 CAC 则利用计算机存储动作模型,完成并记忆助力动作。HAL 的两套控制系统互相配合,为患者架构了一个替代神经网络,相当于一个外接大脑/神经系统。HAL 机器腿的运动完全由使用者通过自动控制器来控制,不需要任何操纵台或外部控制设备,可以帮助患者站起、步行、转弯、上下楼梯、上下斜坡及不同路面行走等。HAL 由背囊、内装计算机和电池的一组感应控制设备、四个电传装置组成。目前,HAL 以租赁方式在日本受到了很多医疗机构的欢迎(图 11-4-4)。

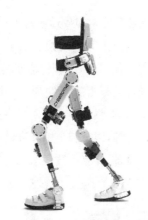

图 11-4-4　HAL 机器人系统

### （三）ReWalk 技术系统

ReWalk 的技术是使用体感芯片，捕捉患者的肢体动作，帮助行走。ReWalk 通过电池驱动关节部位的电机，在行走过程可以感知用户重心的变化。除了行走，ReWalk 可以帮助用户起立、坐下、上下楼梯。用户使用 ReWalk 可自行完成安装和拆卸。ReWalk Robotics 公司旗下共有两款产品，分别是 ReWalk 个人版和 ReWalk 康复版；前者主要适合家庭和工作环境使用，后者则是用于临床修复。公司旗下的 ReWalk 个人版 2012 年底拿到欧盟CE 认证，2014 年 6 月通过 FDA 认证，ReWalk 是第一款通过 FDA 认证的个人使用产品（图 11-4-5）。

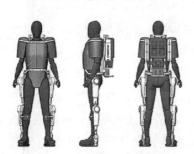

图 11-4-5　ReWalk 截瘫机器人

### （四）Rex Bionics 公司的机器外骨骼系统

Rex 外骨骼采用了坚固的轻质材料，从下至上的多处尼龙搭扣以及腰间的宽腰带将使用者的身体与外骨骼捆绑在一起。为了兼容轮椅的操控习惯，Rex 用腰间的两个操纵杆进行姿态控制。Rex 重量为 38 kg，由一个轻便充电电池提供动力，充电一次可全天使用。每个 Rex 装置都是为患者量身定制的。Rex 机器外骨骼的优劣势均很明显，Rex 是目前唯一一个无须拐杖支持的自助式设备，适用于四肢瘫痪患者，即便是下肢瘫痪患者，也可以彻底解放双手。

但 Rex 在步态和可调节方面具有明显的劣势，公司计划下一代产品会有所改善（图 11-4-6）。

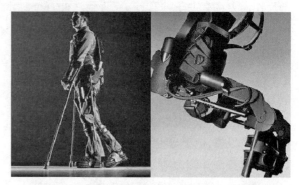

图 11-4-6　Rex Bionics 公司的机器外骨骼系统

### （五）我国近年研发情况

先后有电子科技大学、哈尔滨工业大学、北京理工大学、北京航天航空大学等展开了外骨骼机器人研究，目前已经进入临床实践应用的是北京航天航空大学研制的大艾外骨骼截瘫机器人。大艾外骨骼截瘫机器人的最大特点是采用膝关节和髋关节处的四个马达独自驱动，并能够实时监控穿戴者的行走特点，通过在线反馈、智能引导、调整步态，助力脊髓损伤患者重新行走或使早期偏瘫患者重塑正确行走能力，高效康复（图 11-4-7）。

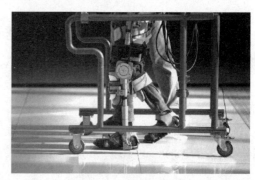

图 11-4-7　大艾外骨骼截瘫机器人系统

## 三、截瘫步行器的作用

1. 增强肾脏、膀胱和肠道功能，有效地预防泌尿系统感染，改善排便功能。

2. 增强患者肌力并避免肌肉萎缩，强化骨骼并预防骨质增生。

3. 促进全身特别是下肢的血液循环，有利于预防直立性低血压和下肢静脉血栓的形成。

4. 增强髋、膝关节的活动，减轻关节痉挛，预防关节挛缩。

5. 避免长期坐、卧带来的压疮感染。

6. 改善心肺功能,提升日常活动能力。

7. 增强截瘫患者自强自立的信心　应用步行矫形器进行站立或步行训练,对克服脊髓损伤患者创伤后心理障碍亦有积极的作用,可使患者看到自己的潜能,感到能与正常人在同等高度上进行对话与交流,增加了正视残疾、自立自强的信心,缩短了心理障碍时间。

8. 促进截瘫患者的全面康复　应用步行矫形器实现实用性步行后,扩大了患者的社会活动空间,增加了社会活动能力,促进患者早日回归社会和全面康复,也改善了截瘫患者带来的一系列社会问题。

## 四、适应证和禁忌证

1. 适应证　外伤性脊髓损伤导致的截瘫、脊髓脊膜膨出症患儿、小儿脑瘫、多发性硬化症、肌营养不良患者、脊柱裂及下肢无力需要支撑者。

2. 禁忌证　髋关节、膝关节、踝关节挛缩,脊柱伸直受限、智力发育障碍、上肢肌力差(尤其是肱三头肌)、患者体重超过 90 kg 者;因某些疾病患者不适合站立;脊柱屈伸旋转活动受限及脊柱不稳定,脊柱后凸畸形;髋关节脱位,髋关节屈曲挛缩畸形超过 20°,膝关节屈曲挛缩畸形超过 15°。

(解　益)

## 第一节
## 概述

随着时间的推移,中国已经步入老龄化社会,疾病、意外等都可能造成肢体功能障碍,行动不便者将成为一个庞大而特殊的群体,为了满足行动不便者的移动需求,轮椅成为一种普遍使用的代替步行的辅助器具。

轮椅是使残疾人、老年人和伤病患者得以行动自由、生活自由的一种重要辅助器具。它不仅是肢体伤残者和行动不便人士的代步工具,更使得下肢残疾、偏瘫、各节段脊髓损伤患者及行动不便的老年人扩大了生活范围,帮助他们实现生活自理、家务活动并承担适当的日常工作,更重要的是使他们借助轮椅促进健康和参与社会活动。选择适宜的轮椅并进行恰当的使用训练,不仅可以为使用者提供适合的体位支撑功能,也能够满足使用者的适应不同环境和需求,对他们损伤的肢体功能起到补偿作用,获得与健全人一样平等的移动和出行权利(图 12-1-1)。

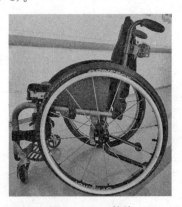

**图 12-1-1　轮椅**

轮椅的适用人群,包括完全丧失行走运动功能的残疾人以及下肢不能承重者、行走能力不稳定的功能障碍者;出现心肺功能障碍、骨骼肌肉永久性或暂时性障碍的伤病患者;有坐、运送、移动需求的重症患者和老年人。

由于使用者需求的多样化,现代轮椅正在向多功能、组件化装配发展。根据 2016 年发布的第 6 版残疾人辅助器具分类 ISO 9999,轮椅类辅助器具列入"主类 12 为活动和参与的个人移动及转移的辅助产品",分为"12 22 人力轮椅车"及"12 23 动力轮椅车"两大次类(表 12-1-1)。临床上则将常见的轮椅产品主要分为手动轮椅(manuel wheel-chair,MW)和电动轮椅(powered wheelchair,PW)两大类,其中手动轮椅因其重量较轻、收纳便利、移动性佳、参与程度高、可选择性较多等特点,受到残疾人、老年人、伤病患者以及护理人员的青睐。但手动轮椅限制了一部分上肢功能较差的老年人和重症患者使用,在经济条件允许的情况下,电动轮椅成为其很好的选择。随着人们对轮椅需求的增加和轮椅使用范围的扩大,轮椅的种类在不断扩展,不同类型、不同尺寸的轮椅正在适应使用者的个性化需求,为有需要的人提供最大的帮助。

**表 12-1-1　轮椅分类**

| 次类编码 | 次类名称 | 支类编码 | 支类名称 |
|---|---|---|---|
| 12 22 | 人力轮椅车 | 12 22 03 | 双手轮驱动轮椅车 |
| | | 12 22 06 | 双摇杆驱动轮椅车 |
| | | 12 22 09 | 单手轮驱动轮椅车 |
| | | 12 22 12 | 动力辅助手动轮椅车 |
| | | 12 22 15 | 脚驱动轮椅车 |
| | | 12 22 18 | 手推轮椅车 |
| | | 12 22 21 | 动力辅助护理轮椅车 |

（续表）

| 次类编码 | 次类名称 | 支类编码 | 支类名称 |
|---|---|---|---|
| 12 23 | 动力轮椅车 | 12 23 03 | 手动转向的电动轮椅车 |
| | | 12 23 06 | 动力转向的电动轮椅车 |
| | | 12 23 09 | 机动轮椅车 |
| | | 12 23 12 | 护理者控制的电动轮椅车 |
| | | 12 23 15 | 电动爬楼梯轮椅车 |

## 一、手动轮椅的分类

手动轮椅，是由使用者以手驱动、脚踏驱动或护理者驱动为动力的轮椅种类。国际标准 ISO 9999—2016 将 12 22 人力轮椅车（human driven wheelchairs)定义为：为行走能力有限的人提供带座位支持系统的有轮移动器具，依靠使用者或护理者的人力来操作。临床工作中，常将手动轮椅按以下标准分类。

### （一）按使用人群分类

手动轮椅按使用人群分类可分为成年人用轮椅及儿童型轮椅。其中儿童型轮椅尺寸较小，外观及颜色鲜艳，且常需要根据儿童的功能情况及认知行为状况装配必要的座席支撑及安全装置（图12-1-2)。

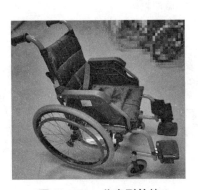

图 12-1-2　儿童型轮椅

### （二）按动力类型分类

手动轮椅按动力类型可分为自我驱动型轮椅（图12-1-3)、护理型轮椅（图12-1-4)。其中自我驱动型通常为后置大轮，外侧连接手推圈，便于使用者以上肢驱动轮椅移动。护理型轮椅则四轮皆为小轮，使用者无法独立驱动，需由护理者推动。

### （三）按结构分类

手动轮椅按结构分为折叠式轮椅、固定式轮椅（图12-1-5)。其中折叠式轮椅可分为左右折叠式

轮椅（图12-1-6)及上下折叠式轮椅（图12-1-7)。固定式轮椅又称为定框轮椅，较折叠式轮椅更为坚固耐用，框架结构稳定，不易损坏。

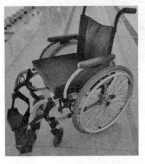 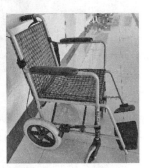

图 12-1-3　自我驱动型轮椅　图 12-1-4　护理型轮椅

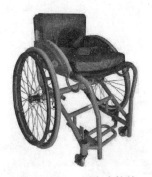

图 12-1-5　固定式轮椅

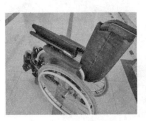 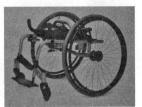

图 12-1-6　左右折叠式轮椅　图 12-1-7　上下折叠式轮椅

### （四）按框架材质分类

手动轮椅按照框架材质可分为合金钢轮椅（图12-1-8)、铝合金轮椅（图12-1-9)、轻金属轮椅（图12-1-10)。其中，合金钢轮椅重量较重，往往驱动费力且较缓慢；铝合金轮椅较合金钢轮椅重量轻，驱

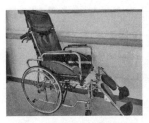 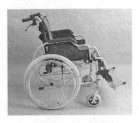

图 12-1-8　合金钢轮椅　图 12-1-9　铝合金轮椅

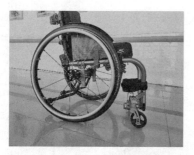

图 12-1-10　轻金属轮椅

动、收纳及搬运均较省力;轻金属轮椅兼顾耐用性及轻便性,但因材质较为稀缺,往往价格较高。

### (五) 按轴心位置分类

手动轮椅按轴心位置分类,就是要考虑轮椅驱动轮轴心与靠背延长线的参考位置,在延长线上为标准型轮椅(图 12-1-11);在延长线前,为前置型轮椅(图 12-1-12);在延长线后,为后置型轮椅(图 12-1-13)。

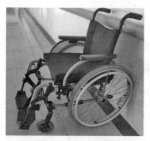
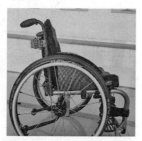

图 12-1-11　标准型轮椅　　图 12-1-12　前置型轮椅

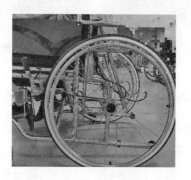

图 12-1-13　后置型轮椅

### (六) 按功能分类

手动轮椅按功能可分为普通轮椅及特殊功能轮椅,其中特殊功能轮椅包括躺式靠背轮椅、洗浴及坐便轮椅、偏瘫用单手驱动轮椅(图 12-1-14)、站立轮椅(图 12-1-15)、竞技轮椅(图 12-1-16)、手摇三轮车(图 12-1-17)等。①躺式靠背轮椅可分为椅背倾斜式轮椅(图 12-1-18)和座席倾斜式轮

椅(图 12-1-19)。后者能较好地减少躯干后倾形成的坐位剪切力。②洗浴及坐便式轮椅在座位上开孔,下放置便盆,易于取放。椅身多以塑料及铝合金等防水、防滑、不锈钢材质组成。根据驱动方式,坐便椅可分为自推式坐便椅(图 12-1-20)及助推式坐便椅(图 12-1-21)两种。③站立轮椅常常需考虑重量因素,设计为机械液压式。④竞技轮椅一般轻质且耐用,考虑运动需求,常设计为定框轮椅,不可折叠。不同运动项目的特点不同,竞技轮椅之间也各有差别。⑤手摇三轮车具有行驶速度快,省力等特点,因其占位较大,常用于户外较远距离移动,较少室内使用。

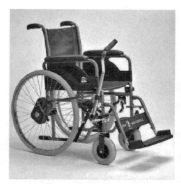
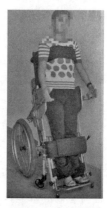

图 12-1-14　偏瘫用单手　　图 12-1-15　站立
驱动轮椅　　　　　　　　　　　轮椅

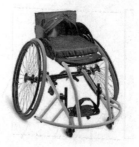
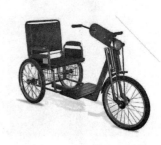

图 12-1-16　竞技轮椅　　图 12-1-17　手摇三轮车

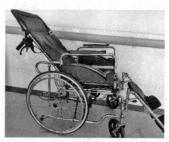
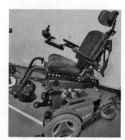

图 12-1-18　椅背倾斜式轮椅　　图 12-1-19　座席倾
斜式轮椅

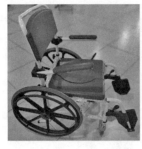 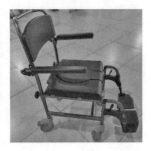

图 12-1-20　自推式坐便椅　图 12-1-21　助推式坐便椅

## 二、手动轮椅基本结构

### （一）驱动系统

驱动系统由轮椅大轮、轮椅手圈、轮椅脚轮以及轮椅把手四部分组成。

**1. 轮椅大轮**

（1）轮椅大轮：也称为推进轮，是轮椅的驱动轮，与驱动系统相连接，在与地面接触时产生推进力的轮子，具有驱动及承重功能，可靠性及强度要求较高（图 12-1-22）。影响它性能的因素主要有大轮直径尺寸、轮胎及轮辐。大部分轮椅的大轮安装在轮椅的后方。具有肩关节后伸障碍的使用者可以将大轮安装在轮椅的前方。

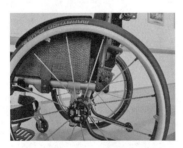

图 12-1-22　轮椅大轮

（2）大轮尺寸：大轮直径尺寸基本为 51～66 cm。一般情况下，偏瘫用轮椅的大轮直径为 56 cm，他人推动型轮椅后轮直径在 35 cm 以下，自行驱动型轮椅大轮直径为 56～61 cm，运动型轮椅大轮直径为 61～66 cm，儿童轮椅大轮直径为 51～56 cm。轮椅大轮直径尺寸直接关系着轮椅的转弯半径，直径增加，转弯半径也随之增加。

（3）大轮轮胎：分为充气型轮胎、实心橡胶型轮胎、空心橡胶型轮胎三种类型。充气型轮胎具有良好的减震效果、乘坐舒适度高、滚动阻力小、重量轻、耐用度高等特点。在不平路面、室内外、草坪、地毯上均能使用；在使用大轮平衡技术跨越障碍时，充气

型轮胎减震性好的特点使得轮胎落地时对轮椅支架损伤较小。但充气型轮胎需要维护，定期充气，且轮胎易破损。实心橡胶型轮胎具有耐用、易推动、不需要过多维护的特点，多使用在平整的地面；在使用大轮平衡技术跨越障碍时，落地减震性差，对支架可能有损伤。空心橡胶型轮胎的减震性优于实心橡胶型轮胎，不需要维护，因无内胎，不易刺破，且内部已充气，乘坐较舒适，但比实心轮胎推动阻力大。

（4）轮辐：有辐条式和塑模式两种类型（图 12-1-23、图 12-1-24）。辐条式轮辐用金属的辐条将轮子的中心和边缘连接起来，使轮子重量较轻、灵活性更强，更适合运动轮椅；轮椅大轮滚动时振动的程度称为平稳性。辐条式轮辐的平稳性与辐条的张力调节有关，因此在使用一段时间后需要适当对辐条式轮辐进行后期维护，调整张力。塑模式轮辐是铸造而成，常用材料为镁铝合金、PVC、玻璃纤维等，在制造期间就已经保证了它的平稳性，除非受到高温或剧烈碰撞等损伤，否则后期保养的要求不高，磨损较少，但其重量较辐条式轮辐重。

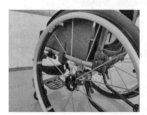 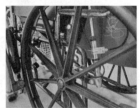

图 12-1-23　辐条式轮辐　图 12-1-24　塑模式轮辐

需要注意的是，有些轮椅的大轮有外展角度，呈八字状。这种设计增加了转弯稳定性、横向稳定性以及轮椅的宽度，让使用者更易接触手圈，但是增加了后向的不稳定性，这种设计多用于运动型轮椅，如图 12-1-25。

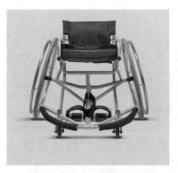

图 12-1-25　外展的大轮

2. 轮椅手圈　轮椅手圈也称为驱动手圈，是一个连在轮椅大轮上的环状物，是轮椅独有的，实现使用者与轮椅交互的装置。主要由金属、聚酯、塑料制成。手圈的直径一般比轮椅大轮小 5 cm，偏瘫用轮椅则是在驱动侧大轮外加一个直径更小的手圈来驱动轮椅。小直径手圈有速度优势，更适合运动；大直径手圈有力量优势，更易于驱动，如图12-1-26。

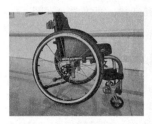
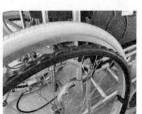

a. 金属轮椅手圈　　　b. 聚酯轮椅手圈

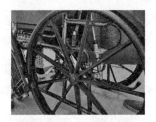

c. 塑料轮椅手圈

**图 12-1-26　轮椅手圈**

轮椅手圈一般由乘坐轮椅者直接推动。如果使用者手部抓握力量不足，为便于驱动轮椅，可进行一些轮椅手圈材料和外观上的变动，例如，在轮椅手圈表面增加涂层、胶皮，将手圈改装成波浪形来增加轮椅手圈的摩擦力，便于使用者抓握和驱动；或对轮椅手圈增加推进装置，沿手圈增加表面突起物，以利于上肢功能障碍者推动轮椅。此外，还可建议轮椅使用者佩戴驱动用轮椅手套，于手套手掌部位缝制防滑垫，以增加驱动手圈的摩擦力（图 12-1-27～图 12-1-30）。

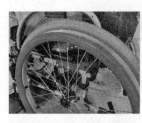
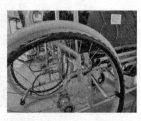

**图 12-1-27　轮椅手圈**　　**图 12-1-28　手圈突起物**
　　　　　**胶圈**　　　　　　　　　　　**（水平）**

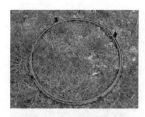
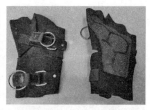

**图 12-1-29　手圈突起物**　　**图 12-1-30　轮椅手套**
　　　　　**（垂直）**

3. 轮椅脚轮　轮椅脚轮一般为轮椅前轮，与转向系统相连接，用于轮椅转弯和行驶，起转向及辅助支撑的作用。脚轮轮胎类型与大轮相同，但多为实心橡胶型轮胎。脚轮直径一般为 5～20 cm。大直径脚轮跨越障碍较容易，但大直径使得轮椅转向空间变大而不利于移动，更适合在室外使用；小直径脚轮则转弯半径小，易于快速转弯，但易陷入坑洞及道路裂缝，减震性较差，适合室内轮椅和运动轮椅使用。在使用轮椅过程中需注意，减压及刹车时应避免轮椅脚轮角度向后，否则易倾倒，如图 12-1-31。

4. 轮椅把手　轮椅把手是护理人员用来推动轮椅的装置，在使用轮椅把手时，需要将把手高度调整为和护理人员肚脐高度一致，便于省力地推动轮椅。把手的大小影响轮椅推动效率，小的把手需要更大的力量来启动，但一旦轮椅滚动起来，速度的保持则较为容易。大的把手容易推动，但不容易控制速度，如图 12-1-32。

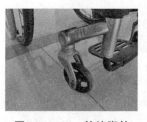
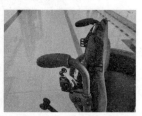

**图 12-1-31　轮椅脚轮**　　**图 12-1-32　轮椅把手**

轮椅把手的另一个作用就是乘坐轮椅者在轮椅上进行拾物等动作或前倾减压活动时，可通过上肢勾住把手来保持平衡。而且如果遇到轮椅后翻等意外情况时，把手首先着地，使得靠背与地面之间有一定的距离，可避免乘坐者头部直接碰撞地面而造成损伤。

**（二）制动系统**

轮椅制动系统，即用于轮椅制动所需的部件，分为驻车制动器和行驶制动器。

1. 驻车制动器　轮椅的驻车制动装置,用于刹住轮椅大轮,以停止或把轮椅保持在固定位置,也称为刹车、车闸、轮锁,双侧安装。自驱型轮椅,在两侧大轮均安装驻车制动装置,偏瘫患者使用轮椅时,如果只能使用一只手,为便于单手刹车,可安装延长杆,通过健侧的操作杆操控两侧的驻车制动装置。制动操作杆短,有利于使用者进出轮椅,但制动时较为费力。为了制动时省力,可以接长制动操作杆长度,且这一改装可以为那些够不到标准刹车装置或无足够力量完成刹车的患者提供帮助。护理型轮椅,采用脚踏式驻车制动装置来起到停车作用。使用者和护理人员必须注意,离开轮椅或乘坐轮椅之前必须对轮椅进行驻车制动,以确保安全,如图12-1-33～图12-1-35。

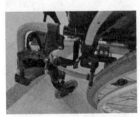 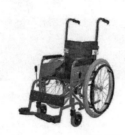

图 12-1-33　标准刹车　　图 12-1-34　延长刹车

2. 行驶制动装置　行驶制动装置,即可调节的护理人员使用的把手式制动装置,在下坡过程中减速或者防止护理过程中轮椅向后滑动,如图12-1-36。

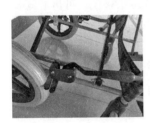 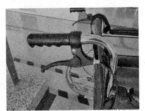

图 12-1-35　脚踏刹车　　图 12-1-36　把手制动装置

### (三)支撑系统

轮椅的支撑系统是轮椅中直接支撑或容纳使用者身体的部件,由椅座、靠背、扶手、脚踏支撑、防翻轮、助倾踏杆、桌板等组成。

1. 椅座　椅座为使用者提供身体支撑,维持正确的姿势。轮椅椅座可分为可拆卸式椅座、上下或前后可调式椅座、角度可调式椅座(也可上下或前后调节)、分体式椅座、折叠式椅座、弹簧式椅座或坐便式椅座。椅座分为平面、曲面(弧形)、定制

三种类型。平面椅座有软硬之分,其中软座面易折叠,张力可调,应选择透气且不易变形的材料。曲面(弧形)椅座符合人体工效学特点,易于均压。定制型椅座的高、深、宽要根据使用者的体形、残疾类别和病情症状进行评估与适配。一般深度为41～43 cm,宽度为40～46 cm,高度为45～50 cm,座椅前缘略高于后缘,倾斜1°～4°。椅座过深,前缘会挤压腘窝;椅座过短,会使大腿支撑不足;大腿后部及骶尾部压力过大,也可能向前滑动,造成坐位不稳;椅座过宽,会在自我驱动时伴随较大的肩部外展角度,造成驱动困难,同时容易增加使用者躯干侧倾等不良轮椅坐姿;椅座过窄,则易在髋外侧形成挤压并摩擦,如图12-1-37、图12-1-38。

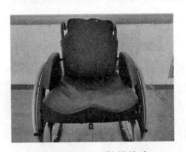

图 12-1-37　轮椅椅座

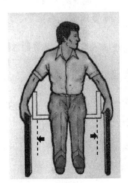 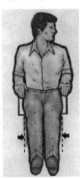

a. 椅座过宽　　　　b. 椅座过窄

图 12-1-38　椅座宽度

2. 靠背　靠背为使用者提供背部支撑,并稳定其坐姿。对于不同的使用者应选用合适的靠背类型,调整适合的靠背高度。轮椅的靠背分为低靠背、标准靠背和高靠背。低靠背的高度与使用者胸廓下沿平齐,对躯干支撑少,有助于运动发挥,但因其支撑力度较少,容易发生疲劳性疼痛及脊柱侧弯等,如图12-1-39。标准靠背的高度与使用者肩胛骨下角平齐,约腋下10 cm,如图12-1-40。高靠背的高度应该与使用者肩峰高度一致,高靠背提供更多

躯干和头部的支撑,以限制躯干活动,如图12-1-41。

轮椅靠背又分为可倾斜靠背和固定式靠背。自驱式手动轮椅一般为低靠背及标准靠背轮椅,乘坐时躯干的活动范围大,但需要有一定的躯干平衡和控制能力。高靠背轮椅可附加头托,一般为可倾斜式,通过调节倾斜角度可使臀部受压部位发生变化来预防压力性损伤,也可缓解直立坐位引起的直立性低血压,必要时甚至可以使乘坐者平躺,如图12-1-42。

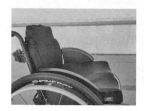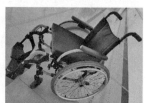

图 12-1-39　低靠背轮椅　　图 12-1-40　普通靠背轮椅

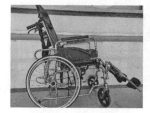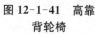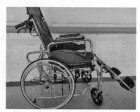

图 12-1-41　高靠
背轮椅　　　　　图 12-1-42　可倾斜式
轮椅靠背

轮椅靠背还可分为平面、曲面(弧形)和定制三类。平面型轮椅靠背适用于无姿势缺陷或轻度姿势缺陷使用者的躯干支撑;曲面(弧形)靠背(图12-1-43)用于中度姿势缺陷的使用者,提供与躯干较吻合的支撑。定制靠背主要针对不对称畸形,如骨盆倾斜,S形脊柱侧弯等,提供与躯干相吻合的靠背支撑。

3. 扶手　扶手用于托住乘坐者的手臂,主要作用在于支撑、保持姿势以及满足移位需求。扶手一般高出椅面22.5～25 cm,即扶手高度应该与乘坐者肘关节屈曲90°时,坐面到鹰嘴的距离加上2.5 cm高度一致。按宽度可分为6 cm和4.2 cm型。扶手高度不适合将会对乘坐者轮椅坐位产生不良影响。过低会使乘坐者躯干前倾,易疲劳并影响呼吸功能;过高则起不到适度支撑的作用,易造成不良姿势,且对有效的轮椅驱动造成影响。扶手可分为长扶手和阶梯扶手(短扶手、近桌型扶手),如图12-1-44、图12-1-45。阶梯型扶手前方比后

方矮15 cm,便于轮椅靠近桌面。

手动轮椅两侧扶手可分为固定式、可拆卸式及上掀式。为方便使用者上下轮椅、靠近桌面,与床、与汽车之间的转移活动,将扶手做成可拆卸式及上掀式,便于使用者从轮椅的侧面进出轮椅,如图12-1-46。

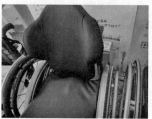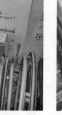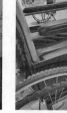

图 12-1-43　曲面靠背　　　图 12-1-44　长扶手

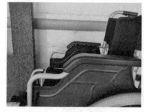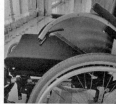

图 12-1-45　阶梯扶手　　　图 12-1-46　上掀式扶手

4. 脚踏支撑　脚踏支撑由脚踏支架、脚踏板、腿托、脚跟环、踝带式小腿带等组成,如图12-1-47。

脚踏支撑有三种类型,分别为固定式、可旋后式和可拆卸式支架。固定式的脚踏支架架构是固定的,但脚踏板仍可以翻转,如图12-1-48。可旋后式支架及可拆卸式支架易于移位。可拆卸式支架可用于浴室等小空间,如图12-1-49。脚踏支架与水平面之间的夹角有60°、70°、90°及可调节式四种类型。60°支架可使脚轮空间大,有适宜间隙,轮椅总长度增加;70°为标准支架;90°支架可实现屈膝,能够使腿部肌肉放松,适用于膝关节屈曲挛缩者;可调节式支架可将腿部抬高,但转位空间大,移动较困难,如图12-1-50。

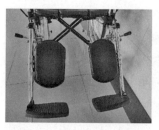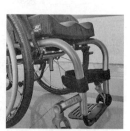

图 12-1-47　脚踏支撑　　　图 12-1-48　固定式
脚踏支架

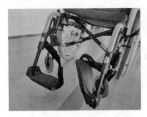
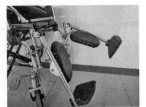

图 12-1-49　可拆卸式　　图 12-1-50　可调节式
　　　　　脚踏支架　　　　　　　　脚踏支架

脚踏板分为标准型、一体式、延长式,用于防止脚部滑落,调整坐姿,防止两腿不等高。脚踏板有上翻型和外旋型两种。上翻型便于使用者将脚放在地面上。脚踏板外旋型便于轮椅接近床边、坐便器。折叠式轮椅的脚踏板可以转动到垂直位。适合的脚踏板高度可以使乘坐者大腿部平行于轮椅椅座表面,使得大腿和臀部得到支撑,分散坐位压力。如果脚踏板的高度太低,会使乘坐者脚部悬空,导致大腿末端承压过大,身体前滑;高度太高,会使乘坐者大腿末端不能承压,坐骨结节处压力过于集中,易造成压力性损伤,如图 12-1-51、图 12-1-52。

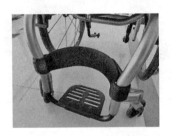

图 12-1-51　脚踏板

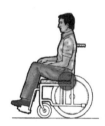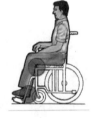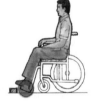

图 12-1-52　脚踏板高度对坐位压力的影响

腿托和脚踏板都是用来支撑轮椅使用者的腿和脚的,这两个部分构成了轮椅的前部装置。腿托,位于脚踏支架下方向后延长的部分,如图 12-1-53。腿托的作用是支撑小腿抬高的托架,使用时位于小腿中部,可防止使用者小腿向后滑落。有两侧分开式和横跨两侧式两种类型。横跨两侧式腿托即为小腿带,是安装在脚踏支架上的安全带,使用时同样位于小腿中部,如图 12-1-54。

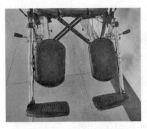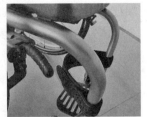

图 12-1-53　腿托　　　　图 12-1-54　小腿带

脚跟环是置于脚后跟踏板后部的非刚性材料,用于脚部感觉麻痹、屈膝痉挛,防止不自知或被迫足后滑,如图 12-1-55。

踝带是固定足、踝位于脚踏板的安全带,用于踝痉挛或阵挛,防止足脱落。

5. 防翻轮与助倾踏杆　防翻轮为金属管带的小轮,置于轮椅后部、靠近地面的位置,用于防止轮椅向后倾翻。如果使用者单独使用轮椅,当重心超过稳定极限发生后倾倒时,防翻轮着地支撑,能够防止人和车向后翻倒。防翻轮要求可快拆,因此一般不使用螺丝式安装方法。在轮椅操作过程中,使用防翻轮的轮椅则无法使用大轮平衡技术跨越障碍,如图 12-1-56。

助倾踏杆置于轮椅支架后部下方的位置,可为管制或塑料制结构。用于护理者脚踏以抬高轮椅前轮,实现脚轮跨越障碍,如图 12-1-57。

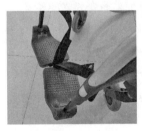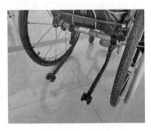

图 12-1-55　脚跟环　　　图 12-1-56　防翻轮

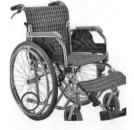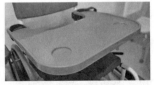

图 12-1-57　助倾踏杆　　图 12-1-58　轮椅桌板

6. 桌板　轮椅桌板固定在轮椅扶手上,用来承重、协助支持上肢,可摆放物品或完成其他活动,如进食、写字等,能够防止手臂滑落,替代桌子,增强肢体失用患者的手臂意识。也可协助完成上肢良肢位摆放,防止肩手综合征、肩关节半脱位等并发症,如图12-1-58。

### (四)轮椅支架

轮椅支架是轮椅的核心结构,制作轮椅的材料多采用金属材质,通过焊接或用连接片铆接起来形成车架,表面镀铬、烤漆或喷塑。多见固定式支架(悬臂式支架)和折叠式支架(交叉式支架)两种。

1. 悬臂式支架 悬臂式支架为固定式轮椅支架,从轮椅的侧面看是一根金属架连接而成,车架结构中需要通过增加弹性等方法来减震,为了减小轮椅的体积,尽可能减少使用的金属管数,尽量做到结构简单、焊接点少。悬臂式支架有较好的强度和刚度,比折叠式支架更容易维持轮椅的线性关系,适于定制,多用于运动轮椅。在现实轮椅的应用中,悬臂式支架的轮椅靠背多数为向前折叠式支架,特别是许多超轻型轮椅、运动型轮椅都安装有可折叠靠背,使轮椅的前端和轮椅的靠背通过铰链连接起来。可折叠的靠背的折叠轴在轮椅椅座上方,而折叠轮椅前端的折叠轴在轮椅椅座下方。如果轮椅大轮可以进行快拆,向前折叠的轮椅靠背可以与轮椅椅座更加紧凑,从而使悬臂式支架轮椅体积更小,便于携带和运送,如图12-1-59。

2. 交叉式支架 交叉式支架即为折叠式支架,折叠式轮椅支架可设计成单交叉或双交叉折叠装置,双交叉设计使支架更为坚固,交叉部分在底部被铰链连接在一起并且在中间被固定在一起,从后面看上去,支架就像一个字母"X"。向上拉动轮椅的椅座可以折叠轮椅。正常使用轮椅前,可通过下压轮椅椅座将轮椅撑开使用。折叠式轮椅,方便携带,如图12-1-60。

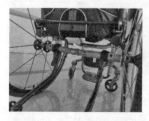

**图12-1-59 悬臂式支架**

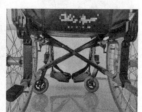

**图12-1-60 交叉式支架**

## 三、电动轮椅的分类

国际标准ISO 9999—2016将12 23动力轮椅车(powered wheelchairs)定义为:带有动力推进装置,旨在为有限移动的人士提供座位支持系统的轮式机动车,动力来自电动机或内燃机。

在实际工作中,可根据组成结构不同,将电动轮椅分为三种基本形式(图12-1-61):①基座式电动轮椅:把普通手动轮椅的轮子去掉,并在座位下加上电动结构。这种轮椅首先建立一个可方便控制的电动基座,包括两个电驱动的轮子。这种结构对于为使用者量身定制的座位很有用,更换座位非常方便。②紧凑式电动轮椅:在手动轮椅基础上增加电机装置,重新设计的电动轮椅,它的结构相对紧凑。③踏板轮椅:又称为踏板摩托式电动轮椅,它的座位是可旋转的,大多使用一个手柄型操作控制系统。

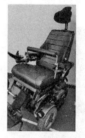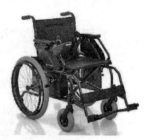

a. 基座式电动轮椅　　　　b. 紧凑式电动轮椅

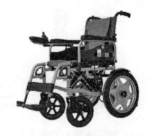

c. 踏板轮椅

**图12-1-61 电动轮椅的分类**

踏板轮椅是较为独特的一种,对于行动不便却有外出需求的患者,常常需借助它来节省体力。它的推进结构包括驱动盒、轮胎、舵柄和电池。该种电动轮椅有很多样式,三轮或四轮,前轮驱动或后轮驱动。前轮驱动的踏板轮椅更适用于平坦的地面,而且更易操作。后轮驱动的踏板轮椅,因驾驶者的重量刚好在发动机上方,则需要更大的牵引力和功率。踏板轮椅的优点在于质量较轻,可以拆卸后用汽车运输,容易操作,成本比别的电动轮椅低。但它的控制面板不够灵活;在速度、制动和控制转换方面灵活性不够;座位调整幅度不够大,因此座位可调系统很难安装于其上。

根据功能和用途分类,电动轮椅可以分为三类:第一类轮椅主要是为进行日常生活活动而设计,目的是为了室内应用,跨越障碍的能力不足,便携性不佳;第二类轮椅是为室内和适度的室外应用而设计,兼具一定程度的越障能力及便携性能;第三类轮椅是为了较为剧烈的室内和室外应用而设计的。

## 四、电动轮椅的基本结构

与手动轮椅不同,电动轮椅采用的是外加电力能源来驱动,并由此形成新的组成结构,突出表现在它的模块化动力系统、驱动系统、控制系统、人—机界面和电池。

### (一)模块化动力系统

在电动基座上加一个合适的座位,就形成图12-1-61a所示的电动轮椅。这种座位和底部的模块化设计,使得当用户因身体状况的需要而改变座椅系统时,可以很容易地更换而不需要变动驱动系统。但该系统的最大缺陷是重量和体积均较大。

### (二)驱动系统

电动轮椅采用前轮驱动时多用于室内,采用后轮驱动时可用于室内,也可用于室外活动。常见的驱动系统主要有四种类型。

1. 摩擦驱动 这种方法是在电动机上安装一个滚筒,这个滚筒被紧紧地压贴在轮胎上。当电动机的滚筒转动时,摩擦会带动轮子为其提供动力。这种设计的主要缺点是轮胎上的水或油脂常会导致打滑,降低滚筒与轮胎之间的摩擦力。当所需要的动力过大时(爬斜坡),打滑会更常见。

2. 皮带驱动 使用一条皮带使轮轴上的一个滑轮与电动机上的转子连接。通过选择滑轮大小,可以获得合适的转速和动力。如果滑轮变湿,皮带驱动器同样打滑。一些系统使用有齿的皮带和形似齿轮的滑轮可以减少打滑。

3. 链条驱动 电动机和轮轴通过驱动链条连接,在电动机和轮轴两端都有链轮。链轮齿数比的改变可用来调节动力与速度之间的需求。

4. 直接驱动 这种系统的驱动器不打滑,并具有强动力和高速特性。电动机直接安装在轮子上,有时可能需要链轮装置。该类型的电动机多使用直流电,这种电动机转动的速度正比于所加的电压,动力则正比于所加的电流。但相比于其他的驱动类型,直接驱动装置有些笨重。

### (三)控制系统

电动轮椅控制系统的核心是控制器。最常见的控制器是一个四方向的控制杆,每一个运动方向都可以用控制杆来直接选择。最常用的方法是通过控制杆的推进幅度与速度的比例来连续改变轮椅速度,大的偏转可以使轮椅速度提高。此外,常会设置第五开关用于实现不同功能间的切换。例如,第五开关可以用于脚踏板抬高或座位后倾等。

许多控制器的特点还体现在操控其他设备的能力。一般来说,电动轮椅的控制器输出还能连接到外部设备(如增强交流系统或环境控制单元),这些输出可能在轮椅控制器的选择中被称为辅助配件。

### (四)人—机界面

操纵杆和开关是人—机界面研究的重要内容,通过它们可以有效地控制电动轮椅。

1. 操纵杆 操纵杆是用户控制轮椅最常见的工具,如图12-1-62。操纵杆可产生与其位移、所受的力或开关闭合成正比的电压信号。位移式操纵杆是最常用的一种。位移式操纵杆可采用电位计、可变电感或光学传感器以将位移转化为电压。感应式操纵杆的应用也较为广泛,其主要特点为耐用,

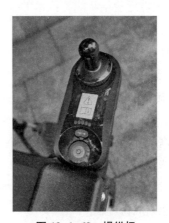

**图 12-1-62 操纵杆**

因为操纵杆与线圈不直接接触,可以做得十分灵敏。操纵杆还可以改为下颌、足、肘、舌或肩控制。

2. 开关  部分使用者缺少良好的运动控制能力,无法有效地使用操纵杆。这类使用者的一个选择是使用开关控制或头控装置。开关控制简单地采用一组开关或单一开关,也可以使用简单的开关编码。由使用者用开关或编码发出命令。不同尺寸的简单开关能使人身体的不同部位都可用于控制轮椅。开关可以固定于扶手上或膝关节上,以方便使用者用手或胳膊来控制;也可以安装在靠背顶上,以方便用头部的运动来控制。

选择或设计用户操作界面时,必须考虑到座位中使用者的稳定性,这是使用者能够有效地控制界面操作轮椅的关键问题。通常要求定制个性化的座位和姿势支撑系统,切实保证用户可以稳定操作用户界面。此外,用户界面安装位置对于有效控制设备也是非常重要的。

当使用者不能可靠地操作手动操纵杆时,可以考虑使用下颌操作型操纵杆;当使用者不能灵活使用手部,可以使用上肢,并考虑用多路开关作为输入设备;对于最严重运动功能障碍者,使用吹吸式开关可以提供安全有效的输入。

**(五)电池**

电池容量和寿命被认为是电动轮椅性能中重要的制约因素。电池寿命越长,容量越多,电动轮椅使用者就可以行驶越远的距离,电动轮椅就可以使用越久的时间。室温下单个轮椅电池额定容量的典型值为 12 V 和 30~90 Ah,电动轮椅行驶时的电流约为 10 A。

然而,随着近些年新能源技术的推广,也有电动轮椅生产商采用革新的电池技术,可在一定程度上提高电动轮椅的便携性和续航里程。

**(六)新兴轮椅类别**

1. 智能轮椅  随着社会的发展和人类文明程度的提高。残疾人、老年人和伤病患者越来越需要运用现代高新技术来改善生活质量和生活自由度。为了给轮椅使用者提供性能优越的代步工具,帮助他们提高行动自由度及重新融入社会,智能轮椅的研究已经逐渐成为热点。

智能轮椅是将智能机器人技术应用于电动轮椅,融合多个领域的研究,包括机器视觉、机器人导航和定位、模式识别、多传感器融合及用户接口等,涉及机械、控制、传感器、人工智能等技术,也称为智能轮椅式移动机器人,如图 12-1-63。

智能轮椅普遍采用三种模式,分别为自动模式、半自动模式和手动模式。

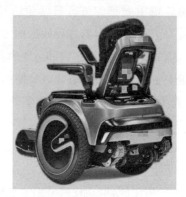

图 12-1-63  智能轮椅

2. 智能轮椅的组成部分

(1)环境感知和导航系统:利用操纵杆、超声和红外传感器实现了智能轮椅的行走和避障等导航功能。智能轮椅传感器的选择在定位中很重要,所以传感器的选择是导航系统成功与否的关键。智能轮椅通过多种传感器收集数据,利用信息融合算法能够较准确地获得环境特征,为精确地导航提供可靠的依据。根据定位技术的不同,传感器又可分为视觉和非视觉传感器。智能轮椅在行驶时必须不断感知周围环境及自身状态信息,只靠一种传感器难以完成对环境的感知,所以一般装有多种传感器。目前,常用的传感器有超声测距传感器、CCD 摄像机、红外传感器、激光传感器、GPS 等。超声避障实现方便、技术成熟、成本低,已成为智能轮椅常用的定位方法。

(2)运动控制和能源系统:多数智能轮椅平台上采用的是主从式控制方式,上位机负责系统的整体控制,包括各功能子模块的协调、任务规划、系统管理以及人机交互等,同时完成运动控制量的计算并送到下位机,以完成对轮椅的运动控制。该种控制模式对硬件的要求较为简单,系统较容易构建。在电源技术方面,目前普通智能轮椅与智能助行器所需要的普通铅酸电池技术已经非常成熟。

(3)人机接口:①操纵杆控制。②按键、触摸屏、菜单控制。③语音控制,通过语音交互的人机接口,利用语音口令识别对轮椅进行控制,此项技术有待进一步完善。④呼吸控制,通过吹气来控制压力开关,从而对轮椅控制,根据传感器信号的强度控制轮椅的线速度,根据气流的方向控制轮椅的角速度。⑤头部控制,高位脊髓损伤和运动神经疾病的患者四肢功能障碍,头部可灵活运动,可用头部运动控制代替操纵杆控制。⑥手势控制,摄像头获取手势指向的图像信息,将手势指令转化为驱动指令,实现轮椅驱动。⑦生物信号控制。

3. 电动站立轮椅　通过移动杆的操控可满足使用者在室内、室外的活动行走需求,具有转动半径小、持续时间长等特点,如图 12-1-64。助起电控手柄可帮助使用者站立,助行器在站立升降过程中,在胸口设一个应急开关,防止不同体形的使用者在升降调节过程中被夹伤。适用于行动不便的残疾人、老年人和伤病患者,操作简单,体位变换安全、灵活、舒适。

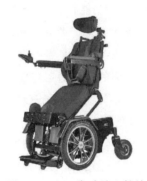

图 12-1-64　电动站立轮椅

4. 爬楼机　爬楼机包含一个转换支撑系统、可在楼梯上移动的金属骨架、一对在平地上使用的轮子。爬楼机操作控制按钮在操作杆上的设计符合人体工程学,可实现上下楼梯。具有安全刹车装置,当爬楼机行驶到台阶边缘时能自动刹车,保证了上下楼梯的安全性,如图 12-1-65。

5. 电动轮椅拖头及尾推附件　电动轮椅拖头及尾推附件是指装载在手动轮椅前或后的电动助力装置。拖头装置通过一只放置于轮椅下方的连接杆与手动轮椅相连,包括电机系统、双侧手柄控制系统及单轮驱动。拖头装置与手动轮椅连接后,前脚轮悬空,由拖头轮子与双侧大轮形成三轮驱动车系统。该装置的优点在于便携,并容易实现手动

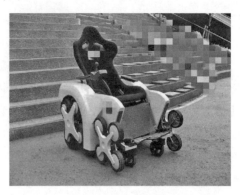

图 12-1-65　爬楼机

与电动转换,拆卸便利,方便患者较远距离出行。缺点在于易磨损后轮,转弯时侧方稳定性减低,安装后越障能力降低,如图 12-1-66a。尾推附件则通过连接杆安装在轮椅后侧,可通过速度感应装置自动调节助推力大小。该装置的优点在于体积小、便携,虽然拆装较拖头装置复杂,但是轮椅越障能力不会因安装尾推减低,如图 12-1-66b。

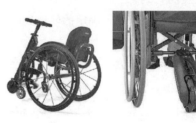

a. 电动轮椅拖头　　　　b. 电动轮椅尾推

图 12-1-66　拖头及尾推附件

## 第二节

## 手动轮椅的评估与适配

### 一、轮椅的配置流程

轮椅的配置流程包括:①转介和预约;②评定;③处方(选择);④经费与订购;⑤产品(轮椅)准备;⑥适配;⑦使用者培训;⑧保养、随访及维护八个步骤。

#### (一)转介和预约

为需要借助轮椅代步的患者配置轮椅时,相关临床部门可转介患者至轮椅服务人员处。填写基本资料、必要的病情说明及注意事项即可向轮椅服务人员申请配置轮椅。由轮椅服务人员建立配置

档案,预约评定。

### (二) 评定

在评定过程中,轮椅服务人员通过面谈评估和身体检查两个部分,收集轮椅使用者信息,如身体状况、生活方式和环境、现有辅助器具适配情况、骨盆及髋关节姿势检查、使用者身体数据等。以上信息及数据有助于服务人员为使用者选择最适用的轮椅;拟定可能需要的轮椅附件;确定轮椅使用者或照顾者在轮椅使用和保养方面需要的培训和支持。

### (三) 处方/选择

处方/选择是指在可得到的轮椅和使用者需求之间尽可能地选出最佳匹配。处方应包括最适合轮椅使用者的轮椅类型、尺寸和设置;坐垫的类型及尺寸;其他轮椅附件类型(如桌板、头部支撑、侧方支撑、绑带等);其他必要的改造装置等。轮椅处方通常是在与轮椅使用者充分讨论合作的情况下确定的。

### (四) 经费与订购

确定资金支付来源,根据确定的轮椅处方,落实订购及采购程序。

### (五) 产品(轮椅)准备

产品(轮椅)准备是指安装轮椅以及准备处方上列出的轮椅附件。通常在轮椅适配之前,轮椅准备仅能做到一定的程度,因此在轮椅配置中"轮椅准备"和"适配"可能需要多次重复直到轮椅正确适配。此外,在产品(轮椅)准备阶段,轮椅服务人员还需要对轮椅进行安全检查和准备检查,确定所有部件都能正常工作。

### (六) 适配

适配是指轮椅服务人员确保轮椅及轮椅附件组合和轮椅使用者完全适配,并支撑轮椅使用者舒适地接近中立位坐姿。过程中需检查:①轮椅是否准备好;②检查轮椅和附件是否适配;③检查使用者姿势;④检查使用者坐位压力;⑤在轮椅驱动过程中检查适配。

### (七) 使用者培训

轮椅使用的相关培训能帮助轮椅使用者真正受益于自己的轮椅。家属/照顾者获得以上信息和培训也同样重要。轮椅服务人员应教授使用者如何安全、有效地使用轮椅和保养轮椅以方便其日常生活并增加轮椅使用寿命。

### (八) 保养、随访及维护

随访可以调查轮椅的适配性,并根据需求提供后续的培训及支持。随访的时间取决于使用者的需求变化及其社会融合程度。常见的随访措施包括:①提供更多建议或训练;②重新调整轮椅;③进行小型维修;④转介轮椅使用者至其他服务单位寻求支持或帮助。

## 二、手动轮椅适配的相关评估

手动轮椅的适配应综合评估考虑使用者的伤病残程度、身体功能状况、轮椅的使用环境等多方面因素,选择合适的轮椅供残疾人、伤病患者及老年人使用,并对其进行轮椅使用的正确操作指导,以使他们借助于轮椅完成日常活动,并参与社会生活。

### (一) 对轮椅使用者的自身情况的评估

1. 轮椅使用者的基本信息　性别、年龄、体重、下肢能力(能否站立、能否步行、能否远距离步行)、心理要素、认知功能状况、沟通能力等。

2. 驱动轮椅的能力　要充分考虑轮椅使用者上肢能力和下肢协调能力是否符合驱动轮椅的要求。通常驱动轮椅的上肢力量应能推动本人体重的 $1/30\sim1/25$。不同的功能障碍对轮椅有不同的要求;根据疾病及损伤程度选择,不同疾病与损伤对轮椅的操作均有特殊要求;根据使用者的身体功能如上肢的肌力、协调能力、关节活动度、坐位稳定性等综合评估,选择合适的轮椅。

(1) 使用者双上肢具有驱动轮椅的能力,可根据其个人意愿及需求,通过测量选择适合的轮椅。

(2) 双上肢肌力稍差或坐位平衡能力不佳者,可安装刹车延长杆以便于操作车闸。

(3) 肩、肘部有驱动力量,但手部抓握力量不足者可在轮椅大轮手圈上覆防滑圈以增大摩擦力,便于推动大轮。

(4) 双侧上肢力量弱,无操作徒手驱动轮椅能力者,可依靠上肢残余力量触动开关或方向器者可选择适宜的电动轮椅。

(5) 仅有一侧上肢能驱动轮椅者,可选用单侧驱动轮椅或电动轮椅辅助。如偏瘫患者可选用单侧驱动轮椅,或降低坐席高度,使用健侧手和健侧足共同驱动完成普通功能性轮椅。

（6）不具备操作轮椅能力的使用者可选用护理型轮椅，由他人推动。

3. 转移能力　当轮椅使用者肌力不足以实现轮椅与床、坐便椅、汽车座椅等位置之间互相转移时，需要借助其他移动辅助技术帮助，或由他人协助。此外，对其乘坐的轮椅也需要考虑必要的功能，如扶手需可拆卸、脚踏板可旋后折叠或拆卸等。

4. 坐姿、体位　考虑使用者身体结构和功能；考虑使用者关节活动状况；是否存在关节挛缩及活动受限，有无能力自行变换体位；考虑是否需要使用矫形器等。

（1）髋关节屈曲受限者应选用可倾斜式靠背轮椅。

（2）膝关节屈曲受限者应选用可调节角度的脚踏支架。

（3）双下肢完全瘫痪者应配置腿托、小腿带或足跟带以防止小腿后滑。

（4）压疮风险较高的使用者需使用防压疮坐垫或坐姿系统。

（5）下肢截肢特别是双侧大腿截肢者，需要将轮椅轴心后置，并安装防翻轮以减少轮椅后翻风险。

（6）无法维持标准轮椅坐姿的使用者则需要加装其他辅助装置，如头部固定带、骨盆安全带、腿部绑带等，进行坐姿固定。

### （二）对轮椅使用环境进行评估

1. 在室内环境使用　室内环境通常较平坦，少颠簸，可选用实心轮胎或普通充气轮胎；室内环境通常较狭窄，轮椅转弯空间小，宜选择较小的前脚轮以便于转向，增加灵活性；室内轮椅驱动距离通常不远，因此可选择普通材质徒手驱动轮椅。

2. 在室外环境使用　室外环境中驱动轮椅常需克服环境障碍，如较颠簸，常建议选用充气轮胎；室外环境常需较远距离轮椅驱动，因此建议选择轻质徒手驱动轮椅或动力装置驱动设备，如电动轮椅拖头或电动轮椅等。此外，由于室外环境常面临突发状况，建议使用者外出佩戴安全绑带、轮椅手套等安全防护装置。

## 三、轮椅使用者的个性化需求

### （一）使用者需轮椅具备站立功能

对于有站立需求但无法实现功能站立的轮椅使用者，可选择站立式轮椅，通过简单的操作实现在轮椅上的站立活动。既可满足站立需求，又可实现减压、预防长期轮椅坐位造成的压力性损伤及关节挛缩。

### （二）使用者需轮椅坐位工作或就餐

需轮椅坐位工作及就餐时，使用者可选用阶梯式扶手或短扶手，以方便轮椅接近写字台及餐桌；或加装轮椅桌板，便于完成轮椅上的桌面活动。

### （三）搬运及收纳需求

使用者为便于搬运及收纳，可选择折叠型轮椅或快拆轮椅。折叠型轮椅前文有描述。快拆轮椅则为大轮可快拆，扶手及脚踏板可拆卸，轮椅体积较小，重量轻，便于搬运和收纳。

## 四、使用者及轮椅尺寸测量

轮椅适配前需要对轮椅使用者进行相关尺寸测量，确定轮椅相应的尺寸，以选择最佳尺寸的轮椅。

### （一）人体尺寸测量

在进行身体测量时，需要让使用者尽可能地保持中立位坐姿，即从人体的正面观察：骨盆水平、肩膀水平，上肢放松，手臂自由运动，双腿稍微外展，头部中立且身体上方保持平衡；从人体侧面观察：骨盆直立，躯干直立，背部呈三个自然弯曲，髋关节屈曲接近90°，膝关节和踝关节屈曲接近90°（图12-2-1）。测量时，可根据需要使用硬质木板等平直材料辅助测量。

1. 椅座宽度　椅座宽度根据臀部宽度确定。臀宽为中立位坐姿时，座面上最宽的身体部位宽度。配置时应设法保持椅座宽度最小。在气候寒冷地区，可能需要预留穿着厚衣服的空间。

2. 椅座至脚踏或至地面的高度　椅座至脚踏或至地面的高度为中立位姿势时腘窝至足底所在平面的距离。若使用者足部没有垫高，即为腘窝处至地面的距离。使用者双手驱动，双足置于脚踏上时，测量的尺寸即为椅座至脚踏的高度；使用者手足驱动时，测量的尺寸应为椅座至地面的高度。

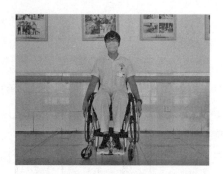

a. 正面

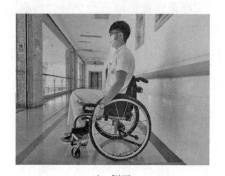

b. 侧面

**图 12-2-1　中立位坐姿**

3. **椅座深度**　椅座深度应根据臀后部至腘窝处的距离确定，为测量值减 3～5 cm。如椅座过深，会顶住膝后而压迫血管与神经阻滞，并磨损皮肤；如椅座过短，会使得臀部承受的压力增大，引起软组织受损及压力性损伤。

4. **靠背**　标准的靠背高度为座面至使用者肩胛下角的距离；低靠背的高度为座面至使用者胸廓下缘的距离；高靠背的高度为座面至使用者肩峰的距离。

5. **扶手高度**　上臂自然下垂，肘关节屈曲90°，测量肘下缘（鹰嘴处）至座面的距离，再加 2.5 cm 即为扶手的高度，一般为 22.5～25 cm。

**（二）轮椅尺寸的测量**

轮椅尺寸在整个配置流程中至关重要。轮椅尺寸是否与使用者的身体尺寸相符，与轮椅的测量密切相关，下面来介绍轮椅尺寸测量的方法。

1. **椅座宽度**　椅座宽度是测量从椅座一侧的固定杆外沿到另一侧的距离。如果扶手在椅座固定杆的上面，测量两个扶手之间的距离即可，如图 12-2-2。

2. **椅座深度**　椅座深度是测量从靠背底部到椅座前面的距离，如图 12-2-3。

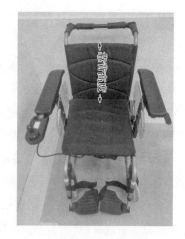

**图 12-2-2　椅座宽度**

3. **椅座高度**　椅座的高度是测量从椅座的前面到地面的垂直距离，如图 12-2-4。

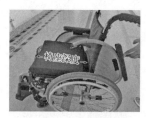
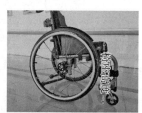

**图 12-2-3　椅座深度**　　**图 12-2-4　椅座高度**

4. **靠背高度**　靠背高度是从椅座后面的中点到靠背的顶端的距离，如图 12-2-5。

5. **椅座到脚踏距离**　椅座到脚踏距离是测量脚踏板后侧到椅座前缘的直线距离。测量脚踏板的可调节高度范围，需要分别测量脚踏板在最高点和最低点的距离，如图 12-2-6。

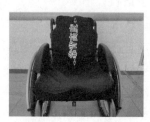
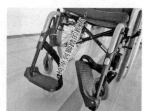

**图 12-2-5　靠背高度**　　**图 12-2-6　椅座到脚踏的距离**

6. **轴距**　轴距是后轮中心到前脚轮中心的距离。轮椅有两个轴距，短轴距为前脚轮在前进状态下的轴距，长轴距为前脚轮在后退状态下的轴距。一般情况下，轴距多指短轴距，如图 12-2-7。

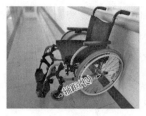
a. 长轴距

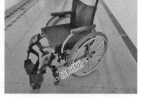
b. 短轴距

**图 12-2-7 轴距**

7. 轮椅总长度、总宽度及总高度 轮椅总长度是轮椅最前端到最后端的水平距离。总宽度是将轮椅打开,使坐垫全部伸展开,轮椅横向的最大宽度。总高度是指轮椅处于地面,从地面到轮椅最高点的垂直距离,如图 12-2-8。

8. 最小回转半径 轮椅能转 360°的最小圆柱形半径。

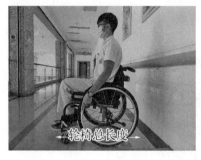

a. 总长度

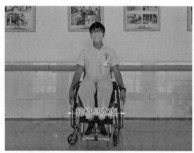
b. 总宽度

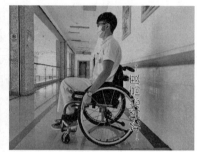
c. 总高度

**图 12-2-8 轮椅总长度、总宽度及总高度**

### (三)轮椅适配度检查

在轮椅准备工作完成后,需要对使用者进行适配度检查,以保证轮椅适用于使用者,适配度检查包括静态检查和动态检查。

1. 静态检查 静态检查是轮椅在静止状态下,检查轮椅尺寸是否符合使用者身体需求,各支撑部件能否进行有效支撑,压力等级评估等。使用者保持中立位坐姿,检查轮椅是否舒适,易于驱动。

(1)检查椅座宽度:使用者臀部舒适地坐在扶手之间,基本没有间隙;大腿舒适且不被挤压;躯干舒适地靠在靠背上。

(2)检查椅座高度:对于双足或手足驱动的轮椅,也应该检查椅座高度。让使用者坐在轮椅上,将使用者的骨盆后部靠在靠背上,驱动足平放在地面,检查双足是否可以平放于地面。对于手足驱动的使用者,确保放在脚踏板上那只脚的坐骨结节受压正常。

(3)检查椅座深度:手在坐垫与腘窝之间滑动,应该有两指(3~5 cm)的间隙;手在小腿后部向下滑动,整个大腿的压力应该均等且大腿与座面之间没有间隙。

(4)检查脚踏板高度:查看脚踏板上的脚,脚的前部和后部应平放在脚踏板上且没有间隙;手在大腿和坐垫之间滑动,整个大腿的压力应该均等且大腿与座面之间没有间隙。

(5)检查靠背高度:观察靠背是否为使用者提供有效支撑,低靠背为胸腔下缘,标准靠背为肩胛骨下角,高靠背为肩峰。询问使用者靠背是否舒适,是否会妨碍轮椅驱动。

(6)检查扶手高度:使用者肘部屈曲90°,自然放置于扶手上,检查者观察使用者肩部是否水平,有无耸肩。

(7)驱动位置:让使用者握紧驱动圈顶部的位置,肘部应该屈曲90°~120°。

(8)支撑附件需求检查:检查完轮椅基本尺寸的符合性后,要对使用者是否需要头枕、胸托、安全带、分腿器等进行评估。

2. 动态检查 动态检查是在轮椅使用者驱动过程中检查轮椅是否合适。主要包括靠背是否允许使用者自由活动双肩来驱动轮椅;靠背是否能给使用者提供足够的支撑;使用者的双脚是否能够平稳放在脚踏板上;后轮的位置是否适合于使用者驱动。如果使用者不能自行驱动轮椅,则需要照顾者来推动轮椅。

### (四)轮椅的安全性检查

轮椅准备好后要确保所有部件都安全正常运

行,按照"三个三"的标准对轮椅进行安全检查。

1. **主要操作部分** 轮椅能够顺利地折叠和展开;轮椅的所有轮胎压力正常,气充足;轮椅的制动装置能够灵活且有效地操作。

2. **主要性能** 轮椅四轮能够平稳着地;推行轮椅时,轮椅能够直线行驶至少3 m;轮椅驱动轮自由旋转无摆动,脚轮和轮叉可自由转动,手圈操作稳固。

3. **主要部件** 轮椅整体无尖锐边角,无部件损坏或刮伤,轮椅支架零件稳固;轮椅椅座、靠背螺栓固定,紧绷无损坏和污染;扶手、脚踏支架、防倾倒轮、快拆轴、头枕、胸托、分腿器等活动部件安全、易操作。

## 第三节
# 电动轮椅的评估与适配

## 一、电动轮椅的适配原则

电动轮椅操作灵活,能够快速而简易地操作,具有可调节性及模块化设计。适合下肢残疾、高位截瘫、关节挛缩或关节损伤、偏瘫以及年老体弱者。电动轮椅的使用,要求使用者必须有足够的视力、判断力和运动控制能力以保证操作安全。在确定电动轮椅的适配方案时,应综合考虑使用者的自身情况和特点,结合使用环境,在使用电动轮椅的同时会对轮椅的某些部位进行调整或改进。在为使用者考虑到安全、舒适的前提下,还应考虑到他们在使用时的便利。需要强调的是,电动轮椅主要适用于不可能或不允许使用手动轮椅的使用者,在条件允许的情况下,都应尽量鼓励患者使用手动轮椅。

### (一)使用者的一般情况

使用者的一般情况,包括使用者的年龄、身高、体重、身体损伤程度、个性化需求、居住条件及使用环境等。

### (二)电动轮椅的使用需求

1. **材质需求** 对电动轮椅的椅座应选用易于清洗又能防水、防汗的面料。

2. **驱动需求** 当使用者坐在电动轮椅上,身体的重心距离驱动轮轴心较远时,虽然电动轮椅质量较大,不会有后倾风险,但操作驱动时也会十分吃力。因此,可选择驱动轮前后可调的轮椅,适当地调节该距离,既保证轮椅重心稳定又能使用自如。

3. **活动需求** 年轻人、运动爱好者以及整体活动能力较好的老年人,在各方面条件允许的情况下,有必要考虑为他们提供轻巧而便于操作的电动轮椅。

4. **认知需求** 电动轮椅的操作需要一定的认知能力,认知能力受限的患者不宜使用。因此,使用对象主要为伤残后认知能力正常,丧失步行能力但需要移动手段的使用者。

### (三)个性化需求

1. **综合需求** 电动轮椅操作便利,活动自如,与手动轮椅相比有很大的优越性,但由于其价格高且自重较大,选用电动轮椅时应根据使用者的实际需求,使用地点和经济能力,进行综合、全面分析评估。

2. **出行需求** 如果使用者有经常出游的能力和兴趣,最好选择驱动轮可拆卸的轮椅,再配置一对备用小滚轮。当使用者乘坐飞机或火车时,只需驱动轮换成小滚轮就可由服务人员或照顾者推行轮椅通过狭窄的过道。

3. **独立生活需求** 对有条件的使用者,建议再配置洗浴及如厕轮椅,并在浴室、厕所安装固定扶手,进一步提高轮椅使用者独立生活的能力。

## 二、电动轮椅尺寸测量

乘坐电动轮椅者承受体重的主要部位为臀部坐骨结节周围、股骨周围、腋窝周围和肩胛骨周围。轮椅的尺寸,特别是椅座宽窄、深浅与靠背的高度以及脚踏板到坐垫的距离是否合适,都会对使用者相关着力部位的血液循环有影响,继而发生皮肤破损,甚至压力性损伤。

### (一)椅座宽度

椅座宽度是指坐垫实际宽度或扶手间距(取较小数值),如图12-3-1。中立位坐姿时,测量轮椅使用者髋部的宽度。测量者手掌侧放于臀部两侧,手指无明显挤压。座椅太窄,使用者上下轮椅会较为困难,并且长期使用易造成臀部及大腿组织受压迫,造成压力性损伤;椅座太短,则不易坐稳,容易造成肢体摆位不当,操作轮椅不方便,肢体易产生疲劳。

### （二）椅座深度

椅座深度,指靠背底部中点至坐垫前缘的距离,如图 12-3-2。中立位坐姿,从髋后到腘窝的距离减去 3~5 cm,即椅座深度。若椅座太短,体重将主要落在坐骨结节上,易造成局部受压过重,产生压力性损伤;若椅座太长,会压迫腘窝部影响局部的血液循环,并易刺激该部皮肤。如果使用者大腿部较短或有髋、膝屈曲挛缩等情况,则选用短座椅的电动轮椅较为适合。

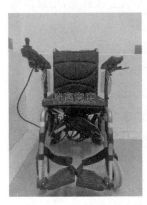
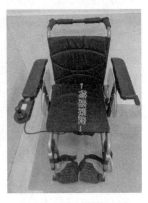

图 12-3-1　椅座宽度　　　图 12-3-2　椅座深度

### （三）靠背高度

电动轮椅的靠背高度一般和轮椅使用的环境和适用人群有关,也和电动轮椅的功能有关,如图 12-3-3。有仰躺功能的电动轮椅均设计为高靠背,背越高,越稳定。而一般轻便型电动轮椅则为普通靠背,靠背越低,上身和上肢的活动范围就越大。

### （四）椅座到脚踏的距离

在中立位坐姿时,从地面到腘窝的距离即为椅座到脚踏的距离,如图 12-3-4。测量坐位时足跟到腘窝的距离,再加 4 cm,在放置脚踏板时,脚踏板至少离地 5 cm。椅座太高,轮椅不能入桌旁;椅座太低,则坐骨承受重量过大。

### （五）扶手高度

电动轮椅扶手高度即从椅座平面到肘屈曲 90°的距离。坐位时,手臂屈曲 90°,平放于扶手上,测量椅座面至前臂下缘的高度,加 2.5 cm。适当的扶手高度有助于保持正确的身体姿势和平衡,并可使上肢放置在舒适的位置上。扶手太高,上臂被迫上抬,易感疲劳;扶手太低,则需要上身前倾才能维持平衡,不仅容易疲劳,也会影响呼吸。

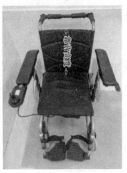

图 12-3-3　靠背高度　　图 12-3-4　椅座到脚踏
的距离

### （六）其他辅助部件

为了满足使用者的个性化需求,可调整脚踏支架的角度、增加手柄摩擦面、延伸车闸、安装防震装置、扶手安装臂托、安装桌板等,需要根据实际情况进行分析和测量。

## 三、电动轮椅的检测

电动轮椅检测应该在每次检测开始时确定蓄电池的容量至少应达到其标准容量的 75%。检测应在温度为(20±15)℃、相对湿度为(60±35)% 的环境中进行。原则上要求采用木质路面,也可以采用混凝土路面。检测时电动轮椅使用者的重量为 60~65 kg,体重不够可使用沙袋调整。电动轮椅检测的性能指标包括最大行驶速度、驻坡性能、行驶制动能力、制动稳定性等。

### （一）电动轮椅性能检测

1. 外观质量　涂漆和喷塑件表面应光滑平整、色泽均匀。装饰表面不允许有明显的流挂、麻点、起泡、裂纹、起皱、脱落和划伤等缺陷。非装饰表面不允许有露底和严重的流挂、裂痕等缺陷。电镀件表面应色泽光亮、均匀,不允许有鼓泡、剥落、烧黑、锈蚀、露底和明显的毛刺。塑料件表面应平整、色泽均匀,无明显飞边、划伤、裂纹、凹陷等缺陷。焊接件焊缝应均匀平整,无漏焊、裂纹、夹渣、烧穿、咬边等缺陷。坐垫、靠背应丰满,缝边应清晰,不应有皱褶、褪色、破损等缺陷。

2. **性能试验** 根据电动轮椅的应用场合,如室内行驶、室外近距离或远距离行驶,应进行电动机性能,如温升、绝缘阻抗等检测。

**(二)最大速度检测**

速度检测应在水平路面上进行。将电动轮椅车以全速驶入测试路面,在两个标志物之间全速行驶,然后再以全速返回,记录轮椅车驶过两个标志物之间的时间和距离。将上述过程重复一次,根据四次所用时间计算出最大速度。应保证所选标志物之间的距离和时间的测量精度,使计算出的最大速度误差不大于5%。

**(三)制动性能检测**

1. **驻坡性能检测** 把电动轮椅的制动器调整适当并刹紧后,将电动轮椅方向向下置于斜坡可调的测试平台上(全部轮子都在斜面上),电动轮椅的方向轮或小脚轮应置于正常向前直行位置。改变平台的倾斜角度,直至出现下列情形之一:

(1)电动轮椅的车轮开始沿平台向下滚动(制动失效)。

(2)电动轮椅开始沿平台滑动(车轮与平台间摩擦力不足)。

(3)电动轮椅失稳(一个或多个车轮抬离平台)。

上述测试重复进行三次,并记录检测结果。

2. **行驶制动检测** 将电动轮椅置于水平路面上以最大的速度向前行驶,然后使制动器产生最大的制动效应,并保持这种状况直到电动轮椅被迫停下来为止。上述检测重复进行三次,记录最大的车速、刹车距离及检测中出现的其他现象。

3. **温度升高后的制动性能测试** 水平路面上以最大加速度开动电动轮椅,达到最大速度后再使其尽快停止,尽可能地重复这一过程十次,然后立即进行行驶制动检测。

**(四)静态稳定性检测**

1. **斜面稳定性检测** 将电动轮椅制动后置于斜度可调的检测平台上,方向为向前及向后,电动轮椅的方向轮或小脚轮应置于正常向前及向后直行位置,以等速率增加平台斜度,直到上坡位的轮子刚好离开检测平台(可通过从上坡位的轮子下抽

出一张纸条的方法来判断)。记录前后两个方向上轮子抬起时的最小倾斜角度。如果在平台倾斜时,电动轮椅出现滑动,可在轮椅下坡位轮子后垫上木块。

2. **侧向稳定性检测** 以斜面稳定性检测同样的方式进行电动轮椅侧向的静态稳定性检测。

3. **最不利角度稳定性检测** 如果电动轮椅在某一方向上的静态稳定性比前、后及侧向差,则需将电动轮椅制动后以最不利的角度置于检测平台上,重复斜面稳定性检测。

**(五)动态稳定性检测**

1. **上坡时的稳定性检测** 将电动轮椅按上坡方向置于倾斜度可调的平台上,如果车轮下滑,可在下坡位的轮子后垫上木块。操作电动轮椅以最大的加速度从静止状态启动向上坡行驶,记录出现以下情况时最小的倾斜角度:

(1)一个或多个车轮抬离检测平台。

(2)车辆倾斜超过平衡点。

2. **下坡时的制动稳定性检测** 在一个5°的下坡上操作电动轮椅以最大的速度行驶,然后操作控制装置以最大的减速制动,记录下列情况:

(1)是否有一个或多个车轮抬离检测平台。

(2)车辆倾斜是否超过平衡点。

(3)车辆是否发生滑移。

3. **转向时的稳定性** 在一个平坦的水平路面上以最大的速度开动电动轮椅,操作转向装置向一侧以最小半径转向。可能的话,在此项操作中不使用制动器。然后,重复整个过程,转向另一侧。记录下列情况:

(1)车辆倾斜是否超过平衡点。

(2)车辆是否发生滑移。

**(六)越障性能检测**

1. **障碍物设置** 在设置障碍物时必须尺寸足够大,以便当电动轮椅爬上障碍物后所有轮子都能落在障碍物上。障碍物长大于等于2倍的电动轮椅总长,宽度需大于等于电动轮椅总长。

障碍物正面边缘处必须是光滑的,并有一个半径为3 mm的圆角。障碍物与电动轮椅接触面的摩擦系数应在0.75～1.0,并且障碍物需要有固定装置,以防止测试时发生滑动。

2. 室内型电动轮椅检测　室内型电动轮椅没有启动距离,在检测开始前,电动轮椅朝向障碍物的轮子抵住障碍物。

3. 室外型电动轮椅检测　室外型电动轮椅在检测时需要有 0.5 m 的启动距离,启动距离的测量应从电动轮椅朝向障碍物轮子的触地点量到障碍物。

4. 道路型电动轮椅检测　道路型电动轮椅同样需要 0.5 m 的启动距离,这是测定向前方向攀越障碍物的能力。

#### (七)电动轮椅静力检测

检测时沿坡度为 10°的斜坡上以上坡和下坡方向制动状态放置,要能持续静止在斜坡上。

### 四、电动轮椅养护技巧

电动轮椅的养护技巧包括使用安全提示、注意事项等。

#### (一)安全提示

1. 转移时安全提示　①在上下轮椅时,确保轮椅的控制器处于关闭状态。②在上下轮椅时,不要蹬踏脚踏板。

2. 使用时安全提示　①为避免潜在的危险如翻车,使用者务必先在平整宽阔的场地上进行训练及练习,以熟悉掌握产品的各种特性。②在他人的帮助下,体会轮椅重心变化对轮椅行进产生的影响,如在上下斜坡或翻越障碍时。③轮椅在坡面行驶时,要确保正确操作和制动。

#### (二)注意事项

1. 驾驶时注意事项　①不要在未制动的情况下翻越障碍(包括台阶、路沿及通道)。不要尝试翻越高度超过 4 cm 的障碍。②远离明火及点燃的香烟,以免引燃靠背绷布及坐垫。③最高承重为 100 kg。④驾驶特性会受到手机或其他辐射装置所产生的电磁场的干扰。⑤确保轮胎状态正常,检查轮胎气压(正确的气压值可在轮胎侧壁上读到)。⑥温度使用范围为 -25～50 ℃。⑦不适于在非常滑的路面上(如冰面)及非常粗糙的路面上(如砂粒、石子、鹅卵石、碎石)驾驶。⑧经过测试的驻坡能力为 12%。

2. 其他注意事项　①在使用升降台搬运轮椅时,必须避免防翻轮与其他物品缠绕。②在升降台上或电梯内使用轮椅时,轮椅控制器需处于关闭状态。务必使闸处于制动状态。③在充电过程中,控制器必须处于关闭状态。④为获得更高的安全性,可选用附件骨盆固定带。⑤禁止使用水龙头或高压清洗装置清洗轮椅。⑥在调节及安装过程中,小心手指,避免受伤。

## 压力性损伤与轮椅坐垫的选择

### 一、压力性损伤概述

2016 年,美国国家压力性损伤咨询委员会发布压力性损伤指南,将压力性溃疡更名为压力性损伤。压力性损伤是指位于骨隆突处、医疗或其他器械下的皮肤和/或软组织的局部损伤,可表现为完整皮肤或开放性溃疡,可能会伴疼痛感。损伤是由于强烈和/或长期存在的压力或压力联合剪切力导致。软组织对压力和剪切力的耐受性可能会受到微环境、营养、灌注、合并症以及软组织情况的影响。

压力性损伤的数量难以统计,没有确切的发病率。有文献报道称,一般医院压力性损伤的发生率为 3%～12%,脊髓损伤患者的压力性损伤发生率在 25%～85%;压力性损伤发病率与年龄有关,住院的老年患者发病率可增加至 10%～25%,死亡率增加 6 倍。患者常因长时间一个姿势卧床或久坐不动,营养不良或不洁,导致身体的某一部位血液供应不足而造成皮肤及肌肉的损伤状态。目前为止,治疗压力性损伤所需要的费用尚没有确切的统计结果,但是压力性损伤带给患者、家属及护理人员的巨大痛苦则是显而易见的。正确的护理与预防压力性损伤的辅助器具相结合显得尤为重要。

压力性损伤的产生与压力的强度和持续的时间有关。压力性损伤好发部位为骨突出处、关节弯曲拘缩处、体重集中于局部,压力性损伤发生的部位与体位有密切关系。坐位下,最常发生于枕骨粗隆、肩胛骨、骶尾部、坐骨结节及足跟,如图 12-4-1。

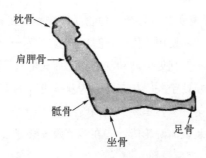

枕骨

肩胛骨

骶骨

坐骨

足骨

**图 12-4-1　坐位压力性损伤好发部位**

## 二、压力性损伤产生的因素

### （一）外部因素

压力性损伤产生的外部因素包括垂直压力、摩擦力、剪切力及潮湿等因素，如图 12-4-2。

1. 垂直压力　垂直压力是引起压力性损伤最重要的原因，长期卧床或坐在轮椅上，身体承重的部位长时间承受超过正常毛细血管的压迫，影响血流通畅，可形成压力性损伤。

2. 摩擦力　摩擦力是由两层互相接触的表面发生相对移动而产生。摩擦力作用于皮肤时，易于损害皮肤的角质层。摩擦力不是引起压力性损伤的直接原因，却是诱发剪切力的重要条件。

3. 剪切力　剪切力是由压力和摩擦力相加而成，与体位有密切关系。两层组织间发生剪切力时，血管被拉长、扭曲、撕裂而发生深层组织坏死。如剪切力和压力同时发生就会切断血流，极易发生压力性损伤。

4. 潮湿　皮肤经常受到汗液、尿液、渗出液、引流液等物质刺激而变得潮湿，出现酸碱度改变，致使表面角质层保护能力下降，皮肤组织破损，容易继发感染。

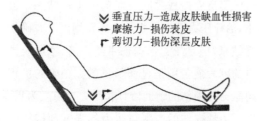

▼▼ 垂直压力-造成皮肤缺血性损害
→ 摩擦力-损伤表皮
↗ 剪切力-损伤深层皮肤

**图 12-4-2　压力性损伤产生的外部因素**

### （二）内部因素

内部因素有营养不良、感觉障碍、活动障碍、骨骼肌肉的衰老退化等。全身营养障碍，可出现蛋白

质合成减少，负氮平衡，皮下脂肪减少，肌肉萎缩，受压处缺少肌肉和脂肪组织的保护，引起血液循环障碍，出现压力性损伤。感觉障碍、活动障碍、骨骼肌肉的衰老退化可促使压力性损伤的产生。

### （三）诱发因素

诱发因素有疾病、不良姿势、失禁、护理不当等。疾病困扰，活动少，关节挛缩，骨骼突起；瘫软、躯干侧弯等导致的坐姿不良等情况都易导致局部承重，甚至长时间受压；长期受压的皮肤因失禁、角质层破坏，皮肤组织损伤，易破溃和感染；重症患者体位转移过程中照顾者不恰当的拖拽等行为也易成为压力性损伤的诱因。

## 三、轮椅坐位压力性损伤的预防要点

目前，针对压力性损伤的主要方向是防治结合，预防胜于治疗。预防压力性损伤的基本条件是有效地控制产生压力性损伤的危险因素，分散压力，消除剪切力，减小摩擦力，避免湿热。①身体保持中立位坐姿，避免压力集中（使用防压力性损伤坐垫）；②减少摩擦，避免压力、剪切力的产生，防止潮湿；③经常变换体位，应用减压技术（进行间歇性减压）；④增加营养；⑤定期观察皮肤受压情况。

## 四、间歇性减压技术

### （一）他人辅助减压

1. 前向方式　轮椅使用者坐在轮椅上，轮椅制动，照顾者在患者面前，帮助患者弯腰，后背离开轮椅靠背，照顾者给予保护及支持，如图 12-4-3。

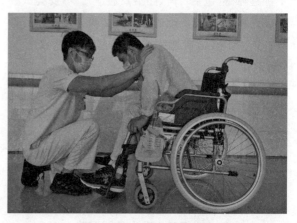

**图 12-4-3　前向辅助减压**

2. 后向方式　轮椅使用者坐在轮椅上，照顾者站在轮椅后，患者后背紧贴轮椅靠背，照顾者脚踏后倾杆使轮椅后倾，减少臀部压力，如图12-4-4。

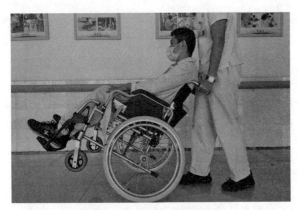

图 12-4-4　后向辅助减压

**（二）自行减压**

1. 撑起减压　上肢功能基本正常的轮椅使用者，减压方式为将轮椅背侧靠墙制动，双手支撑在轮椅扶手上，将臀部支撑抬起减压；也可用一只手握住驱动圈或扶手，身体倒向一侧倾斜减压，如图12-4-5。

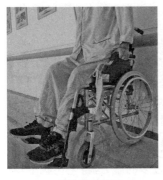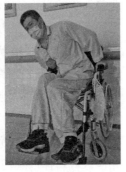

a. 完全撑起减压　　　　b. 部分撑起减压

图 12-4-5　撑起减压

2. 侧倾减压　上肢力量受限的轮椅使用者，减压方式为将轮椅背侧靠墙制动，将单侧手肘或手腕勾在轮椅把手上，躯干向对侧前向倾倒，以进行单侧减压，如图12-4-6。

## 五、防压力性损伤坐垫

使用防压力性损伤坐垫的目的主要为利用坐垫的变形能力，分散坐位压力以预防压力性损伤，稳定坐姿，提高轮椅坐位舒适性。

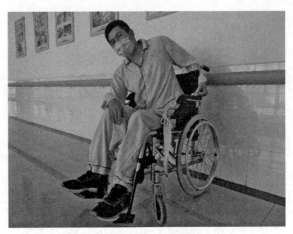

图 12-4-6　侧倾减压

**（一）防压力性损伤坐垫应具有的主要功能**

坐垫主要功能包括：①能均匀地分布压力，避免压力集中；②提供稳定的臀部支撑面，提供摆位与坐姿平衡的协调；③能吸收剪切力，能减少摩擦力；④能降低温度和湿度等；⑤改变乘坐者的座面高度。

**（二）对防压力性损伤坐垫减压能力的要求**

①具有适合的厚度；②合理地分布压力；③提供稳定的支撑；④座套尺寸与垫的尺寸相吻合；⑤材料具有延展性、透气性、阻燃性、防水性等特点；⑥可根据使用者的身体情况和具体要求进行坐垫定制。

**（三）坐位压力性损伤风险检查方法**

1. 徒手检测法　患者坐于轮椅上，检查者手心向上，手指尖置于患者坐骨结节下。患者坐直状态下，利用指尖的游动感觉判断压力性损伤风险。安全级为指尖可上下游动 3～5 cm；警告级为指尖不能游动，但能较方便地抽出；风险级为指尖被压紧且很难抽出。

2. 压力分布测试装置　压力检测装置，内含计算机系统，连接一个点阵的压力感应装置。通过系统采集到的数据和图像预测到轮椅坐位时压力性损伤最可能产生的位置并进行数据分析，应用于坐姿的评估及不良姿势纠正的同时，也提醒保护压力性损伤易发的特殊部位，如图12-4-7。

**（四）防压力性损伤坐垫的分类**

1. 海绵坐垫　优点：硬度和密度可选，材料种类多，能提供稳定支撑，易于加工。缺点：易受挤压变形，易老化，易被污染，耐用性低，透气性差，如

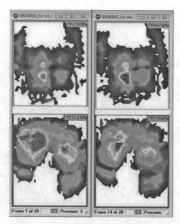

图 12-4-7　压力分布测定装置

图 12-4-8。

如用慢回弹聚氨酯海绵制成的坐垫，外观结构像蜜蜂的巢，中间有很多微小的孔，可使空气流通，减压效果也好。

2. 凝胶坐垫　优点：由于凝胶的流动性，可使身体骨突的部分被包容，局部压力得到均匀分布，可吸收剪切力。缺点：质量沉重，价格高，如图 12-4-9。

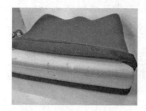
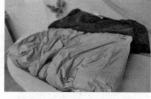

图 12-4-8　海绵坐垫　　　图 12-4-9　凝胶坐垫

3. 充气坐垫　优点：充气坐垫应用了连通管原理，使空气在密封的气囊中游动，质量轻，压力分布均匀，减压效果好。缺点：易破损，稳定性差。使用充气坐垫，保持合适的充气量很重要，充气过度，会感觉不舒服和不稳定，影响坐姿的稳定和均压效果，如图 12-4-10。

如 ROHO 防压力性损伤坐垫。坐垫能通过气筒和按钮实现坐垫的控制调节，先用气筒将坐垫充气，使用者在坐垫上坐定，把按钮推到开的位置，贴合特殊坐姿需求和体形，调节姿势到希望的位置，再将按钮推到关闭位置，即可保持这一适合的舒适坐姿。优点是超轻、易操控、携带方便、透气。分离的气囊孔可使空气循环到皮肤表面，使用者感觉清爽。

4. 复合材料坐垫　用两种或两种以上材料

结合制作的坐垫，如将凝胶和记忆海绵结合，上层采用凝胶材质，下层为海绵材质，臀部接触到凝胶材料，上层较下层软，能保证较好的减压性和稳定性，复合材料坐垫满足了多项要求，如图 12-4-11。

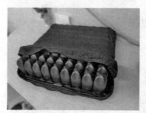
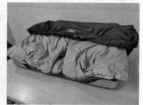

图 12-4-10　充气坐垫　　　图 12-4-11　复合材料坐垫

### （五）定制坐垫

根据压力分布测量装置和压力性损伤检查结果对压力性损伤易发的特殊部位有所了解，可根据其自身情况定制坐垫，一是预防压力性损伤的发生和加重，减轻易发区域（如坐骨结节、骶骨）的压力；二是可以矫正不良坐姿。

1. 塑模坐垫　该坐垫可针对性地缓解使用者坐位时易受损部位的压力，按照使用者臀部的形状进行塑形。使用者每次坐在坐垫上时，都要采取和坐垫形状匹配的坐姿，否则将会加大局部区域所承受的压力和/或摩擦力，如图 12-4-12。

2. 波状垫　波状垫可将压力施加于安全部位，可缓解易受损部位的压力；这种坐垫的基础由硬质泡沫雕刻而成，泡沫坐垫的波形基础可用多层波状纸板粘贴而成，将硬纸板的表层打湿，让使用者坐在上面，使其骨突部分在上面留下凹陷，可将相应区域切掉以减轻过多的压力，将坐垫吹干，然后覆盖一层可压缩的，类似海绵表层的高密度泡沫材料，如图 12-4-13。

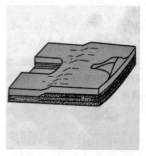
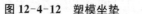
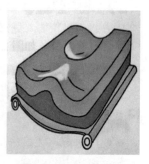

图 12-4-12　塑模坐垫　　　图 12-4-13　波状垫

## 第五节
# 姿势控制系统

合适的坐姿是使具有躯体功能障碍者可良好地参与活动的基本条件。人们发现脑瘫患者在进行日常生活活动时,如不能在轮椅上保持良好且稳定的坐姿,将会很难完成该项活动。同时,错误的坐姿也会影响患者的正常发育,并导致骨骼畸形的发生。而脑瘫患者的这一需求,引发了人们对于如何在轮椅上保持正确坐姿的持续关注和研究。在20世纪80年代,技术的进步使得坐姿控制系统得以快速发展,并被应用到其他具有躯体功能障碍者(如脊髓损伤、神经侧索多发性硬化症、颅脑损伤等)领域,使得他们可以保持良好且稳定的坐姿,防止出现压疮及畸形,更好地参与各类活动,明显提升了躯体功能障碍者的生活质量。

适用于不同躯体功能障碍者的坐姿控制系统的评价、个性化坐姿控制系统的设计、保持良好坐姿的坐具选购与搭配、坐具的调整与改造等已经成为了辅助器具服务中的重要组成部分。

## 一、坐姿控制系统的分类

经过长时间的发展,不同的躯体功能障碍者对于坐姿控制系统有不同的需求,这些需求可以大致概括为以下三类。

### (一)改善及矫正不良姿势的坐姿控制系统

该类系统主要适用于脑瘫、神经侧索多发性硬化症、肌萎缩等躯体功能障碍者的需求,对其肢体及躯干进行改善及矫正。以上疾病常因神经肌肉损伤、关节畸形等问题,而出现异常的反射与动作姿势,使得患有该类疾病者坐在轮椅上时,无法保持良好的坐姿,难以参与日常生活活动,甚至严重者还会导致骨骼畸形的恶化。

这类坐姿控制系统还可应用于疾病的早期。这个时期异常的反射与动作姿势还不固定,能较好地控制。如处理不当或被错误强化,控制的困难就会相应增大。正确坐姿控制系统的及时介入,可以很好地解决这一问题。

但是该类坐姿控制系统仍有很多局限性待解

决,如:①如何随着姿势控制的不断进步,同步调整该系统,让患者可更好地进行功能训练,获得最大限度的康复。②如何在姿势控制的改善过程中,预防新的畸形出现。③如何评价患者的预后,为逐渐好转的患者提供适宜的坐姿控制系统。

### (二)保持适宜压力的坐姿控制系统

长时间对同一身体部位持续施压,容易导致压疮的发生,而压疮的治疗是非常困难的,往往需要花费很多的人力、物力。压疮也常常引起其他并发症,从而导致患者的死亡。所以压疮的预防在坐姿控制系统中是非常重要的一部分。

保持适宜压力的坐姿控制系统主要针对的是需长时久坐于轮椅,因各种原因不能及时缓解、解除对同一身体部位持续施压的躯体功能障碍者,如脊髓损伤患者。脊髓损伤患者因神经系统及通路的受损,感觉与运动功能的减弱,使得其与轮椅坐面接触的软组织长时受压而不能及时得到缓解,引起局部组织缺血、缺氧而发生组织损伤与坏死,导致压疮的产生。

保持适宜压力的坐姿控制系统的主要功能是将臀部软组织所受到的压力,进行合理的再分配,尽量避免对局部区域的过度压迫,并通过适宜的轮椅坐面,使得臀部压力分布均衡,有效预防了压力性损伤的产生。

### (三)舒适的坐姿控制系统

该类坐姿控制系统通常适用于运动功能控制较好的躯体功能障碍者。因需长时间使用轮椅保持坐姿,使得他们的颈、腰、胸椎等身体部位容易出现不适。而该类坐姿控制系统则是通过坐姿控制,提高使用者的身体舒适度,改善不适。从广义上来说,该类系统适用面很广,包括但不限于老年人、下背痛、颈椎病患者等需要改善身体舒适度的人群。

## 二、坐姿控制系统的功能

坐姿控制系统的目标,是通过对该系统的使用,使得躯体功能障碍者能达到最大限度的功能改善。如:①使异常的反射或动作姿势趋于正常,尽可能减少其对活动的干扰;②使运动功能正常发育;③维持骨骼的正常生理对位,维持关节的全范围活动,预防或改善关节畸形及肌肉挛缩;④提高躯体的舒适度,改善不适,增强耐受力;⑤改善呼吸;⑥易于照顾(日常护理、治疗、教育)。

## 三、坐姿控制系统的相关评价

坐姿控制系统的评价是根据个体的需求、功能及潜能,为躯体功能障碍者推荐与其相适应的坐姿控制系统,或对现有坐姿控制系统提出修改意见。需要强调的是,一个好的坐姿控制系统是为了使用者的活动能力得到最大限度地发挥。因此,个性化适配的原则是选择坐姿控制系统最基本的原则。而评估则可能涵盖使用者所需要的所有领域,包括生活自理、学习工作及休闲娱乐。

### (一)使用者的需求识别

使用者的需求识别包括对其身体状况,生活环境(气候、地理、社会等环境),无障碍设施环境及交通状况,照顾者可能提供的护理条件,以前使用过的坐姿控制系统的评价,患者本人、家属及照顾者的期望和康复目标等内容的评估。

了解使用者坐姿控制系统的基本背景信息有助于确定使用该系统的目标,以及使用哪种技术制作这个系统。例如,所居住的气候环境对于坐具使用何种材料制作有重要的影响;使用者所处的社会环境,其担当的社会角色的转变,也会影响其对于坐姿控制系统的选择。

正确判断使用者需求的优先级是为患者选配真正合适的坐姿控制系统的必要条件。例如,对于脑瘫患儿,必要时为了矫正脊椎的畸形,只好暂时放弃对舒适程度的要求,而以矫形和保持良好的坐姿为首要目标。

### (二)使用者的技能评估

除了需判断识别使用者的需求外,还需要进一步对患者的技能进行全面评估。

1. 生理技能评估  生理技能评估是指对患者骨骼关节因素、神经肌肉因素以及呼吸与血液循环因素等进行评估。通常需要进行坐位及卧位两种不同姿势下的评估。

2. 感觉技能评估  使用者常用的感觉技能包括视觉、听觉和触觉。良好的视觉、视野及听觉有助于保持身体平衡和判断环境状况。触觉的灵敏程度则直接影响患者对坐姿控制系统的使用效果。

例如,部分患者触及物品表面可能出现保护性反射;或因神经损伤失去深浅感觉,可能存在压力性损伤风险等。

3. 认知与行为技能评估  认知与行为技能评估主要涉及患者在使用姿势控制系统时的安全防范意识。例如,颅脑损伤患者伴随认知障碍时,可能激动时因摇晃座椅而使其发生倾斜甚至翻倒,此时需要对座椅系统的安全性能进行加固,防止不良事件发生。

4. 功能技能评估  使用者在转移活动、进食、穿衣、机动性和推动力、语言交流、大小便处理、使用其他设备(如通信及语言交流设备)等方面的功能的改善状况是评估用户能否合理、有效地使用坐姿控制系统的重要指标。

坐姿控制系统的评估是错综复杂的过程,包括收集信息,发现问题并寻找解决办法等多个重要环节。同时由于使用者个体化差异较大,患者在不同阶段呈现的问题和需求也在不断变化,评估内容也随之变化较大。因此,在评估时同时需要考虑诸多因素并不断修正,才能确保评估结果对选配坐姿控制系统的指导作用。

## 四、坐姿控制的基本原理

在姿势控制中,最重要的原理是:身体中心的稳定状态有利于头部和肢体的移动与控制。所有移动和姿势维持的前提就是要保持身体的平衡,对于自身不能有效地控制姿势的使用者,需要通过外部固定附件进行辅助支撑。

国际上常用下述三个等级来描述患者在坐姿中表现出的控制量。①不需要手支撑坐姿的患者:这类患者不用手支撑也能维持长时间而稳定的坐姿。通常需要能提供稳定支撑基础的舒适坐姿控制系统,以帮助其完成移动需求。②需要依靠手支撑坐姿的患者:这类患者通常需要一只手或者双手支撑维持坐姿,因此提供的坐姿控制系统应能支撑其骨盆和躯干,以解放其双手,使之能从事其他功能活动。③完全依赖支撑装置才能维持坐姿的患者:这些用户没有支撑自身坐姿的能力,需要依靠坐姿控制系统支撑整个身体。

### （一）骨盆和下肢

骨盆的相对位置和稳定度是控制姿势的第一步，也是重要的环节。稳定的骨盆应处于水平及中线位，可向前稍微倾斜。对骨盆的支撑可以是全方位的，无论是前、后、侧面，只要能起到支撑固定作用，均可使用。中重度骨盆倾斜患者往往需要在臀部周围及脊柱区同时提供固定支撑部件。固定时，除改造坐垫和靠背的形状，增加固定支撑点外，还可以使用骨盆固定带，对骨盆进行有效地维持。

腿和脚的摆位也会影响骨盆和臀部的摆位。良好的下肢姿势应为双下肢外展约 30°，膝关节呈 90° 屈曲。双脚的支撑对于维持臀部和膝关节位置，防止踝部变形和改善压力分布也很重要。下肢的固定也可采用姿势固定带。

### （二）躯干

躯干摆位是继骨盆和下肢姿势摆位之后要考虑的重要问题。希望矫正的直立姿势是保持躯干处于中线位置。

躯干的支撑可以从多个方向来考虑。来自后背的支撑量与座椅靠背的高度和形状有关。必要时，可以使用辅助支撑部件对患者的身体缺陷进行补偿，如脊柱前凸、腰部向前时，可以提供腰垫以提供足够支撑，以保持坐姿稳定。

当患者维持躯干中心位置困难时，可通过侧方支撑进行支持。远离重心的躯干支撑比靠近重心的躯干支撑有更好的控制力。同时，由于躯干侧方的软组织比较薄弱，侧面施加的压力较大时，材料的选择和安装应尽量避免软组织损伤。

### （三）头颈部

头颈部的摆位对于抑制异常反射，扩大视野范围非常重要。头颈部支架可以是固定在靠背上，也可以是游离的，如颈部矫形的颈托等。使用任何一种支撑系统时，都要避免过度支撑或过度矫正。

### （四）上肢

上肢的摆位是坐姿摆位的基本要素。直接影响头部和颈部的摆位和稳定性。此外，上肢摆位可以防止因手臂悬垂而导致的软组织损伤或肩关节半脱位等。若使用者手部需要执行某种控制性操作（如操作电动轮椅手柄），需要考虑增强姿势的正确性，给前臂和手腕提供稳定的支撑，使患者在最舒适放松的状态下执行各种需要双手开展的活动。

## 五、姿势控制处理技术

姿势控制系统表面分为平面型和曲面型。平面型对于控制功能较好，能进行一定程度的姿势控制、躯干支撑和功能活动的患者来说较为适用。通过曲面造型技术，可以将坐姿控制系统表面形成与人体形状相吻合的形状，增加身体与系统表面的接触面积，为人体提供更多的支持和控制。

在姿势控制系统制作中，主要有两种方法，一种是标准化制造，另一种为个性化制造。

### （一）标准化制造

是指将坐姿系统的坐垫、靠背及其他部件按照标准尺寸进行制作，可适合大多数控制相对较好的患者。

### （二）个性化制造

曲面个性化坐姿系统的曲度和形状能够吻合患者的体形且提供更有效的支撑效果。曲面个性化制造方式中可选择不同的制造技术，主要的技术有手动造型泡沫塑料技术、发泡技术、真空凝固技术、取形切割法、可变形矩阵法、实时反馈分析法、修正矫正法以及新兴技术 3D 打印法。

## 第六节
# 轮椅技能评估及使用训练

在现实生活中，环境障碍严重影响轮椅使用者自由外出以及重返、参与社会生活。然而，轮椅技能训练则能够提高患者轮椅操纵能力，使患者跨越一些环境障碍，进行家庭及社区活动。目前，轮椅技能训练已被认为是提高轮椅使用者日常生活自理能力、改善其生存质量的有效康复治疗手段。目前，常规的轮椅技能训练内容包括对照顾者的宣教方案、手动轮椅的评估及技能训练方案、电动轮椅的评估及训练方案等。

## 一、照顾者宣教

### （一）掌握轮椅结构及性能

作为轮椅使用者的照顾者，需在照顾之前与轮椅使用者一起了解轮椅的结构、性能以及保养策略，包括轮椅上良肢位摆放及维持、扶手及脚踏拆卸及安装方式、靠背调节方式、刹车操作方式、轮胎快拆方式、轮椅折叠及打开方式、倾倒杆使用方式、轮椅坐垫及其他附件放置及使用方法等；电动轮椅使用者的照顾者还需要掌握操作手柄的功能、充电操作方式、电源切换方式等。

### （二）推轮椅上下台阶

推轮椅上台阶或马路镶边石有两种方法。一种方法是面向台阶，用脚踩下倾倒杆使轮椅向后倾斜，把脚轮放在台阶上，继续向前推动使大轮靠近台阶，再上抬大轮即可（图12-6-1a）；另一种方法是把轮椅背向台阶，推轮椅者抬起脚轮，将轮椅退到台阶下，双手同时用力上提即可。推轮椅下台阶或马路镶边石也有两种方法：一种方法是面朝前，先使轮椅后倾，然后边向后拉动轮椅边使大轮缓慢落到地面，再缓慢放下脚轮（图12-6-1b）；另一种方法是面朝后，即推轮椅者自己先下台阶，把轮椅转倒退到台阶边缘，使大轮缓慢倾倒从台阶上落下，再抬起脚轮向后方移动，使脚轮落到地面，然后转向前行。

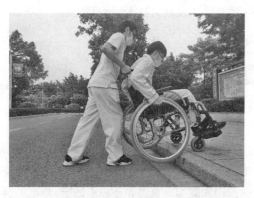

a. 推轮椅上台阶

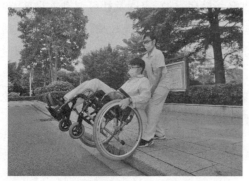

b. 推轮椅下台阶

**图12-6-1　推轮椅上下台阶**

### （三）推轮椅通过崎岖路面

推轮椅通过泥泞、石头、凹凸不平等的崎岖路面时，由于颠簸等原因，前脚轮的前行可能受阻。照顾者可以选择抬起脚轮的方式推轮椅通过，如图12-6-2a。此外，若抬起脚轮的方式太费力或影响前行视线，照顾者也可以选择反向推轮椅通过，即大轮向前背行通过崎岖路面，以防止脚轮陷入泥泞等障碍中，如图12-6-2b。需要强调的是，建议轮椅使用者全程佩戴轮椅上的安全绑带以防止跌落轮椅等意外事件。

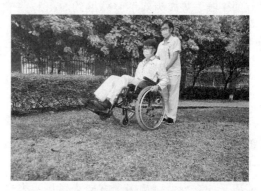

a. 抬脚轮通过

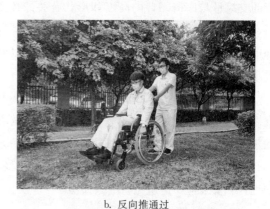

b. 反向推通过

**图12-6-2　推轮椅通过崎岖路面**

### （四）推轮椅上下坡道

在推轮椅上坡时一定要朝前方，如图12-6-3；下坡时最好让乘坐者面朝后，并控制好大轮的速度，特别是在较陡的坡道。若坡道斜度较小也可以让患者面朝前，此时推轮椅者要握紧轮椅推把，控制轮椅下滑的速度。

### （五）推轮椅上下楼梯

推轮椅上下楼梯时最好两人完成。上楼梯时先把轮椅推至楼梯口，并转为背向楼梯；后倾轮椅使大轮接触到第一级楼梯，上方的帮助者握紧手推

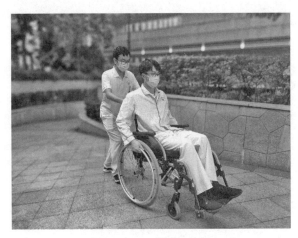

图 12-6-3 推轮椅上坡

把,另一人面对患者,双手分别握住两侧扶手前部的下方(注意不能抓脚轮和脚托,因二者可能脱落),两人同时用力使轮椅在楼梯上逐级滚动,如图 12-6-4。下楼梯时将轮椅正对楼梯,后倾轮椅至平衡点并向前推到楼梯边缘,与上楼梯时同样控制轮椅,两人同时用力使轮椅逐级滑落。

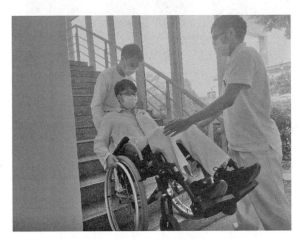

图 12-6-4 推轮椅上楼梯

## 二、手动轮椅技能测试

通过标准的轮椅技能测试,评估者可以清晰、全面了解轮椅使用者轮椅使用情况,结合对使用者的需求评估,有助于明确训练重点,指导下阶段训练计划的制订。目前,常用的标准手动轮椅技能测试由加拿大 Dalhousie 大学的轮椅研究团队于2021 年完成了 PWST 5.2(powered wheelchair skills test version 5.2)的更新(表 12-6-1)。其中将常见的手动轮椅操作技能分为 32 项,在标准的测试场地分别进行评估测试,如图 12-6-5、图 12-6-6。

表 12-6-1 手动轮椅技能测试(PWST 5.2)

| | 手动轮椅技能测试项目 | 得分 | 备注 |
| --- | --- | --- | --- |
| 1 | 平地短距离向前 | | |
| 2 | 平地短距离向后 | | |
| 3 | 平地转弯 | | |
| 4 | 前行时转弯 | | |
| 5 | 后退时转弯 | | |
| 6 | 侧方摆位 | | |
| 7 | 拾取地面物品 | | |
| 8 | 坐姿摆位转换操作 | | |
| 9 | 臀部减压 | | |
| 10 | 平面转移 | | |
| 11 | 折叠、打开轮椅 | | |
| 12 | 轮椅与地面的转移 | | |
| 13 | 通过铰链门 | | |
| 14 | 上小斜坡 | | |
| 15 | 下小斜坡 | | |
| 16 | 上大斜坡 | | |
| 17 | 下大斜坡 | | |
| 18 | 倾斜面驱动 | | |
| 19 | 柔软地面驱动 | | |
| 20 | 跨越障碍 | | |
| 21 | 跨越横沟 | | |
| 22 | 上低台阶 | | |
| 23 | 下低台阶 | | |
| 24 | 上高台阶 | | |
| 25 | 下高台阶 | | |
| 26 | 大轮平衡 | | |
| 27 | 大轮平衡转弯 | | |
| 28 | 大轮平衡向前及向后 | | |
| 29 | 大轮平衡下高台阶 | | |
| 30 | 大轮平衡下大斜坡 | | |
| 31 | 上楼梯 | | |
| 32 | 下楼梯 | | |

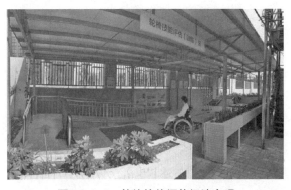

图 12-6-5 轮椅技能评估场地全观

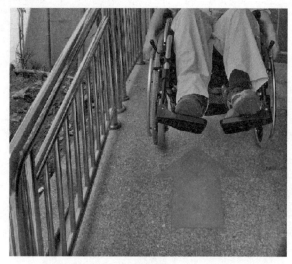

图 12-6-6　轮椅技能测试－10°斜坡

计分标准:每项测试根据受试者的表现评为0、1、2、3分4个打分级别,其中3分为受试者高度熟练,以十分有效的方式一次性通过测试,无明显进步空间;2分为受试者通过尝试可安全有效地通过测试,尚有明显进步空间;1分为受试者安全地通过测试的大部分标准,但仍有欠缺之处;0分为受试者表现为不安全/受试者描述其方式被判断为不安全/受试者不符合通过标准/受试者不愿意尝试。此外,测试中还存在不能完成(NP):轮椅无该项技能所需的部件,如固定框架轮椅无法完成折叠、打开轮椅项目;测试错误(TE):由于某些原因,测试人员无法对该技能评分。

WST 总分＝测试项目得分总分/
[(可测项目数量－NP 数量－TE 数量)×3]×100％

# 三、手动轮椅技能训练

## (一)轮椅安全使用宣教

轮椅使用者在驱动轮椅的过程中,常常会发生摔倒、侧翻等意外状况,为确保轮椅使用者驱动轮椅过程的安全性,在其乘坐轮椅的初期,治疗师需对轮椅使用者进行轮椅安全使用宣教。宣教形式可为宣传册、视频宣教、示范宣教等,其目的是为减少使用者在轮椅使用过程中可能发生的不良事件,并尽量减少可能造成的伤害,如图12-6-7。

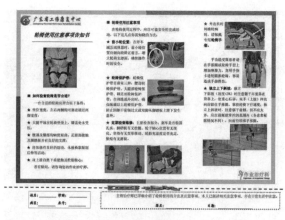

a. 第一页

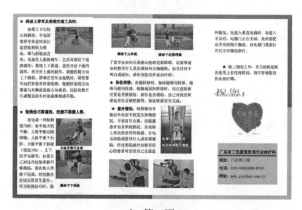

b. 第二页

图 12-6-7　轮椅使用安全宣教手册示例

## (二)平地驱动轮椅的技巧

1. 短距离前行　驱动轮椅的过程分为驱动期和放松期。驱动轮椅时先将车闸松开,身体向后坐直,目视前方。驱动期:双上肢后伸,稍屈肘,双手握紧手轮的后半部分,上身前倾的同时双上肢向前推动手轮并伸直肘关节;放松期:当肘关节完全伸展后松开手轮,上肢自然放松下垂于大轮的轴心位置。上述动作重复进行,完成向前驱动轮椅的过程。为了提高轮椅的行驶速度,应注意在轮椅上姿势,掌握好躯干、上肢和手指运动的协调。

2. 刹车　当使用者驱动轮椅前方为障碍物时需刹车。刹车前需根据当前速度判断预刹车距离,双手握住手轮圈缓慢摩擦减速。刹车时尽量双肩夹紧、双肘尽量伸直、驱动者躯干向后以保证坐位稳定性,如图 12-6-8。

3. 转弯　平地转弯有以下几种方式:当转弯空间较大时,驱动者可以双手驱动,一侧较快一侧较慢,缓慢实现轮椅转弯;当转弯空间较小时,驱动

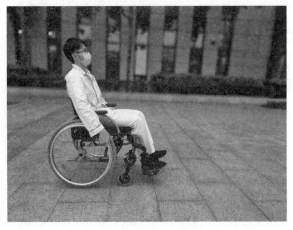

图 12-6-8　刹车

者可一侧驱动向前一侧驱动向后,实现狭窄空间转弯,如图 12-6-9。此外,运动型轮椅使用者还可利用躯干摆动力实现轮椅转向。

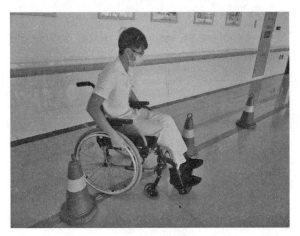

图 12-6-9　转弯

4. 后退　平地后退通常发生在狭窄空间中,如出入电梯等。后退时宜速度减慢,且驱动者适当躯干向前,以防止突然停止时,可能发生的轮椅后翻情况。

**（三）驱动轮椅上下斜坡的技巧**

1. 上斜坡　驱动轮椅上斜坡时,驱动者应将身体适当前倾,以防驱动时轮椅后倾并为驱动轮椅提供更多的动力;将驱动期肘部发力位置适当向前调节,以避免轮椅后倾。重复上述动作,直到完成轮椅上坡活动,如图 12-6-10。对于坐位平衡不佳、或上肢力量不足易发生轮椅后倾的使用者,可安装防倾倒轮以避免发生摔倒。

2. 下斜坡　驱动轮椅下斜坡时,驱动者应将身体适当后倾或紧贴椅背,以防止向前倾倒;上肢

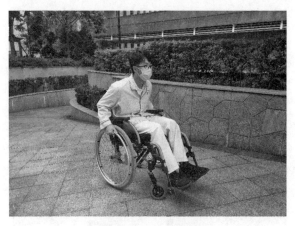

图 12-6-10　上斜坡

夹紧,尽量伸直,手握驱动圈,利用轮椅惯性缓慢下滑至下坡结束,如图 12-6-11。对于陡斜坡,使用者可利用大轮平衡技术下斜坡,以减少前倾风险,但需进行专门的轮椅技能训练。

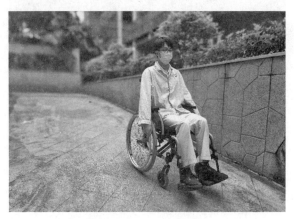

图 12-6-11　下缓斜坡

**（四）驱动轮椅上下台阶的技巧**

1. 上台阶　驱动轮椅上台阶时,驱动者应在轮椅前轮即将要驶向台阶前,躯干稍后倾,利用前轮抬起技术,驱动前轮上台阶;前轮上台阶后,再调节躯干适度前倾,驱动后轮上台阶,如图 12-6-12。上台阶的技巧需要使用者躯干重心、抬起前轮技巧、上肢力量等能力的协调配合,需在治疗师的指导下进行训练。

2. 下台阶　驱动轮椅下台阶时,驱动者身体适当后倾或紧贴椅背,上肢夹紧,缓慢推动前轮下台阶,利用轮椅惯性至后轮下台阶。注意应尽量驱动轮椅行进方向垂直于台阶,以减少轮椅侧倾的风险,如图 12-6-13。对于高度差较高的台阶,可利用大轮平衡技巧安全下台阶,但需进行专门的轮椅

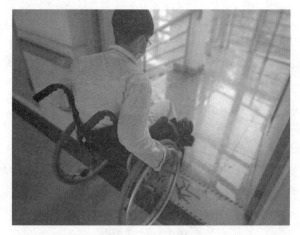

图 12-6-12　上台阶

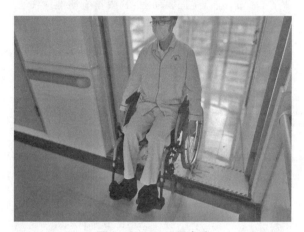

图 12-6-13　下矮台阶

技能训练。

### （五）大轮平衡技术

大轮平衡技术是指由大轮支持，脚轮抬起悬空并保持平衡的一种技巧，是轮椅使用者完成上下坡路、上下台阶、越过障碍物、在不平衡的路面通行等技能操作的基础，也是使用轮椅在社区通行的基本技能，如图 12-6-14。

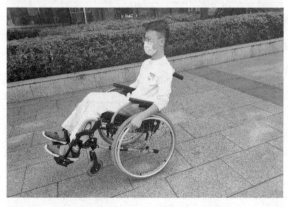

图 12-6-14　大轮平衡技术

大轮平衡技术分为准备、启动、保持平衡三个步骤。步骤 1 准备动作：头稍后仰，上身挺直双臂后伸，肘微屈，手抓紧驱动手轮。步骤 2 启动：将驱动手轮在驱动起始点快速前推，脚轮离地。步骤 3 保持平衡：调整身体和驱动手轮以维持平衡，即当轮椅前倾时上身后仰，同时向前推手轮；当轮椅后仰时上身前倾，同时向后拉手轮。训练时注意保护，以免向后翻倒造成危险。

## 四、电动轮椅技能测试

电动轮椅技能测试需要在标准场地内进行，场地标准可参考手动轮椅评估场地。PWST 5.2 共有 29 项，如表 12-6-2。由于电动轮椅种类繁多，规格各样，测试前需测试者及受试者详细了解电动轮椅驱动类型、性能等情况。

表 12-6-2　电动轮椅技能测试（PWST 5.2）

| | 电动轮椅技能测试项目 | 得分 | 备注 |
|---|---|---|---|
| 1 | 控制器摆位 | | |
| 2 | 开关电源 | | |
| 3 | 操作充电器 | | |
| 4 | 解除及连接发动机 | | |
| 5 | 调节程序模式 | | |
| 6 | 调节速度设定 | | |
| 7 | 操作其他控制器选项 | | |
| 8 | 操作身体摆位选项 | | |
| 9 | 向前短距离驱动 | | |
| 10 | 向后短距离驱动 | | |
| 11 | 转弯 | | |
| 12 | 前行时转弯 | | |
| 13 | 后退时转弯 | | |
| 14 | 侧方操作 | | |
| 15 | 拾取地面物品 | | |
| 16 | 臀部减压 | | |
| 17 | 平面转移 | | |
| 18 | 地面转移 | | |
| 19 | 通过铰链门 | | |
| 20 | 上小斜坡 | | |

（续表）

| | 电动轮椅技能测试项目 | 得分 | 备注 |
|---|---|---|---|
| 21 | 下小斜坡 | | |
| 22 | 上大斜坡 | | |
| 23 | 下大斜坡 | | |
| 24 | 倾斜面驱动 | | |
| 25 | 柔软地面驱动 | | |
| 26 | 跨越障碍 | | |
| 27 | 跨越横沟 | | |
| 28 | 上低台阶 | | |
| 29 | 下低台阶 | | |

计分标准：每项测试根据受试者的表现评为0、1、2、3分4个打分级别，其中3分为受试者高度熟练，以十分有效的方式一次性通过测试，无明显进步空间；2分为受试者通过尝试可安全有效通过测试，尚有明显进步空间；1分为受试者安全地通过测试的大部分标准，但仍有欠缺之处；0分为受试者表现为不安全/受试者描述其方式被判断为不安全/受试者不符合通过标准/受试者不愿意尝试。此外测试中还存在不能完成（NP）：轮椅无该项技能所需的部件；测试错误（TE）：由于某些原因，测试人员无法对该技能评分。

WST 总分＝测试项目得分总分/〔（可测项目数量－NP 数量－TE 数量）×3〕×100％

## 五、电动轮椅技能训练

电动轮椅训练内容根据不同的电动轮椅性能及驱动方式的差异、使用者的个性化需求等，训练内容亦有差异。

1. 直线行驶　电动轮椅直线行驶根据操作手柄选择的档位不同，行进速度亦有不同。室内行驶时，建议采用低档位行驶，行进速度较慢，安全性较高。此外，建议驱动者在初学时期谨慎选择较高档位模式，以免发生坐位不稳等意外事件。

2. 直线后退　电动轮椅直线后退需注意后方障碍。通常建议电动轮椅设置后视装置或后退警报装置，以提醒电动轮椅后方人群小心避让。建议电动轮椅直线后退时采用低速模式。此外，空间允许的情况下，尽量操作电动轮椅调头，前方面对障碍，减少后退的风险。

3. 转弯　由于电动轮椅的体形通常较手动轮椅大，而且为保证平稳性，前轮常较大，因此转弯半径常常需要较大的空间。电动轮椅训练中，操作者需实践掌握该电动轮椅的转弯半径空间，以保证在狭窄空间如电梯间的顺利进出，如图12-6-15。

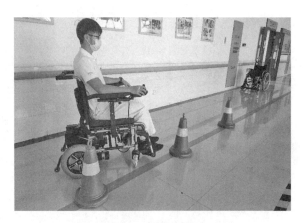

图 12-6-15　电动轮椅转弯训练

4. 上下斜坡　电动轮椅可上下斜坡的能力取决于电动轮椅的动能及制动能力。驱动者在训练中需掌握电动轮椅安全上下斜坡的斜率，如图12-6-16。具备座席整体升降功能的电动轮椅，可在上坡时调直座席，下坡时调低座席以保证安全的坐位稳定性。

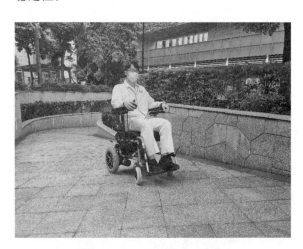

图 12-6-16　电动轮椅上斜坡训练

5. 上下小台阶　部分电动轮椅具备一定程度的跨越障碍的能力,如上下小台阶等(小于 4 cm)。上台阶时,驱动者前轮缓慢行驶到障碍前,再加足马力向前,前轮会在较大的驱动力下越上台阶,及时减低速度,待后轮碰到台阶边缘,加足马力,带动后轮上台阶,待后轮越上台阶及时减速。

下台阶时,驱动者缓慢驱动电动轮椅向前,双前轮同时落下,保持缓慢直行,双后轮缓慢落下。需要说明的是,对于电动轮椅来说,上下台阶等越障项目存在一定程度的风险,建议使用者日常谨慎使用。

(王　杨)

# 第十三章

## 节省体能技术与关节保护技术

第一节

## 节省体能技术

部分肢体功能障碍者、慢性病患者及老年人等人群，由于部分肢体功能缺失、心肺功能衰退或肌力降低等原因，难以完成日常生活和工作中必要的肢体活动。例如，慢性肺部疾病患者和心功能低下患者在完成必要的肢体活动时会出现气喘、心悸等症状，因此在日常生活中节省体能并充分发挥现有身体能力是十分重要的。节省体能技术就是通过利用人体功效学原理，结合自身功能和状态，通过正确的姿势、高效的活动方法或利用辅助器具和辅助技术，达到减少体能消耗和预防并发症的目的。

### 一、应用原则

节省体能其实是尽量避免多余的体能消耗，要节省体能需要遵循以下几项原则，在日常生活和工作中多加运用，并养成良好的习惯。

1. **合理地安排活动**

（1）提前安排好每天的活动。把繁重复杂及轻巧简单的日常活动交替进行，并减少不必要的活动。

（2）提前做好准备。在开始活动前，先准备好所需要的物品，并放于容易拿到的位置，减少不必要的肢体动作。

（3）适当的休息。在完成一项活动后，要进行充足的休息。每进行 1 h 的日常活动至少要进行 10 min 的休息。由于卧位和坐位的体能消耗比例为 1 : 3，因此在条件允许的情况下，最好采用卧位进行休息。

2. **简化活动** 利用现代化家居产品、辅助器具、专用工具等产品简化日常活动，达到节省体能的目的，如使用吸尘器代替扫把。

3. **工作节奏要适中**

（1）合理规划日常活动的频率和节奏，降低活动强度。

（2）在感到疲惫的初期就应及时将活动节奏放慢或停止。

4. **保持正确的姿势**

（1）尽量采取坐位进行日常活动，减少长时间的站立、下蹲或弯腰等活动。

（2）尽量减少高耗能的上肢活动：减少长时间双手提举过高，减少肘关节置于肩峰以上的位置；减少提取或推动重物等活动。

5. **运用合适的身体力学**

（1）采用正确的站、坐等姿势，减少不必要的体力消耗。

（2）尽量避免单侧上肢承重，活动时双臂贴近身体两侧。

（3）在进行文案工作时将手肘承托于桌面（如使用计算机时），可减少体力消耗。

6. **活动中配合呼吸**

（1）基本练习：控制呼吸节奏，用鼻轻吸气约 2 s，然后用口慢慢将气吹出，时间为 4~6 s。

（2）呼吸要配合姿势：做上肢伸展的动作时（双臂外展、脊柱后伸）应吸气；做上肢屈曲动作时（双臂内收、脊柱前屈）应呼气。

（3）呼吸要配合动作：当准备发力前吸气；当发力过程中呼气。

## 二、日常生活中的应用

1. 进食

（1）进食时要注意坐姿,不宜弯腰或半卧位进食。

（2）将拿碗筷的双手肘部承托在桌面上,菜碟尽量移近自己。

（3）使用加粗手柄的勺子和防滑垫。

（4）使用防洒碗、碟。

2. 梳洗

（1）由于洗头和化妆要花更多的时间,所以应采取坐位完成。

（2）如果工作完成需要 5 min 以上,应将肘部置于桌上进行或双肘撑在面盆上支撑双手进行活动。

（3）洗脸时用轻便的小毛巾而不要用手直接洗脸,因为用手要花更多的力气;拧毛巾时配合正确的呼吸方法;抹脸时,不要将口鼻同时掩盖。

（4）留短发节省沐浴时间和活动量,洗发和沐浴应同时进行。

（5）使用电动牙刷、电动剃须刀及长柄梳子,以减少上肢的活动。

3. 穿脱衣、裤、鞋、袜

（1）将衣服放于随手可及的地方。

（2）坐下来穿脱衣服。

（3）先穿患侧,再穿健侧,脱衣服时则相反;穿脱衣服时可在前面放一张椅子做扶手。

（4）选择配有尼龙搭扣的鞋,以免弯腰系鞋带。

（5）使用穿衣钩和长柄鞋拔。

4. 如厕

（1）使用坐厕或坐便器。

（2）留意坐厕高度,必要时对坐便器进行改装或使用坐厕加高垫。

（3）平时多吃蔬菜、水果以使大便通畅。

（4）养成良好的排便习惯,大便可分几次用力。保持均匀的呼吸,以免过度换气或憋气。

5. 洗澡

（1）选择身体状况及精神最好的时候洗澡。

（2）提前准备好所需要的洗澡用品。

（3）采用坐位洗澡或使用浴缸洗澡;洗头需要用水盆者,可将水盆放高,避免弯腰或者蹲下。

（4）保持浴室通风,可使用抽气扇或打开窗户。

（5）清洁背部时可用长柄海绵刷或长毛巾,并配合呼吸来洗擦。

（6）若洗澡时中途需要休息,可用大毛巾围着身体保暖;可先洗上身,围着毛巾休息后再洗下身。

（7）洗澡完毕,用大毛巾包裹身体,擦干水分,保持正确的呼吸并放松休息,然后穿回衣服。

（8）如必要,合理用手柄、扶手及防滑垫。

6. 做饭

（1）提前准备好所需材料及用具。

（2）在做饭过程中,不应心急和贪快而同时处理几项工序,这样会使人容易紧张。

（3）尽量少用煎炸的烹饪方法,因烟熏容易引发呼吸困难。

（4）在厨房内或门外放置椅子,以便中途休息;择菜、削皮及调味等工作应坐下来处理。

（5）使用辅助器具,如用长汤匙打开锅盖,这样手就不会被烫;开瓶子时,使用开瓶器或放一块布在盖子上,容易将瓶盖打开。

7. 洗、烫衣服

（1）尽量利用洗衣机和干衣机。

（2）坐下来洗、熨或折叠衣服。

（3）如衣物太重,可分数次从洗衣机拿出或放入。

（4）若要将衣物晾干,应先坐下,然后把衣物逐件放在衣架上,再慢慢配合呼吸,将衣架挂起,如距离较远,晾衣服时把衣服放在推车里。

8. 清洁及打扫

（1）编排好每天家务分工,如周一扫地、周三擦门等,避免过于操劳。

（2）如室内多灰尘,可使用吸尘器并戴上口罩。

（3）使用辅助器具,如利用长柄垃圾铲及拾物器从地上拾起物件,以减少弯腰、伸腰动作。

（4）用小推车装重物。

9. 收拾房间

（1）整理床单时在两侧进行,整理完一侧再整理对侧。

（2）床不要靠墙摆放。

（3）叠床单时动作要轻缓。

10. 购物

（1）先计划购物路线及需要物品,避免浪费力气。

（2）使用购物推车,尽量避免使用手提袋。

（3）重的物品尽量使用送货服务,或找家人及朋友帮忙购买,必须自己买时则分开购买。

### 三、工作中的应用

1. 保持正确的工作姿势　在座位下使用计算机工作时,上臂应垂直放置于体侧,屈肘角度不超过70°~90°,腕关节及手部要放松。

2. 合理的工作台或工作平面高度及位置

（1）坐位工作时所有物件应在坐位所及范围,手部尽量在15 cm范围的工作平面内完成工作。

（2）立位下的工作平面高度,女性应在95~105 cm,男性应在100~110 cm。

3. 工作时应避免的活动

（1）需进行重复或持续性活动时,避免肘部维持在超过头部的位置。

（2）应避免肘部过度屈曲。

（3）避免前臂持续旋前或旋后。

（4）避免腕部反复向尺侧或桡侧偏移。

（5）避免持续抓握或拧捏。

### 四、在不同功能障碍者中的应用

对于一些功能障碍的患者来说,通过功能强化训练和使用辅助器具并不能解决活动中的所有问题,患者需要面对功能障碍的现实,对自身或环境做出相应的调整,如修改活动方法、简化活动或降低生活的难度和需求,以适应日常生活的需要。

1. 运动障碍患者　骨折及偏瘫等单侧上肢功能障碍者可训练单手完成扣纽扣、系鞋带、穿脱衣服,或用非优势侧书写、掷球、开锁等。此外,在日常活动中可以采取以下方法来适应生活:

（1）穿衣:用大纽扣代替衬衫纽扣,魔术贴代替纽扣,用弹性鞋带代替鞋带。

（2）卫生:提高坐厕高度,安装扶手,用长柄镜子检查身上皮肤状态。

（3）进食:使用加重的餐具以减少手抖(如帕金森病患者),用单柄或双柄杯,把碗碟放在湿毛巾上防滑。

（4）家务:使用杠杆门锁,关节炎患者使用轻金属厨具以减少手腕用力,帕金森病患者使用稍重的厨具防止手抖,使用张力剪刀,开关安装在正面以方便轮椅使用者操作,使用高低可调的桌子。

2. 感觉障碍患者　对于感觉障碍的患者需要采取感觉替代等以适应感觉障碍。

（1）听觉缺陷患者:①对于听力丧失的患者,可用计算机交流甚至利用计算机进行口头与书写语言转换。②进行环境的调整,使用地毯和窗帘减少噪声;家具应放置整齐。③说话时注视对方,这样才能引起听者的注意。④学习通过口型和肢体语言推断出说话者的意思,并可反复询问来进行确认。

（2）视觉缺陷患者:①可以利用听觉和触觉替代视觉,定位环境和人物,对于失明者而言这种替代效果相当好。②放较大的物品,将物品放在中间或将物品靠近身体。③增强光线,减少反光,形成强烈对比,如将浅色的东西放在黑色背景中;将发光颜料涂在楼梯等处的边缘。

（3）触觉缺陷患者:①教育患者利用视觉代偿。②常戴手套保护手部免受伤害。③食物、饮料或沐浴时用温度计测温。④不使用尖锐的工具和物品。

3. 认知障碍患者　对于认知障碍患者可以修改或适应某些认知活动,计算机辅助是最省力而又能提供反馈的方法。

（1）在患者房间内挂大的钟表、大的日历,并利用卡片提醒要做的活动。

（2）将每天经常要进行的活动,分步骤地写成清单或画成图画放在床边。

（3）门上贴上患者家庭的合照或患者本人的照片,帮助他找到自己的房间。

（4）让患者随身携带记事本,本中记有家庭地址、常用电话号码、生日等信息,并让其经常做记录和查阅。

（5）设定闹钟提醒患者需要进行的活动。

4. 言语障碍患者

（1）减慢说话速度。

（2）简化语句或者只说关键词。

（3）学习使用手语和更多的应用表情进行表达。

（4）通过书写或者画图进行交流。

康复需要患者的积极参与。治疗师的角色好像一个教练,提供适当的方法及辅导,发掘患者的潜能,克服身体或心理上的障碍,积极面对人生。

治疗师从患者的观点出发,帮助患者找寻有意义的目标,再通过参与一些有意义的活动,增强体能、心智、工作或其他方面的能力。正如 WHO 修订 ICIDH 时提出的指导思想:我们希望患者能积极正面对待疾病,应该冲破弱能、残障的限制,取得活动的能力和积极参与。

## 第二节
## 关节保护技术

### 一、意义和作用

在患者日常独立生活的调整和适应中,要指导其使用关节保护技术,如类风湿关节炎患者在自理活动上的问题是关节疼痛、手指变形以及手握力减弱,进而导致功能衰退。除了药物治疗和休息,关节保护技术可以减慢或防止关节变形的发生。

### 二、原则

1. 使用较大和有力的关节 当关节出现炎症反应时,会变得不稳定,在用力的时候,细小的关节如手指的关节就会变形。因此,在日常生活中,患者应尽量利用较大和有力的关节,以减少小关节所承受的压力。

2. 避免关节长时间保持在同一位置 关节持续保持在同一位置,会使身体压力过分集中于某些关节及组织上,导致过劳及变形。因此,应避免长时间保持一个固定的姿势。在站立时,应当在适当的时候坐下休息;在坐下时,应经常变换坐姿,转换双脚的位置以舒展下肢,或者起来活动一下。另外,也应该避免手指长时间屈曲,如书写、编织、打字,应适当停下来休息,舒展一下手部各个关节。

3. 避免关节处于变形位置 患者应尽量避免关节处于不自然的位置,如手腕或者手指向尾指方向屈曲的动作。此外,在睡眠、走路或坐立时,都要保持良好的姿势。

4. 留意和正视关节疼痛 疼痛是一个警告信号,当活动时感觉到关节疼痛,应立即停止活动,检查活动的方法和动作有无不当。忽视关节疼痛的

警告,会引起不必要的进一步的疼痛,或者加重关节的损害。

5. 减少工作时的体力消耗

(1) 妥善安排工作的地方:放置物品的高度是非常重要的,例如,轻便和不常用的物品应放在较高的位置,常用物品应放在中间位置,笨重和不常用的物品则应该放在较低位置。

(2) 安排好工作的程序:例如,把工作安排好先后次序,将费力的工作分几次做,以免过劳,在工作过程中要适量的休息,尽量减少工序,如穿免烫的衣物,或买已经切好的肉块等。

(3) 尽量利用工具:例如,用长柄工具以减少弯腰、爬高、蹲低,或用手推车搬移重物等。

6. 注意工作和休息之间的平衡 例如,类风湿关节炎患者会容易感觉疲倦,因此,充足的休息是任何治疗过程中重要的部分。在日间工作时要尽可能有短暂的休息,在夜间则应有充足的睡眠。最简单的保护关节的方法就是经常转换活动或工作时的姿势,或者交替做不同的活动或工作。当关节损伤出现炎症并加剧时,更应延长休息时间,患者应保持轻松的心情,避免不必要的压力。

### 三、方法

1. 人体功效学的应用 人体功效学是研究人的解剖、心理及生理的特征、能力及限制,然后将结果应用于工具、机器、工作、系统、环境等设计,促进安全、健康、舒适及有效率的工作或生活的学科。其涉及的学科及应用范围非常广泛,包括人体测量学、生物力学、生理学、心理学、人机接口、工作分析及设计、工具及产品设计、工作需求及负荷、工作站设计、环境因素等。

不符合人体功效学的姿势和动作容易造成人体的伤害,如经常不恰当地弯腰及搬运动作容易引起腰部扭伤及腰椎间盘突出;长期不恰当地使用计算机容易引起颈部、肩部及腕手部的劳损,出现颈椎病、腕管综合征等病症。

辅助技术中应用人体功效学的目的是降低身体损伤的风险,减少失误频率,减少因工作所产生的精神压力及肌肉和骨骼系统的受伤。此外,将人体功效学原理应用于工具和产品设计,能够提高其

适用性并保障使用者的健康及安全。治疗师在评估分析中,会紧密地应用到人体功效学知识,例如,患者日常的工作习惯,完成提举任务时腰部用力的姿势,以及使用机器或设备的方法等。在作业治疗中,治疗师要教会患者正确的用力姿势和方法,以及避免劳损和预防伤害的措施,帮助患者培养符合良好的人体功效学标准的姿势习惯。

以办公室的人体功效学设计为例:计算机工作者的基本要求如图13-2-1。

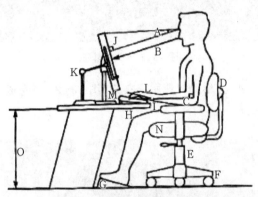

**图13-2-1 计算机工作者的基本要求**

注:A. 屏幕最上一行字约在略低于眼睛水平;B. 眼与屏幕间距离为35~60 cm;C. 上臂与前臂成直角;D. 靠背高度及倾斜度可调;E. 座位高度可调,使坐位时大腿平放,小腿垂直于地面,双脚平放于地面;F. 椅子底部应稳固(如有需要,可带轮);G. 如有需要,可使用稳固的脚踏;H. 台下应有足够的空间容纳双腿;I. 手部有支撑;J. 屏幕与视线成直角;K. 文件架高度可调;L. 手腕轻微倾斜;M. 屏幕支座高度可调,并能旋转及倾斜;N. 圆边或涡形坐垫;O. 台面高度最好可调。出处:职业安全健康管理局(香港).计算机工作间的安全健康要点.香港,2006:9

(1)显示器的要求:①屏幕显示清晰、分明及稳定。②显示器亮度及对比度可调。③可调整显示器的屏幕方向及倾斜度。④摆放于使用者的正前方。⑤屏幕与眼部保持适当的距离(35~60 cm)。⑥屏幕顶部略低于眼睛高度。

(2)键盘的要求:①倾斜度可调。②符号要清楚、不反光。③摆放位置应与肘部高度一致。④使用时双手及前臂应有支撑,不能悬空。⑤使用时应使上臂自然下垂,肘关节屈曲80°~100°。

(3)鼠标的要求:①鼠标线长度适中。②鼠标贴近键盘位置。③尽量靠近身体。④鼠标摆放高度应与肘部高度一致。⑤使用时应使上臂自然下垂,肘关节屈曲80°~100°。⑥使用时手腕部应有支撑。

(4)工作台的要求:①台面应有足够的空间。②工作台下有足够的空间,可以伸展双腿。③坐位时台面高度应与肘部高度一致。

(5)座椅的要求:①有五点支撑:腰部、背部、臀部、前臂、足部均应有所支撑。②高度可以调节。③靠背倾斜度可以调节。④保持腰部挺直。⑤有扶手承托前臂。⑥坐位时双脚应平放于地面,必要时可使用脚踏。

(6)工作姿势的要求:①调整座椅及工作台高度,使之符合使用者的要求。②工作时,头部应向下微倾10°~20°。③腰部保持挺直,靠近椅背,必要时可在腰部加软垫支撑,以减少肌肉疲劳。④工作时应保持肘部屈曲80°~100°,并由座椅扶手承托。⑤操作键盘时手部力量要轻,以减少手部关节的压力及重复动作造成的损伤。⑥坐位工作时双脚应放于地面,如不能到达地面则需要使用脚踏。⑦避免长时间坐位下工作,可适当转换姿势,减少疲劳,工作中间应适当休息。⑧休息时可做简短的体操活动。

2. 常见错误

(1)不符合人体功效学的姿势及动作:①经常弯腰拾取物品。②身体过度伸展。③长期静止的负重。④长时间固定于同一姿势,如打字、使用鼠标等。⑤身体某些肌肉经常处于紧张状态,如颈部、肩部、腰部。⑥缺乏休息。

(2)过度用力:①独立搬移重物。②使用不适当的方法发力。

(3)不完善的工作组织及安排:①轻重工作分配不均。②资料/物件安排不够完善。③工作、休息时间未能合理安排。

办公室人体功效学指导:避免头部及颈部前倾;避免身体前倾;避免上肢处于较高的位置上工作;避免扭转或不对称姿势;尽可能地在身体中线附近范围内活动(保持活动在身体容易接触的范围内进行);座椅应符合人体功效学要求;当要发力时,在不违反以上原则下,肢体须在有利位置发力。

# 四、应用

在日常生活中,患者应谨记保护关节和更多地使用辅助器具,以下是一些例子:

1. **洗澡** 采取坐位,使用长柄工具(图13-2-2)和改造的洗浴巾(图13-2-3)来完成洗澡。

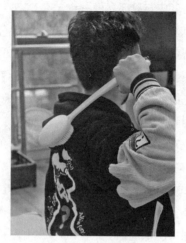

图 13-2-2　长柄刷洗澡

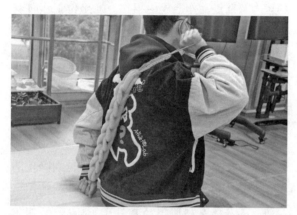

图 13-2-3　加长洗浴巾洗澡

2. **进食** 将手肘置于桌面,节省体力;尽可能地使用加粗柄的勺子、改良的筷子;使用防滑垫稳定碗(图13-2-4)。

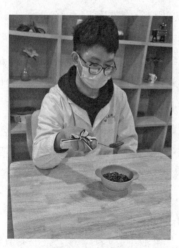

图 13-2-4　进食

3. **穿鞋子** 使用鞋拔穿鞋子,减少弯腰,以保护关节和节省体力(图13-2-5)。

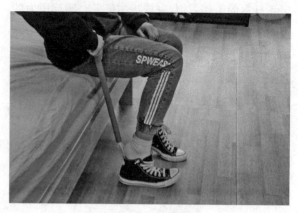

图 13-2-5　穿鞋子

4. **穿衣物** 使用穿衣钩(图13-2-6)完成穿衣。

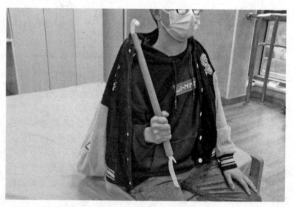

图 13-2-6　穿衣物

5. **穿袜子** 使用穿袜器完成穿袜子(图13-2-7),避免弯腰,保护关节。

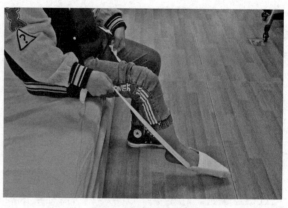

图 13-2-7　穿袜子

6. **取物品** 使用高低可变化折叠的架子放置物品(图13-2-8)。

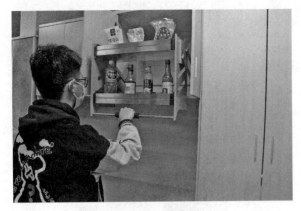

图 13-2-8　取物品

7. 放取衣物　使用高低可变化的挂衣钩放取衣物(图 13-2-9)。

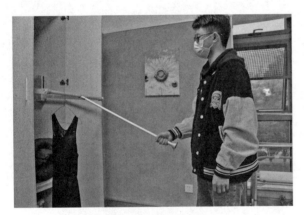

图 13-2-9　放取衣物

8. 洗手　坐位下进行,双手放置于洗浴台面或洗浴缸上完成洗手(图 13-2-10)。

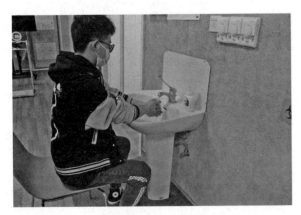

图 13-2-10　洗手

9. 烹饪　在厨房内放置凳子,调料置于伸手可及的地方(图 13-2-11)。

10. 叠放衣物　坐位下,在床面完成叠放衣物(图 13-2-12)。

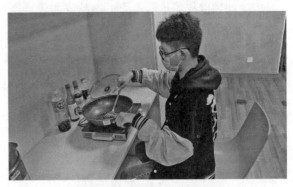

图 13-2-11　烹饪

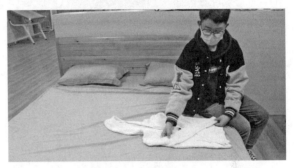

图 13-2-12　叠放衣物

11. 厕所加装扶手　厕所内及马桶两旁可加装扶手以帮助起身(图 13-2-13)。

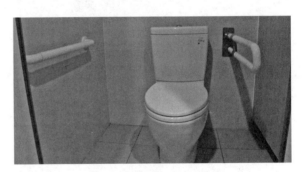

图 13-2-13　厕所加装扶手

12. 喝水　双手把杯提起(图 13-2-14)。

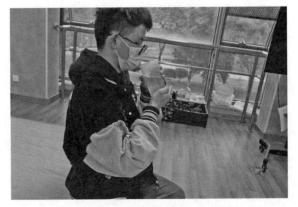

图 13-2-14　喝水

13. 使用取物器捡取地面的物品或取较远距离的物品(图 13-2-15)。

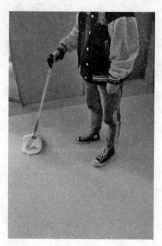

图 13-2-15　使用取物器取物

14. 使用晾衣杆晾衣物(图 13-2-16)。

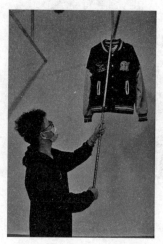

图 13-2-16　使用晾衣杆

（鲁　智　芦剑锋　史东东）

# 第十四章

# 环境改造概述

## 第一节
## 概述

人类与环境的关系密不可分，人类天生就具有探索和驾驭周围环境的本能，人类所有的活动均发生在相应的环境之中，人类试图通过这些作业活动去适应、影响和改造环境，使之更适合人类的生存。另外，环境也在某种程度上支持和限制着人类的作业活动，使活动更加符合相应的环境因素。因此，环境与人类作业活动之间有着相互影响的作用。

### 一、环境

#### （一）概念

环境是指围绕着人类的生存空间，人类赖以生存和发展的外部条件的综合体，可以直接、间接影响人类生存和发展的各种自然因素和社会因素的总体。ICF将环境因素定义为"构成个体生活背景的外部或外在世界的所有方面，并对个体的功能发生影响"。在所有主要作业治疗理论中，包括PEO、MOHO、河川理论等，"环境"都在作业治疗的关注范围内，是作业治疗的目标，也是作业治疗的手段。治疗师一方面通过调适治疗环境，以达更高疗效；另一方面通过调适患者在医院及回家后的生活环境，以促进安全、成功、有效的生活。

环境包含多个元素，影响着人的作业选择及表现。作业治疗师可从三方面分析及利用这些环境元素，包括物理性元素、人际社交元素及作业活动元素。这些元素都可以影响患者的安全及独立，也可促进患者的表现。

#### （二）分类

1. **ICF中的环境分类** ICF将环境分为：物理环境（人造环境、自然环境、设备、技术），社会环境（社会支持和社会态度），文化、制度和经济环境等方面。并从：①用品和技术；②自然环境和对环境的人为改变；③支持和相互联系；④态度；⑤服务体制和政策等方面进行分别限定。

2. **从干预角度的分类**

（1）物理环境：包括光线、空间、间隔、墙壁、地板、家具、陈设、工具、材料及各式安全装置，如扶手、围栏等。在治疗训练过程中，家具的高低和大小、工具的安排摆放，都可影响患者的表现、促进或阻碍训练活动的成功。此外，生活辅助器具及康复科技的应用也是构成物理环境的重要部分。如运用得当，会大大地改善患者的生活质量。

（2）人际环境：除物理环境外，人际环境也可影响及促进人的行为表现，是环境中的重要部分。生活环境中的人，包括身份、人数、角色，人际关系的性质、亲疏，人际互动方式、态度，不同人物对患者的期望与要求，都会影响患者的作业选择及表现，影响治疗的动力及效果。

（3）作业活动环境：作业活动环境指特定环境中可选择的活动。环境的预设功能、物理元素、装潢陈设会界定当中的活动，在厨房做饭、在餐桌吃饭、在健身房运动、在教室上课等，都反映不同生活环境中该有的活动，引导及限制了人活动的选择及进行。活动场所的物理性元素、人际关系元素及作业活动元素结合，可产生不同的环境氛围及规则，形成对当中的人的行为准则及要求。如治疗师能懂得清楚分析及合成各种环境元素,必定可以为患者设计有利疗效的训练环境,提高疗效,又可为患者建立合适的生活及人际环境,有利于成功、安全和独立生活的重建。

3. 人造环境的分类 人造环境(human-made environment)是人类制造的产品和技术,如高楼大厦、电灯电话、马路桥梁等构成的环境。

(1)按ICF分类 ①e115个人日常生活用产品和技术;②e120个人室内外行动和交通用产品和技术;③e125交流用产品和技术;④e130教育用产品和技术;⑤e135就业用产品和技术;⑥e140文化、娱乐及体育用产品和技术;⑦e145宗教和精神活动实践用产品和技术;⑧e150公共建筑物的设计、施工及建造的产品和技术;⑨e155私人建筑物设计、施工及建造的产品和技术。

(2)按人造环境的属性分类

1)人类基本活动环境:包括生活环境、行动环境和交流环境,是指人类生存需要的产品和技术。

2)人类技能活动环境:包括教育环境和就业环境,是指人类发展需要的产品和技术。

3)人类社会活动环境:包括文体环境、宗教环境、居家环境、公共环境,是指人类提高生活质量需要的产品和技术。

## 二、无障碍环境

无障碍是相对障碍而言,而障碍是个人环境中限制功能发挥并形成残疾的各种因素,如有障碍的物质环境、缺乏相关辅助技术、对残疾的消极态度以及妨碍健康人生活的各种服务、体制与政策等。环境是指形成个体生活背景的外部或外在世界的所有方面,并对个体功能产生影响。

无障碍环境(accessibility)是指能够进去、可以接近、可以获得、易到达的环境,指为实现残疾人平等参与社会活动,使残疾人在任何环境下进行任何活动均无障碍。

20世纪初,由于人道主义的呼唤,建筑学界产生了一种新的建筑设计方法——无障碍设计。它运用现代技术建设和改造环境,为广大残疾人提供行动方便和安全空间,创造一个平等和参与的环境,后来就称之为"无障碍环境"。国际上对于无障

碍环境的研究可以追溯到20世纪30年代初,当时在瑞典、丹麦等北欧国家就建有专供残疾人使用的设施。自1959年起,欧洲议会首先通过了《方便残疾人使用的公共建筑设计及建设的决议》,1961年美国国家标准协会制定了世界上第一个无障碍设计标准,1968年和1973年国会分别通过了建筑无障碍条例和康复法,提出了使残疾人平等参与社会生活,在公共建筑、交通设施及住宅中实施无障碍设计的要求,并规定所有联邦政府投资的项目,必须实施无障碍设计。在随后的20年,美国、英国、瑞典、加拿大、德国、日本等数十个国家都制定和完善了各自的无障碍设计法规。联合国大会在1997年12月12日通过的第52/82号决议中,确定无障碍环境是进一步提高残疾人机会均等的优先工作,特别是2006年12月第61届联合国大会通过的《残疾人权利公约》,是无障碍环境的国际法规,成员国必须遵守。

我国无障碍法起步较晚,1985年中国残疾人福利基金会发出"为残疾人创造便利的生活环境"的倡议。1989年,颁布实施了《方便残疾人使用的城市道路和建筑物设计规范(试行)》。1990年,颁布了《中华人民共和国残疾人保障法》,该法规定"国家和社会逐步实行方便残疾人的城市道路和建筑物设计规范采取无障碍措施"。1998年,建设部发出《关于做好城市无障碍设施建设的通知》,要求相关部门加强城市道路、大型公共建筑、居住区等建设的无障碍规划、审查和监管。2001年,建设部、民政部和中国残联共同颁布《城市道路和建筑物无障碍设计规范》。2003年,建设部批准《建筑无障碍设计》标准图集,把我国无障碍设计和建设推向新高度。2012年,城乡建设部、国家质量监督检验检疫总局颁布了《无障碍设计规范》(GB 50763—2012)。

## 三、环境改造

环境改造(environmental modification)是通过对环境的适当调整,使环境能够适应残疾人士生活、学习、工作、休闲娱乐等的需求。环境改造是作业治疗的重要工作之一,也是影响患者能否生活自理、真正回归家庭和社会的重要条件。

环境改造的作用是通过建立无障碍设施消除环境对功能障碍者造成的各种限制,为功能障碍者创造机会适应环境的要求,以最大限度地提升其作业表现能力。环境改造的主要作用包括以下几个方面:①帮助或替代功能受损;②帮助更准确地完成动作;③降低能量消耗;④更快速地完成动作;⑤帮助患者从依赖向独立过渡;⑥逐步提高 ADL能力;⑦增强患者的活动能力和信心。

## 第二节
### 环境改造的理论框架

#### 一、作业治疗模式中的环境因素

从历史上看,作业治疗的文献已经认识到创造与环境进行有意义的互动的机会的重要性,以此作为通过作业促进健康的基础。尽管这些有远见的

人挑战这个职业来解决环境问题,直到 20 世纪70~80 年代,作业治疗师才开始把环境作为工作的中心。第一个这样做的是 Dunning,他在分析一个活动如何进行时,谈论到考虑空间的重要性。Kiernat 将环境概念化为一种作业治疗方式,可以进行有目的的操作来挑战或支持客户的能力。反之,为了保持能力与环境的良性适配,则需提升客户的能力。后来,Reed Sanderson 将环境划分为三个构念:物理的、心理生物学的和社会的环境。他们认为环境是一种相互作用的力量,影响着个体在从事作业时的表现。第一个关注环境的作业治疗模式于 1982 年公布。与此同时,Howe 和 Briggs提出了生态系统模型。他们认为环境是由嵌套层组成的。即时的设置被嵌入社交网络中,然后两者都在一个意识形态系统中。从 1985 年开始,更为明确的模型开始出现,并且所有的模型都将环境作为关键元素。从表 14-2-1 中可以看到,环境影响人的发展和维持的观点已经达成共识。

表 14-2-1　有关环境因素的作业治疗模式

| 时间(年) | 作者 | 模式 | 环境在模式中的角色 |
| --- | --- | --- | --- |
| 1985,1995,2002 | Kielhofner | 人类作业模式 | 环境包括对象、人以及与之交互的事件,环境支持或阻碍作业行为 |
| 1991,1997 | Christiansen | 人-环境-作业表现模式 | 环境可赋能或者阻碍作业表现。环境的描述中包括社会支持、社会政策和态度,文化、物质和自然属性 |
| 1992 | Polatajko | 作业能力模式 | 作业能力是环境需求与个人能力之间动态互动的产物,环境方面包括物理、社会和文化 |
| 1992 | Stewart | 作业治疗实践模式 | 作业治疗过程包括客户、治疗师、环境和活动之间的互动 |
| 1992 | Schkade | 作业适应模式 | 作业表现需要作业环境为作业反应提供支持基础,包括讨论发生在何种作业活动(自我照料、娱乐和休闲) |
| 1994 | Dunn | 人类表现生态学框架 | 环境因素被用来支持任务的表现 |
| 1995,2000 | Hagedorn | 环境中合格作业表现模式 | 环境需求被定义为环境带来的挑战,它为作业表现带来了压力 |
| 1995 | Bass-Haugen | 现代任务导向介入模式 | 环境和表现的背景(物理、社会经济和文化)以及个人特征在决定作业和角色表现方面是很重要的 |
| 1996 | Law | 人-环境-作业模式 | 环境被定义在个人之外(社会、政策、经济、制度和文化)会引起人们的反应的情境和处境 |
| 1997 | Canadian Association of Occupational Therapists | 加拿大作业表现模式 | 环境包括物理、制度、文化和社会因素。环境成为一个概念模型的外环,它支撑其他或她从事的作业活动 |

#### 二、人—环境相互作用模型

环境理论在环境行为(EB)研究文献中得到了发展、研究和提出。这些理论支持人—环境—作业

表现的模型,并提供必要的操作定义和理论假设,以了解环境如何影响行为(或作业表现)。有丰富历史的重要模型,作业治疗可以探索和研究。在这一节中将引入环境行为理论,用环境行为资料的例

子讨论它们与作业治疗模型和理论发展的相关性，并回顾四个理论，为帮助理解环境方面影响作业表现提供依据。

在深入研究的模型中，前三种模型主要侧重于人与环境的相互作用，作为作业表现的预测因素。第一种模型是关于人—环境适配的广泛概念，通常定义为个人行为能力、限制及环境因素三者之间相互作用的关系。第二种模型定义的范围是特定环境要素和特征会潜在影响个人能力和损伤，尽管后两者的概念与环境没有具体的联系。第三种模型将损伤和特定环境因素两者联系起来。与预测表现的前三种模型相比，第四种模型是基于实际表现来进行个性化干预的。此外，与其他模型不同，此模型直接侧重于环境的特定特性和属性对作业表现的影响，而不是个人因素。

### （一）人—环境适配环境压力模式

人—环境（PE）适配可作为人与环境之间相互作用或者互动的结果。当个人的能力与他或她的环境中的需求和挑战相一致时，就会出现最佳适配。反之，当环境要求超过个人能力时，就会出现人—环境适配不良。

环境影响个人执行活动能力的程度在1938年被 Murray 定义为环境压力，并在 Lawton 和 Nahemow 的生态（环境压力）模型中进一步阐明。这个模型生动地说明了环境对行为和表现的不同影响，把它作为衡量个人能力的一个指标。环境改造的类型必须与个人能力相符，环境压力模型则为治疗师在该决策过程中提供理论支持，这是作业治疗介入过程中至关重要的一部分（图14-2-1）。

在图14-2-1中，个人能力的水平（如功能、认知、社会和行为技能和能力）在图表的 Y 轴上表示，环境所产生的压力程度在 X 轴上表示。能力从低到高，环境压力从弱到强不等。处理的结果在图表上表示为个体的技能水平和环境需求的程度两者的交点。中心对角线或适应水平代表这个人的环境压力的"平均"或基线。这是最佳的人—环境适配的点。在这一点上，个人不需要适应他或她的行为、技能或环境。

基线两边的范围代表了人普遍性的正面效应和成功的表现，此时环境要求与个人的技能是一致

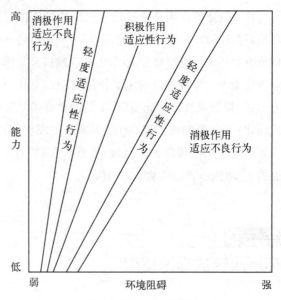

**图 14-2-1　生态模型**

的。然而，当一个人在远离基线时，表现结果会下降，这不是因为环境太具挑战性（更高的需求），就是没有足够挑战性（更低的要求）。当需求大于或低于个人的技能水平时，会产生负面效应或不良表现。例如，当一个扶手位置太远（需求），而一个虚弱的老人想去抓住扶手（能力），他或她可能失去平衡、跌倒或体验到摔倒的恐惧。因此，个人可能在如厕时需协助或可完全避免如厕（不良表现）。

从环境压力模型中得出的两个原则/假说，对于理解环境对技能下降的人的影响很重要。第一，"环境顺从假说"提出身体、认知或心理能力下降的人受到环境影响的风险更大。因此，更多受损的个体可能比较少受损的个人更容易受到环境需求的影响。第二，当环境对个人能力没有作出反应时，就会出现过剩的残疾。因此，当环境和能力之间存在不匹配时，发现依赖程度将远远高于所期望个人残损程度。

环境压力模型对人与环境之间的交互关系提供了明确的理解，并建立了支持性环境的结果是可以衡量的基础。虽然该模型提供了对人—环境适配的交互本质的基本理解，但并不确定是否可用于干预特定环境因素。因此，下一步是进一步分解环境，并探索可能影响个人的技能和能力的特定环境特征。

赋能—失能过程的概况，如图14-2-2。环境

被描绘成一个正方形,代表了物理空间和社会结构(家庭、社区、社会)。未表现出残疾的人(a)完全融入社会并"适配于正方形"。具有潜在致残能力的人需要增加需求(以个体的大小来表示),并使他或

她与之前融入的环境(b)出现移位,即"不适配于正方形"。赋能(或康复)过程通过恢复个体(c)中的功能或通过扩大环境(d)(例如,建筑物斜坡)的途径来纠正这一移位。

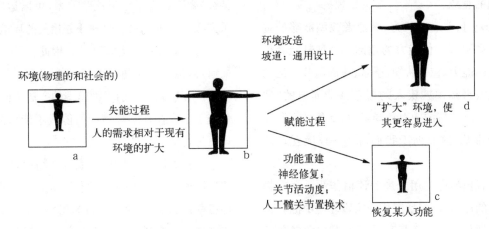

图 14-2-2 赋能—失能过程的概况

### (二)一种典型的表现模型:国际功能、残疾和健康分类

考虑到环境的多样复杂性和与个人相关的不同特征,理解和描述影响个体表现的环境因素的范围是很困难的。此外,对于每一个个体而言,作业都发生在他们所处的特定环境中。每个人都生活在一个以环境为基础的生活空间中。环境包括物理和社会因素的混合。物理元素可以包括构建的环境、环境中的对象以及自然环境的地理和气候特征。社会因素可以包括人,包括其态度和文化价值以及这些人提供的社会支持。政策和服务也是影响表现的社会因素。人—环境—作业表现模型外在因素由环境的物理维度构成,包括建筑环境、自然环境和环境的社会维度,如文化、社会、社会支持和经济因素。

人—环境—作业表现的模式适用于 WHO 对环境的分类,该分类是 ICF 的一部分(WHO,2001)。ICF 环境因素在特定特征和要素方面的分类,包括产品和技术、自然和人类对环境、支持和关系的变化、态度和服务以及系统和政策。环境分类指数的发展仍处于起步阶段;然而,到目前为止,它是对环境因素的最全面的描述,有助于描述残疾的过程。

虽然 ICF 分类提供了所有可能影响作业表现

的环境特征和元素,但是没有对这些特征和元素的描述,这些特征和元素可以确定环境和作业表现之间的直接联系。

例如,坡道是属于 ICF 模型中一种环境特性,不设置坡道使年长的轮椅使用者无法顺利进入建筑大楼。改变斜坡的特殊特性(如坡度和长度对年龄较大的轮椅使用者的需求过高),将有助于个人进入大楼。下面的模型说明损伤和环境特性如何影响作业表现(图 14-2-3)。

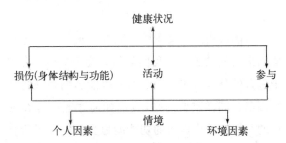

图 14-2-3 国际功能、残疾和健康分类(ICF)模型:
ICF 各组成部分间的相互作用

### (三)环境因素与损伤:赋能者模型

正如上面的坡道例子所示,环境既可以支持(例如,赋能),也可能阻碍(即屏障)作业表现。环境是否支持,取决于个人(能力)的技能和能力,以及环境的特征(压力)。赋能者模型开始解决这些问题,通过将受损的能力与环境压力产生的环境特征联系起来。

无论损伤的诊断如何,每个人都有能力。这些可衡量并且客观的能力存在于有能力到逐渐失能的连续性过程中。在任何环境背景下,个人能力可以被看作是人的作业表现潜力,而残疾可以看作是作业表现的衰减。

Murray 和 Lewin 认为,赋能者模型能够捕捉到各种各样限制个体能力的范围。这种赋能者机制探索人的能力,包括认知、感官、体内调节和运动能力。该模型提出残疾人的概念并非简单的"残疾",而是兼具独特的能力和局限力,受各种不同环境因素的影响,这有助于我们对人—环境互动的理解。

赋能者模型专门用于加深评估作业活动在物理环境中的可行性,包括应用于家庭环境中的日常作业活动评估。为了衡量环境因素对作业任务的影响,Ivarsson 将赋能者模型应用于家庭活动,作为评估家庭环境障碍的一种方法。这一评估工具有助于家庭环境障碍概念化。为家庭环境提供了144 种环境障碍(如狭窄的小径、不规则的地面和不稳定的地面)。如果这种环境属性存在,该列表将可能会遇到的障碍类型编码。每个障碍都通过严重度和损伤度来评定,并且根据四点系统给分。潜在的障碍可以被评为:①潜在问题;②问题;③严重问题;④不可能。例如,如果一个依靠轮椅生活的人家里存在楼梯,那么这个障碍的得分将会是4 分。

赋能者模型在概念层面阐明了损伤与特定环境因素之间的关系。我们如何知道 Ivarsson 模型中包含的环境因素涵盖了所有可能影响表现的环境因素? 同样重要的是,我们如何才能确保在损伤的一般描述中嵌入的功能能力真的代表了所有具有这些特殊损伤的人的技能和能力? 为了回答这些问题,我们需要研究第四种模式所提及的概念性框架,它根据作业任务定义环境特征,并将这些特征与个人的作业表现联系起来,不考虑损伤。

### (四)结合环境特征和性能:家庭改造框架

正如本章前面所指出的,环境特征和要素并没有要求个人需具备的能力。而这些特征,如斜坡的长度和坡度,厕所的高度和位置,提供帮助和支持的家庭成员数量,或可提供的交通服务类型,均影响作业表现。

同样,胜任力是由能力和技能来定义的。接下来的问题是构建一个描述胜任力的模型(即能力和技能水平)在何时(即作业表现)受到什么(即环境特征)影响。为了理解这些关系,可以运用任务分析方法。这种方法需明确任务相关的环境特征,而不是与损害相关的环境特征。因此,不论个人因素如何,包括障碍、技能和能力,作业表现都可以与环境特征相联系。与前三种模型的方法不同,该模型是基于个人在真实环境中所能或不能做的实际表现而进行的回顾性分析。

这种方法可用作指导家庭环境改造的理论框架。该框架(图 14-2-2)将作业表现与家庭的物理环境联系起来,每个活动行为用环境特征来评估作业表现。每项活动被分解为每个组成部分和必要的任务(例如,打开水,调节水温,进入浴缸,抓住肥皂)。这些任务与多个相关环境特征相联系。例如,沐浴取决于与浴室相关固定装置相对的任务,以及水龙头手柄的类型和位置。

具体来说,该框架描述了家庭的主要环境特征,包括空间、产品、硬件设施,以及这些特性影响每个任务的作业表现的关键特征。

虽然这一概念框架是为了将物理特性与家庭中的作业表现联系起来,但它对任何设置来说都是相关且适合的。此外,使用特征来描述环境特征同样适用于社会环境,就像对物理环境一样。

另外两个模型是为理解发展及社会问题奠定基础,包括 Baker 和 Intagliata 的生活质量模型和 Broffenbrenner 的发展模型。这两种模型都提供了对功能的社会维度的理解,以及它们如何受情境因素的影响。

### (五)目标与感知环境:心理模型

Baker 和 Intagliata 于 1982 年开发了一种模型,从长期精神疾病患者的角度来确定影响生活质量的因素。该模型由社区居住个体的研究发展而来,包含四个焦点:环境系统、有经验的环境、生物(个人健康状况)以及个体的行为(应对、满足)。简言之,环境或客观环境包含环境的物理、社会、经济、政治和文化属性。经验丰富的或主观的环境包括物质(住房、食物和财产)、社会(家庭和朋友)、活动(工作、休闲和宗教)结构。这些构造代表了个体所感知的生活条件和事件,这既是一种影响,又受生物心理系统影响。生物心理系统包括身体和精神状态、需要层次、知识、信仰和个人持有的态度。受环境系统影响的经验环境与生物心理系统的相互作用导致个体行为。行为被定义为应对、适应、生活质量或个人满意。这个模型明确地描述了客观环境、感知或生存环境和人的因素之间的关系,并将个人的生活质量归因于这些概念。因此,在这个模型中,人与环境的适应表示为生活质量。这是对精神卫生文献的重要贡献,因为对患有慢性精神疾病的人的优先级干预是安慰而不是治愈。

### (六)生命周期中环境的作用:生态系统模型

Urie Bronfenbrenner 创建了该模型,有助于了解发展的人与环境互动的影响。Bronfenbrenner 设想,发展是在环境的情境中出现,生态学模式采集特定情境的人与环境互动,"作为最有可能对随后的所有领域(包括认知成长)的心理发展课程和内容施加影响力方面来呈现"。

Bronfenbrenner 在心理学上否定了同时期大多数人的假设,发展属性可以从个体的生活的背景中去审查。相反,他确定了影响发展的各个环境影响领域,并着手探讨发展的背景。Bronfenbrenner 生态系统模型由微系统、中系统、外系统和宏观系统组成。这些环境领域的表现描述了嵌套的相互作用网络,创造了个人的生态学(图 14-2-4)。Bronfenbrenner 假设,随着时间的推移,这种生态网络随着个体的发展而变化。

简言之,Bronfenbrenner 的生态系统模型中有四大影响范围。微系统是在发展中的人和一个或多个其他人之间发生的特定交互。父—子交互或父—教师交互将发生在微系统中。中系统由两个或多个微系统之间的互动组成。外系统包括一个对发展中的个人有影响但不包含他/她的环境。社区代表这个系统。最后,宏观系统包含一个人的整个微观、中观和外观系统,涉及其整个领域发展的可能性。宏观系统从非宗教和文化上具体描述那个人且是动态的。宏观系统将此人置于其发展生

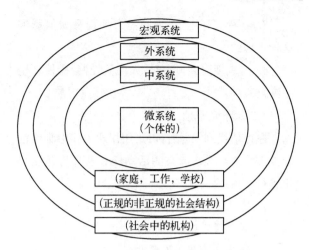

图 14-2-4　Bronfenbrenner 的生态系统模型

态学的情境中。

每个系统内部和相互之间的复杂交互可以抑制或促进发展。例如,现代文化的宏观系统可以提供或不提供残疾儿童身份融入的可能性,但是,个人必须有微观、中观和外观系统的分析,为残疾儿童提供机会以发展。

本节提出的六种理论模型,为环境对作业表现的重要影响提供了基本的认识。Lawton 和 Nahemow 的生态模型帮助我们理解必须存在的支持和挑战之间的平衡,以便我们能够最大限度地发挥日常作业活动。当考虑到受环境影响的各种人的因素时,这个赋能者模型为我们提供了一个矩阵来指导我们的思考。使用 ICF 分类框架了解影响表现的环境特征的类型。通过层次化的环境分析活动里每个必要任务与特定情境之间的联系,来理解和衡量作业表现,再对相关环境因素进行干预,最终有益于减少障碍环境对残障人士的影响。Baker、Intagliata 和 Bronfenbrenner 模型为环境如何影响发展和生活质量提供了重要的理解。

## 三、作业治疗临床推理能力在环境问题中的应用

### (一)临床推理

在临床中遇到环境问题时,可进行环境问题的临床推理,考虑:

1. 从环境角度看,什么能力对作业表现重要?

2. 当人们在环境中从事自己的作业活动时,他们会做什么?

3. 在特定环境下，不同能力缺损是如何影响这种表现的？

4. 当表现受到损害时，如何从控制/操控环境中恢复表现？

**（二）环境干预**

在评估找到问题后，可运用作业治疗中临床治疗性方法来对客户参与的活动任务及环境角度分析进行干预。

1. 提高患者的功能水平。

2. 活动任务执行的环境。

3. 调节环境和任务需求。

4. 避免任务执行时环境中的障碍。

5. 改造物理环境，提高患者的适应性或执行力。

## 第三节
# 环境改造原则

无障碍环境的改造，需要遵循以下五大原则：

## 一、个人需求原则

首先考虑功能障碍者的个人需求，根据其个人需求，确定优先改造的环境。由于个体差异，面对九大环境：生活环境、行动环境、交流环境、教育环境、就业环境、文体环境、宗教环境、居家环境、公共环境，一个人通常只有一个或两个环境需要改造。若有多个环境需要改造时，主要根据功能障碍者的个人要求，安排改造的先后顺序。

## 二、康复目标原则

根据不同的康复目标，合理安排相应的环境改造。不同年龄的功能障碍者，由于康复目标不同，故需要改造的环境也不同。对于0～6岁功能障碍者，康复目标是正常生长发育，故对脊髓灰质炎等患儿，需要早期干预和改造生活环境、行动环境，使其尽可能发育正常；对于6～16岁功能障碍者，康复目标是学习，需要重点改造教育环境，使其能够受到教育，最好是随班就读；对于16～60岁功能障碍者，康复目标是就业，需要重点改造就业环境，使其能够得到职业；对于60岁以上功能障碍者及各年龄段的重度残疾人，康复目标是生活自理，需要重点改造生活环境。

## 三、障碍类型原则

根据功能障碍者的障碍类型，有目的地改造环境。对于视觉、言语和听觉障碍者，需要改造交流环境，包括改造教育环境和就业环境中的交流障碍；对于肢体功能障碍者，通常改造的环境较多，需要排序和选择，才能合理地使用资源。

## 四、适用适配原则

根据实际情况，选择适用且适配的辅助器具来改造环境。改造环境的实质是用辅助技术来克服障碍，即选用合适的辅助器具以及适配服务来帮助功能障碍者。对辅助器具的选配，不是价格越高、质量越高越好，而是要适用和适配。

## 五、综合考虑原则

综合考虑兼顾各种类型的功能障碍者。环境改造是一项系统工程，不能因为解决了个体的障碍而对其他群体造成不便。例如，盲道对失明者是必要的无障碍建筑，但对于乘坐轮椅的障碍者，特别是怕颠簸的大小便失禁者则构成了障碍，为此需要协调两种类型功能障碍者的无障碍环境。建筑大楼是轮椅乘坐者的主要行动环境，故大楼内的走廊不主张修建行进盲道，而以墙角和沿墙扶手代替导向，只在房间门口、电梯口、楼梯口等改变环境的地点铺设提示盲道。在坡道上不能修建盲道，因为坡道不是为失明者所设，若在坡道上修建盲道，则对需要坡道的肢体残疾人、老年人、孕妇和行动不便者构成障碍。

## 第四节
# 环境改造的流程

环境改造是作业治疗的手段之一，同其他治疗一样，有专业的方法与流程，以确保服务水平和质量，下面提供一套五个步骤的环境改造流程。

## 一、环境改造需求评定

不是每一位患者都需要环境调适服务,但治疗师必须为每一位患者进行环境改造需求评定,以确保每一位需要服务的患者都可适时获得服务。在作业治疗的初期,治疗师应及早就患者预后生活功能水平、家居生活环境及住院时间(离院时间)做粗略了解及评定,就治疗中后期对环境调适需求做初步评定。

环境改造需求评定是患者出院前计划的其中一个环节。出院前计划的制订包括环境改造需求评定多以访谈方式进行。治疗师应先掌握患者的生活能力,然后听取患者回家后的处境及可能的生活状况,一起估计是否会出现困难或障碍,如有困难再考虑是否利用环境改造来解决困难或舒缓障碍。访谈可按情况分别与患者及家属进行访谈,全面听取双方的观点及评价;也可安排患者与家属一起访谈,三方达成要作环境改造的决定,再动员患者与家属一起设计环境改造方案。

## 二、环境分析与评定

决定要进行环境改造后,治疗师可利用不同形式做好详细的环境分析与评定,作为环境改造建议的基础。评定可按实际需要以访谈方式、照片、视频及家访方式进行。目的是要找出相对患者可能构成的家居安全隐患和影响独立生活的环境因素。治疗师可凭个人经验,也可借助不同环境评定表作评定。

## 三、制订共同目标及解决方案

环境改造目标与具体方案不应由治疗师单方提供及决定,应在与患者及家属分析患者生活能力及环境的情况下,共同制定目标。治疗师可提出多种可行的方法,让患者及家属理性选择。在治疗过程中,治疗师可引导患者学习分析自身能力、环境障碍、日后生活方式及解决方法,以加强患者回家后遇到新问题的解决能力。

## 四、实施方案

环境调适解决方案可由家属在患者回家前完成,治疗师可从旁协助及支持。遇到家属不在场时,治疗师应设法协助患者完成。最好在患者正式出院前让患者试用设施,有需要时治疗师可在医院或患者家居提供相应训练,以优化环境改造效果。

## 五、随访与再评定

患者正式回家后,治疗师宜进行一次或多次的电话随访,跟进使用进展。必要时也可考虑家访,有需要时再做评定及干顶。(图14-4-1介绍了中国香港地区常用的环境改造流程,可供参考。)

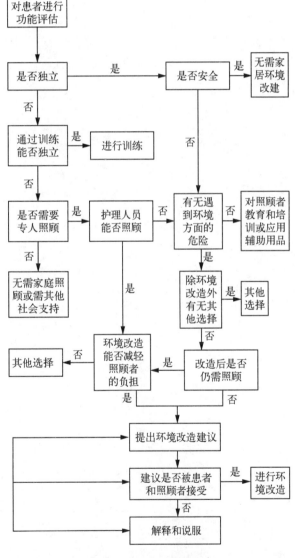

**图14-4-1 环境改造流程**

完成环境评估以后,要根据患者现有功能情况和治疗目标制订最适合患者的环境改造方案。环境改造的目的是创造更多的机会使患者能够适应环境的要求,最大限度地提升患者的作业表现。例如,患者的治疗目标是让患者对自己的作业表现感到舒服和满意,以减少其焦虑情绪和增强自信,环境改造的目的就是完成环境改造后,使环境对患者的要求略低于患者目前的技巧和功能水平。反之,如果治疗目的是给患者一定程度环境上的挑战,促使患者的作业表现有进一步提高以及达到最佳状态,那么环境改造的目的就应是完成环境改造后,环境对患者的要求要超过患者目前的能力水平,使其能力在实践中不断得到提高。

环境改造的方法主要有居家环境改造、社区环境改造和工作环境改造。

(刘 岩 黄 云)

# 第十五章

# 无障碍环境与通用设计原则

## 第一节

## 无障碍环境

由于精神、身体和感觉上的损伤,世界上有 5 亿余人患有不同程度的功能障碍。其中,大约 80% 的残疾人生活在发展中国家,他们的生活常常由于身体上的或社会上的残疾而受到限制,不仅影响到个人和家庭,而且影响到整个社会的经济和社会发展。残疾人常常由于众人的偏见和无知而遭到歧视,而且往往难以获得基本的生活设施,因此使他们和其他人一样拥有在平等的基础上行使公民、政治、社会和文化权的权利,是亟待解决的问题。在联合国各级组织的多年推动下,世界各国将无障碍建设作为人权建设的重要组成部分,在 20 世纪取得了卓越的成就。

### 一、概念

1. 无障碍环境 无障碍环境是指能够进去、可以接近、可以获得、可以到达的环境,包括物质环境无障碍、信息交流无障碍和无障碍社区服务。理想的无障碍环境是指为实现残疾人平等参与社会活动,使残疾人在任何环境下进行任何活动均无障碍。

2. 物质环境无障碍 是指道路、公共建筑物、公共交通工具和居住区的规划、设计、建设应方便残疾人、老年人自主安全地通行和使用,道路应满足坐轮椅者、拄拐杖者通行和方便视觉障碍者通行,建筑物应在出入口、地面、电梯、扶手、厕所、房间、柜台等设置残疾人、老年人可使用的相应设施以方便残疾人、老年人通行等。

3. 信息交流无障碍 是指政府和公共传媒应使听觉、言语和视觉障碍、老年人能够无障碍地获得信息,进行交流,如政府政务信息公开无障碍、方便残疾人的电信业务、信息交流技术、产品、影视作品、电视节目的字幕和手语等。

4. 无障碍社区服务 是指社区各种服务设施及在社区举办的相关活动、服务如选举、方便失聪者的短信报警、家庭改造等要为残疾人提供便利。

### 二、特点

无障碍环境建设作为惠及所有成员的公共物品,应具有如下特点:

1. 竞争性和非排他性 无障碍环境作为一类公共物品,具有受益的非排他性及消费的非竞争性,以及自然垄断、效用不可分割、生产投资规模大、难以收费和难以获利等公共物品典型特征。

2. 安全性 对于残疾人及其他行动不便者来说,安全性是保护这些弱势群体能够便利走出家门的重要出发点。

3. 社会福利性 无障碍环境建设由政府部门提供公共经济作为后盾,政府机构或受委托的经济、社会组织负责实施,旨在逐步改善和提高社会弱势群体生活质量的社会化行为。

4. 可及性 无障碍设施作为公共物品的前提必须是能够让弱势群体便利地感知、到达、进入及使用无障碍环境设施或设备。

5. 系统性 该特性体现在三个方面:①规划、设计、施工、管理等环节的体系化和规范化。②无障碍产品和服务的系列化、人性化和个性化。③硬件与软件无障碍建设相互促进、相互推动。

## 三、相关法律法规

### （一）建立无障碍法规涉及的内容

1. 无障碍法规　为了给公民，包括残疾人和老年人，提供一个无障碍通行环境，国家、地方或各类组织有必要制定该项法规，并涉及建筑、公共设施、公路及运输。

2. 无差别法规　为了给公民，包括残疾人和老年人提供一个无障碍通行环境，国家、地方或各类组织有必要制定该项法规，赋予残疾人同等的出行权利。

3. 无障碍政策　政府（国家、省或州、地方）发布行政命令，规定特许权利（如税收减扣、出入特许等）或优先措施（如在特定场所享受优先待遇），以促进无障碍通行。

4. 无障碍标准　制定建筑、公共设施、公路及运输无障碍标准。

5. 完善　修正有关法律、法规、规定、规则，及时进行增补、更正、废止等工作。

6. 草案　编制立法部门能够认可的草案。

7. 建筑法规　建筑法规对竣工建筑的基本特性和要求做出详细规定，经国家主管部门核准颁布，在规定范围内执行，并在必要时进行修改。

### （二）无障碍法律法规的发展现状

早在1959年，欧洲议会就通过了"方便残疾人使用的公共建筑的设计与建设的决议"。20世纪60年代初美国民权运动的影响促使残疾人联合起来，为争取其基本权利而斗争，抗议社会对他们的歧视态度和不平等待遇以及环境中的种种障碍给残疾人造成通行上的困难。在国际社会团体、社会阶层的影响和推动下，"无障碍"的概念开始形成。同时，经济的发展也促使各工业国家有可能在无障碍环境的普及中投入大量的人力、物力和财力。1961年，美国制定了世界上第一个"无障碍标准"。在1963年挪威奥斯陆会议上，瑞典神经不健全者协会再次提出，"尽最大的可能保障残疾者正常生活的条件"，强调残疾人在公共社会中与健全人一道生活的重要性，说明其权利要正常化。

1976年，国际标准机构ISO以1981年的国际残疾人年为目标，成立残疾者设计小组，计划制订"残疾人在建筑物中的需要"的设计指导。1979年，该小组提出了一个大纲，其内容背景是以"社会的物质环境，应使残疾人如同一般人平等地生活于社会的主流中"为前提。目前，全世界已有100余个国家和地区制定了有关残疾人的法律和无障碍技术法规与技术标准。

### （三）我国无障碍法律法规的制定

1989年，我国建设部、民政部、中国残联颁布了《方便残疾人使用的城市道路和建筑物设计规范》，为残疾人参与社会生活创造了有利条件。该规范经过2次修改后，在2012年修订为《无障碍设计规范》，由行业标准升级为国家标准（GB 50763—2012），成为在全国范围实施的强制性规范。1990年12月28日颁布了《中华人民共和国残疾人保障法》，自1991年5月15日开始正式施行。《残疾人保障法》的颁布施行，为我国建立残疾人的法规体系奠定了基础。

国务院批转执行的中国残疾人事业的五年工作纲要以及"八五""九五""十五""十一五""十二五"计划纲要，都规定了建设无障碍设施的任务与措施。2008年3月28日，中共中央、国务院《关于促进残疾人事业发展的意见》，2008年4月24日，第十一届全国人大常委会第二次会议审议通过的《残疾人保障法》（修订案），均强调了无障碍建设的内容。《无障碍环境建设条例》于2012年8月1日正式实施，这是我国关于无障碍环境建设的专门法规。《无障碍环境建设条例》中确定了我国无障碍环境建设的基本原则，即无障碍环境建设应当与经济和社会发展水平相适应，遵循实用、易行、广泛受益的原则。

### （四）无障碍法规的修订与完善

为了使无障碍法规不断完善和巩固，在其制定的指导思想、细则、标准中可做出相关规定，通过有规律的程序和周期，就法规进行咨询、监督、修订。为了保持无障碍环境新颖性和连续性，应不断修订相关法规。

在修订过程，应向政府部门、建筑、交通行业的有关人士及残疾人征求意见，建立无障碍通行委员会，与政府部门保持联系，是促进无障碍法规实施的有效途径。

为了建成无障碍的环境,协调无障碍法规和一系列广泛复杂的其他法规之间的关系,有必要制订法规实施的时间计划,并尽量解决该法规与其他法规及安全规则可能产生的矛盾,避免观念上的无障碍法规与安全规则的冲突。

# 第二节
## 无障碍环境的要求

无障碍环境包括生活环境、移动环境、交流环境、教育环境、就业环境、文体环境、宗教环境、居家环境、公共环境等方面。

无障碍环境的基本要求为:①可及性;②安全舒适;③符合使用者的特性;④能够提升残疾人的能力。一般来说,公共环境的无障碍设计和改造属于政府行为,应该遵循统一的标准,而个人的居家环境设计和改造,需要根据每个人的具体需求出发,结合我国无障碍设计的标准进行设计和改造。

### 一、出入口

1. 供功能障碍者使用的出入口,室内未设电梯时,无障碍住房及宿舍应设置无障碍出入口;设有电梯时,该出入口宜靠近候梯厅。

2. 出入口的地面应平整、防滑、不积水,不宜设置厚地毯及门槛,如出入口内外有高度差,门槛高度及门内外地面高差不应大于0.015 m,并以斜面过渡。

3. 出入口的门扇内外应留有直径不小于1.50 m的轮椅回转空间。

4. 出入口设有两道门时,门扇同时开启后时两道门的间距不应小于1.50 m。

### 二、坡道

轮椅坡道宜设计成直线形、直角形或折返形,坡道的坡面应平整、防滑、无反光。

1. 轮椅坡道的最大高度和水平长度应符合表15-2-1的规定。

表15-2-1 轮椅坡道的最大高度和水平长度

| 坡度 | 1:20 | 1:16 | 1:12 | 1:10 | 1:8 |
|---|---|---|---|---|---|
| 最大高度/m | 1.20 | 0.90 | 0.75 | 0.60 | 0.30 |
| 水平长度/m | 24.00 | 14.40 | 9.00 | 6.00 | 2.40 |

2. 轮椅坡道起点、终点和中间休息平台的水平长度不应小于1.50 m。

3. 轮椅坡道的净宽度不应小于1.00 m,无障碍出入口的轮椅坡道净宽度不应小于1.20 m。

4. 轮椅坡道的高度超过0.30 m且坡度大于1:20时,应在两侧设置扶手,单层扶手高度应为0.85~0.90 m,双层扶手的上层扶手高度应为0.85~0.90 m,下层扶手高度应为0.65~0.70 m,坡道与休息平台的扶手应保持连贯,靠墙面的扶手的起点和终点应水平延伸不小于0.30 m的长度。

### 三、通道

无障碍通道应连续畅通易达,其地面应平整、防滑、反光小或无反光,通道中光线充足,无障碍物。

1. 室内走道宽度不应小于1.20 m,人流较多或较集中的大型公共建筑的室内走道宽度不宜小于1.80 m。

2. 室外通道宽度不应小于1.50 m。

3. 检票口、结算口轮椅通道宽度不应小于0.90 m。

### 四、门

1. 供功能障碍者通行的门不能采用旋转门、力度大的弹簧门和玻璃门,当采用玻璃门时,应有醒目的提示标志,最适合的为横拉门或横开自动门。

2. 自动门开启后通行净宽度不应小于1.00 m。

3. 平开门、折叠门、推拉门开启后的通行净宽度不应小于0.80 m。

4. 门扇把手应距地0.90 m,方便残疾人坐轮椅时使用。

5. 无障碍通道上的门扇应便于开关。

6. 宜与周围墙面有一定的色彩反差,方便识别。

### 五、楼梯和台阶

1. 宜采用直线形楼梯。

2. 楼梯的踏步宽度不应小于 0.28 m,踏步高度不应大于 0.16 m。

3. 不应采用无踢面和直角形突缘的踏步。

4. 踏面应平整防滑或在踏面前缘设防滑条,宜在两侧均做扶手。

5. 如采用栏杆式楼梯,在栏杆下方宜设置安全阻挡措施。

6. 踏面和踢面的颜色宜有区分和对比。

7. 距踏步起点和终点 0.25～0.30 m 宜设提示盲道。

8. 公共建筑的室内外台阶踏步宽度不宜小于 0.30 m,踏步高度不宜大于 0.15 m,并不应小于 0.10 m。

9. 三级及三级以上的台阶应在两侧设置扶手。

### 六、电梯

1. 电梯深度不应小于 1.40 m,宽度不应小于 1.10 m。

2. 电梯正面高 0.90 m 处至顶部应安装镜子或采用有镜面效果的材料,以便轮椅使用者进出。

3. 电梯均另设高 0.90～1.10 m 带盲文的选层按钮,盲文宜设置于按钮旁。

4. 电梯应设运行显示装置和报层音响。

### 七、厕所

1. 门 门应方便开启,通行净宽度不应小于 0.80 m,无障碍厕位的门不宜向内开启,如向内开启,需在开启后厕位内留有直径不小于 1.50 m 的轮椅回转空间,平开门外侧应设高 0.90 m 的横扶把手,在关闭的门扇里侧设高 0.90 m 的关门拉手,并应采用门外可紧急开启的插销。

2. 便池 在厕所内应设残疾人小便器,小便器两侧应有安全抓杆,厕位应安装坐便器,厕位两侧距地面 0.70 m 处应设长度不小于 0.70 m 的水平安全抓杆,另一侧应设高 1.40 m 的垂直安全抓杆,取纸器应设在坐便器的侧前方,高度为 0.40～0.50 m,坐便器旁的墙面上应设高 0.40～0.50 m 的紧急呼叫按钮。

3. 洗手盆 无障碍洗手盆的水嘴中心距侧墙应大于 0.55 m,其底部应留出宽 0.75 m、高 0.65 m、深 0.45 m 供乘轮椅者膝部和足尖部的移动空间,并在洗手盆上方安装镜子,出水龙头宜采用杠杆式水龙头或感应式自动出水方式。

### 八、浴室

1. 公共浴室的入口和室内空间应方便乘轮椅者进入和使用,浴室内部应能保证轮椅进行回转,回转直径不小于 1.50 m。

2. 浴盆一端设坐台,其深度不应小于 0.40 m。

3. 浴盆内侧应设高 0.60 m 和 0.90 m 的两层水平抓杆,水平长度不小于 0.80 m;洗浴坐台一侧的墙上设高 0.90 m、水平长度不小于 0.60 m 的安全抓杆。

4. 毛巾架的高度不应大于 1.20 m,淋浴间内淋浴喷头的控制开关的高度距地面不应大于 1.20 m。

### 九、室内安排

1. 室内家具摆放应保持整洁,减少隔挡物,以直达为主,尽量避免乘轮椅者在房内转弯,轮椅进入客厅、卧室、厨房等房间至少要有 1.50 m×1.50 m 的回转空间。

2. 无障碍客房床间距离不应小于 1.20 m,家具和电器控制开关的位置和高度应方便乘轮椅者靠近和使用,床的使用高度为 0.45 m。

3. 居室和厕所内应设高 0.40～0.50 m 的救助呼叫按钮。

4. 供听力障碍者使用的住宅和公寓应安装服务的闪光提示门铃。

5. 供乘轮椅者使用的厨房,操作台下方净宽度和高度都不应小于 0.65 m,深度不应小于 0.25 m。

### 十、轮椅席位

1. 轮椅席位应设在便于到达疏散口及通道的附近,不得设在公共通道范围内。

2. 观众厅内通往轮椅席位的通道宽度不应小

于 1.20 m。

3. 轮椅席位的地面应平整、防滑,在边缘处宜安装栏杆或栏板。

4. 每个轮椅席位的占地面积不应小于 1.10 m× 0.80 m。

5. 在轮椅席位上观看演出和比赛的视线不应受到遮挡,但也不应遮挡他人的视线。

6. 在轮椅席位旁或在邻近的观众席内宜设置 1∶1 的陪护席位。

7. 轮椅席位处地面上应设置无障碍标志。

## 十一、无障碍机动车停车位

1. 应将通行方便、行走距离路线最短的停车位设为无障碍机动车停车位。

2. 无障碍机动车停车位的地面应平整、防滑、不积水,地面坡度不应大于 1∶50。

3. 无障碍机动车停车位一侧,应设宽度不小于 1.20 m 的通道,供乘轮椅者从轮椅通道直接进入人行道和到达无障碍出入口。

4. 无障碍机动车停车位的地面应涂有停车线、轮椅通道线和无障碍标志。

## 十二、低位服务设施

1. 设置低位服务设施的范围包括问询台、服务窗口、电话台、安检验证台、行李托运台、借阅台、各种业务台、饮水机等。

2. 低位服务设施上表面距地面高度宜为 0.70~0.85 m,其下部宜至少留出宽 0.75 m、高 0.65 m、深 0.45 m,供乘轮椅者膝部和足尖部的移动空间。

3. 低位服务设施前应有轮椅回转空间,回转直径不小于 1.50 m。

4. 挂式电话离地不应高于 0.90 m。

## 第三节
# 通用设计原则

目前,无障碍设施往往是专用设施,在实际使用中其利用率低,而且有将残疾人特殊化的实际结果。而老年人和残疾人能与健全人一起使用的设施和设备的利用率却很高。例如,没必要区分乘轮椅者和自己行走的人的需求,都需要找到入口,通过大门到达服务台,都需要用电梯或停车场,如果将人按照不同需求分成不同的组,各组重叠的部分远超过各组的特殊需求。然而,适用于所有人的建筑本身就不存在,现实的做法是分析每一种残障人士在特定的空间中的具体需求,并给出应对,这恰恰说明,仅仅依靠“一刀切”的标准是不行的,需要依靠“设计”去解决问题。

## 一、概念

通用设计(universal design)的概念是在无障碍设计的基础之上,由美国北卡罗来纳州大学教授梅斯于 20 世纪 90 年代提出的,其原始定义为:“与性别、年龄、能力等差异无关,适合所有生活者的设计”。1998 年,国际通用设计中心将其再次修正为“在最大限度的可能范围内,不分性别、年龄与能力,适合所有人使用方便的环境或产品设计”。

## 二、特点

通用设计最著名的纲领,是梅斯提出的七大原则。具体如下:

**(一)使用的公平性**

不同能力的人士都可以使用并考虑经济性。指导细则:

1. 为所有的使用者提供相同的使用方式,尽可能地使用完全相同的方式。如不可能让所有使用者采用完全相同的方式,则尽可能地采用类似的使用方式。

2. 避免隔离或歧视使用者。

3. 所有使用者应该拥有相同的隐私权和安全感。

4. 能引起所有使用者的兴趣。

**(二)使用的灵活性**

适应广泛的个体差异。指导细则:

1. 提供多种使用方式以供使用者选择。

2. 同时考虑左利手和右利手的使用。

3. 能增进用户的准确性和精确性。

4. 适应不同用户的不同使用节奏。

### （三）简单而直观的使用性

简单易用，不会带来某些人群在使用上的困难或危险。指导细则：

1. 去掉不必要的复杂细节。

2. 与用户的期望和直觉保持一致。

3. 适应不同读写和语言水平的使用者。

4. 根据信息重要程度进行编排。

5. 在任务执行期间和完成之时提供有效的提示和反馈。

### （四）信息容易理解

设计简单明了，不会因为使用者理解能力的偏差而带来使用上的不便和危险。指导细则：

1. 为重要的信息提供不同的表达模式（图像的、语言的、触觉的），确保信息冗余度。

2. 重要信息和周边要有足够的对比。

3. 强化重要信息的可识读性。

4. 以可描述的方式区分不同的元素（例如，要便于发出指示和指令）。

5. 与感知能力障碍者所使用的技术装备兼容。

### （五）容错能力

尽量避免使用中因误操作而发生危险的可能。指导细则：

1. 对不同元素进行精心安排，以降低危害和错误：最常用的元素应该是最容易触及的；危害性的元素可采用消除、单独设置和加上保护罩等处理方式。

2. 提供危害和错误的警示信息。

3. 失效时能提供安全模式。

4. 在执行需要高度警觉的任务中，不鼓励分散注意力的无意识行为。

### （六）尽可能地减少体力上的付出

考虑到不同使用者的身体状况，可以有效而舒适地使用。指导细则：

1. 允许使用者保持一种省力的肢体位置。

2. 使用合适的操作力（手、足操作等）。

3. 减少重复动作的次数。

4. 减少持续性体力负荷。

### （七）提供足够的使用空间

照顾到各种体形人士及使用辅助器具的人士的空间需求。指导细则：

1. 为坐姿和立姿的使用者提供观察重要元素的清晰视线。

2. 坐姿或立姿的使用者都能舒适地触及所有元素。

3. 兼容各种手部和抓握尺寸。

4. 为辅助设备和个人助理装置提供充足的空间。

## 三、要求

通用设计是一种和实践紧密结合的设计理念，以创造性的设计灵感、思路、手段来满足最具广度的、多样化的人一生中的要求。通用设计包含无障碍设计，但通用设计追求尽量多的一致性，而不是区别对待。

### （一）不同人群的要求

在城市环境中通用设计规定的范围非常广，以中国香港的实践经验为例，在《香港住宅通用设计指南》中，针对不同年龄人群，规定了以下几个部分的内容：

1. 儿童

（1）学龄前儿童的看护和护理，包括幼儿园及儿童诊所的位置。

（2）学校的位置、周边交通及文化设施的设计等教育设施的内容。

（3）户外游戏场所的位置及环境要求。

（4）安全方面，对于儿童伤害的预防措施。

2. 青少年　社交活动设施的位置和内容。

3. 老年人及残障人士

（1）无障碍设计，主要为无障碍的通道及无障碍交通系统。

（2）卫生护理设施的设置。

（3）户外的交往空间。

### （二）不同空间的要求

在人行道、广场等人们经过和停留的室外空间，要营造出宜人的尺度感，提供遮荫和休息的场所。

在城市景观中，也要尽量去依照通用设计的原则，考虑为不同状况的人能够安全、方便地进入并享用景观环境提供最大的可能。避免危险，提供休息的场所,并注意细节的处理。

在室外,人经过和停留的空间要保证充足的照明,尤其地面照明,往往被设计者忽视,作为夜间安全的必要条件,在靠近路面的部分,宜设置照明的灯。而直接安置在路面上的灯反而容易产生眩光

及地面的磕碰,并不推荐使用。

室外环境中亲近人的设施,如座椅等,要尽量使用温暖、自然的材料,并兼顾耐久性、易保养。室外的标识要清晰、醒目并有足够的照明。

(夏 青 黄 云)

# 第十六章

## 环境评定

环境评定是按照功能障碍者自身的功能水平，对其即将回归的环境，包括居家环境、社区环境、工作环境进行实地考察、分析，找出影响其日常生活活动和工作的因素，并提出修改方案，最大限度地提高其独立性。

## 第一节

### 居家环境评定

家庭环境是患者出院后最重要的生存环境。客观全面的居家环境评估能帮助患者及家属明确出院后面临的居家环境障碍，有助于制订下一步的居家环境改造计划，进而更好地重新融入家庭生活。常见的居家环境评定方法包括非标准化的居家环境评估及标准化的居家环境评估，以下分别介绍：

#### 一、非标准化的评估

##### （一）方法

非标准化的环境评估包括观察法、现场评估法、自制评估量表，由治疗师进行评估，患者和家属对周围环境（物理环境、社会环境、文化、制度和经济环境等）进行自我评估。

1. 观察法 包括观察患者家庭环境布局、光线、路面防滑情况、出入口障碍、居家周围交通情况等。评估者可通过图片、视频甚至患者/家属描述等形式了解居家环境情况。

2. 现场评估法 包括现场测量家庭环境布局是否对患者出行及其他日常活动造成障碍，现场评估患者日常生活活动表现等方式。现场评估时往

往时间有限，评估者可通过前期资料收集，将重点问题在现场评估中进行准确评定。

##### （二）优缺点

非标准化的环境评估优点是可以根据本地的实际情况和文化特点，以及患者个性化的需求，有针对性地进行评估；其缺点是无法保证评估的信度和效度，不利于比较、交流以及研究工作。

##### （三）评估方法的选择

临床上建议进行居家环境评估时最好使用综合的评估策略，包括直接对环境观察、与患者及家属面谈和检查患者在实际环境下的表现情况。同时，环境因素会随着时间和人文环境而变化，如不同时间段，自然环境中的光线会有所不同等。因此，确定观察到的环境是最有代表性的环境状况，同时了解环境的变化也十分重要。

#### 二、标准化的评估

##### （一）优缺点

标准化环境评估方法的优点是评估的项目全面且经过标准化的筛选；对评估结果进行量化，有标准的评分方法和计算方法；便于进行研究、比较和交流。如进行更改和翻译，会影响其测量效度。目前，还没有公认的适用于各地的标准化环境评估量表。

##### （二）常用的标准化环境评估方法

1. 加拿大的康复环境和功能安全检查（Safety Assessment of Function & the Environment for Rehabilitation-Health Outcome Measurement and Evaluation，SAFER-HOME） 由 Letts 等于 1995 年提出，主要评估人的活动或参与和环境因素两个方面。多采用实地环境评估的方法，也可与患者或

照顾者进行访谈的形式完成。按照评估地点和项目不同,量表可分为 12 个类别、74 个项目,评分采用 4 个等级评分:无问题、有轻度问题、有中度问题、有重度问题,内容如表 16-1-1。SAFER-HOME 总结,如表 16-1-2。

**表 16-1-1 康复环境和功能安全检查(SAFER-HOME)**

| | 没有 | 轻度 | 中度 | 重度 | 建议 |
|---|---|---|---|---|---|
| 居住状况 | | | | | |
| 1. 保安和荧屏/容许探访 | | | | | |
| 2. 居住条件/占有者 | | | | | |
| 3. 支持的程度/可获得性 | | | | | |
| 总计 | | | | | |
| 行走交通 | | | | | |
| 4. 步行/助行器 | | | | | |
| 5. 轮椅/滑行车/转移 | | | | | |
| 6. 椅/床转移 | | | | | |
| 7. 体位/体位调整 | | | | | |
| 8. 门口的可进出性 | | | | | |
| 9. 室内楼梯/斜坡/扶手 | | | | | |
| 10. 室外楼梯/斜坡/扶手 | | | | | |
| 11. 室外的风险 | | | | | |
| 12. 公共/可获得的交通工具 | | | | | |
| 13. 汽车/驾驶/转移 | | | | | |
| 总计 | | | | | |
| 环境的风险 | | | | | |
| 14. 杂乱 | | | | | |
| 15. 电热毯/发热垫 | | | | | |
| 16. 电线/插座/电拖板 | | | | | |
| 17. 消防出口 | | | | | |
| 18. 炉子/取暖器/壁炉 | | | | | |
| 19. 鼠虫患/不卫生的情况 | | | | | |
| 20. 光线/夜间照明 | | | | | |
| 21. 宠物 | | | | | |
| 22. 小块地毯/室内地面 | | | | | |
| 23. 烟/一氧化碳感应器 | | | | | |
| 24. 吸烟/点蜡烛/火烧的痕迹 | | | | | |
| 25. 危险物品的存放 | | | | | |
| 26. 悬垂的电线/绳 | | | | | |
| 总计 | | | | | |

| | 没有 | 轻度 | 中度 | 重度 | 建议 |
|---|---|---|---|---|---|
| 厨房 | | | | | |
| 27. 开水壶 手动/电动/自动 | | | | | |
| 28. 烤面包炉/小用具 | | | | | |
| 29. 微波炉 | | | | | |
| 30. 煤气炉/电炉 | | | | | |
| 31. 橱柜 可及性/安全性 | | | | | |
| 32. 刀具/剪刀的存放/使用 | | | | | |
| 33. 食物供给/储存 | | | | | |
| 34. 垃圾存放/放置 | | | | | |
| 总计 | | | | | |
| 家务 | | | | | |
| 35. 准备热饮 | | | | | |
| 36. 做饭 | | | | | |
| 37. 端茶水/饭菜 | | | | | |
| 38. 整理床铺 | | | | | |
| 39. 清洁 | | | | | |
| 40. 洗衣/烫衣 | | | | | |
| 41. 室内/室外的维护 | | | | | |
| 42. 购物 | | | | | |
| 43. 钱财的管理 | | | | | |
| 总计 | | | | | |
| 饮食 | | | | | |
| 44. 进食/吞咽 | | | | | |
| 45. 营养 | | | | | |
| 总计 | | | | | |
| 自我照顾 | | | | | |
| 46. 穿衣/脱衣 | | | | | |
| 47. 选择适当的衣服 | | | | | |
| 48. 选择适当的鞋袜 | | | | | |
| 49. 头发护理 | | | | | |
| 50. 指甲护理 | | | | | |
| 51. 口腔卫生 | | | | | |
| 52. 剃须 | | | | | |
| 53. 女性卫生 | | | | | |
| 总计 | | | | | |
| 浴室和厕所 | | | | | |
| 54. 泡澡/淋浴的方法 | | | | | |
| 55. 泡澡/淋浴的转移 | | | | | |
| 56. 座椅设施 | | | | | |
| 57. 泡澡/淋浴的扶手 | | | | | |
| 58. 防滑的辅助用具 | | | | | |

（续表）

| | 没有 | 轻度 | 中度 | 重度 | 建议 |
|---|---|---|---|---|---|
| 59. 大/小便的控制 | | | | | |
| 60. 如厕的方法 | | | | | |
| 61. 厕所的转移 | | | | | |
| 62. 加高的坐厕 | | | | | |
| 63. 厕所的扶手/安全栏 | | | | | |
| 64. 锁门/开门 | | | | | |
| 总计 | | | | | |
| 服药、成瘾和滥用 | | | | | |
| 65. 处方药/非处方药 | | | | | |
| 66. 成瘾的行为 | | | | | |
| 67. 顾客/自我/他人滥用 | | | | | |
| 总计 | | | | | |
| 休闲 | | | | | |
| 68. 爱好 安全/工具/方法 | | | | | |
| 总计 | | | | | |
| 交流与作息 | | | | | |
| 69. 电话使用/紧急电话号码 | | | | | |
| 70. 能够知道时间 | | | | | |
| 71. 能安排作息时间 | | | | | |
| 总计 | | | | | |
| 游走徘徊 | | | | | |
| 72. 监护 | | | | | |
| 73. 环境 | | | | | |
| 74. 游走记录/回来的计划 | | | | | |
| 总计 | | | | | |

表 16-1-2 SAFER-HOME 总结

| 分类（项目的数量） | 安全问题的数量 | | | |
|---|---|---|---|---|
| | 没有 | 轻度 | 中度 | 重度 |
| 居住状况（3） | | | | |
| 行走交通（10） | | | | |
| 环境的风险（13） | | | | |
| 厨房（8） | | | | |
| 家务（9） | | | | |
| 饮食（2） | | | | |
| 自我照顾（8） | | | | |
| 浴室和厕所（1） | | | | |
| 服药、成瘾和滥用（3） | | | | |
| 休闲（1） | | | | |
| 交流和作息（3） | | | | |

（续表）

| 分类（项目的数量） | 安全问题的数量 | | | |
|---|---|---|---|---|
| | 没有 | 轻度 | 中度 | 重度 |
| 游走徘徊（3） | | | | |
| 总计 | | | | |
| | | ×1 | ×2 | ×3 |
| 加权分数= | | | | |
| SAFER HOME 得分= | | | | |

注：①没有发现问题：经过观察、面谈和/或实际环境作业活动检查，在检查时没有发现安全问题，包括不适用的项目。

②轻度问题：检查时发现的是隐患，将来有发展成问题的趋势（1%～33%的机会有不良后果）。

③中度问题：一个要引起注意的安全问题，但不是立即就会对患者和/或所处的环境造成危险（34%～66%的机会有不良后果）。

④重度问题：要立刻引起注意的安全问题，或对患者、其他人或他们所处的环境会造成即时的危险（67%～100%的机会有不良后果）。

2. 家庭环境评估（home environment，HE）由 Iwarsson 于 1996 年提出，主要用于描述、评估和预测个体使用移动装置及家庭环境之间的适应性，可用于个人评估或群体调查。评估内容包含个人、功能状况、对移动装置的依赖程度、室外状况、入口、室内状况、交流等。该评估方法信效度高，细致且切实可行，要求评估者进行专门培训方可进行。

3. 环境质量评估（measure of quality the environment，MQE） 由 Boschen 和 Noreay 于 1998 年提出，主要包含活动、参与和环境因素三个方面，是首个对影响社会参与及日常生活的有利或不利环境因素进行评估的工具，适用于有功能障碍的患者。通过访谈形式完成，访谈内容包括家庭、社区和工作。

## 三、注意事项

居家环境评估时，可以从以下几方面进行考虑：

1. 环境的安全性 主要检查环境中可能导致摔倒或身体上伤害的危险因素。

2. 物件的可获得性和环境的可进出性 治疗师要检查环境中患者进行作业活动所必需的物件是否容易获得，以及进出环境的通道是否通畅。

3. 患者在实际环境中的作业活动表现 人与环境间的相互作用才是进行环境评估的重点,也是制订有效的治疗计划和进行环境改造的关键。

4. 与患者或家属进行面谈的情况 除了对患者的居家环境进行实地评估,首次与患者或家属面谈时,可以让患者或家属提供一些环境方面的资料,有利于制订治疗计划和治疗目标。

第二节

## 社区环境评定

社区环境是指患者回归家庭和社区后赖以生存的周围空间、生态环境、人工环境、人文环境等,即自然环境和社会环境的总称。人是在社会中生活的,患者回归家庭和重返社会,是康复医学的最终目标。社区环境的状况如何,直接或间接地关系到患者生存质量的好坏。因此,为了让患者更好地适应环境,提高患者的生存质量,应对患者所处的环境进行评定和改造。这不仅仅是为了满足患者的需要,同时对于患者能否真正重返社会,保障患者享受生活的平等权利,具有非常重要的意义,更是一种体现人类社会文明、进步的标志。

社区环境评定是指根据患者的功能障碍情况,对其回归家庭和社区的环境,进行安全性和适应性的实地考察、分析,找出各种不利于患者的环境因素,提出整改意见或方案,并进行适当的改造,以提高患者独立生活的能力,使患者在尽可能舒适的环境中生活和工作。

### 一、评估流程

1. 环境评定前期准备 治疗师首先需要确定评定对象(患者)及其环境,了解患者的基本情况和资料,带齐相关评估工具(如尺、笔、相机等),并做好测量和记录的准备工作。

2. 现场评定 评定时需要充分考虑患者的实际情况,尽可能地考虑到室内外环境和设施等要素。例如,要注意出入口地面的光滑度、采光亮度、斜坡、台阶和楼梯是否合适患者,有无必要的辅助装置,如扶手等;注意建筑物室内过道是否有足够的宽度,有无障碍物的存在;室内物件及家具使用的方便性;厕所、浴室是否能满足或适应患者的特殊需要等。

3. 完成评定工作报告 评定工作完成后,应书写评定报告并进行草图绘制。对建筑物的位置、存在的弊端和影响因素等内容进行描述;记录患者所需的辅助设施,提出对环境、结构、生活设施和日常物品的改造或调整建议;对患者所处环境的安全性、适应性等做出客观、正确的评价。

### 二、评估内容

目前,还没有世界统一、公认的、全面的社区环境评估内容方案。但在日常工作中,社区环境评估可以主要从以下几个方面进行考虑和研究:

1. 安全性 这是对环境进行评估的首要内容。作为一名康复工作者或作业治疗师,应该清楚跌倒或其他身体的伤害对患者或残疾人的影响是很大的,这些伤害有可能导致患者的病情进一步加重或使活动更为受限。因此,要全面考虑环境的安全性,防止意外伤害的发生。在进行评估时,要将环境的安全性放在重要位置上。

2. 无障碍性 治疗师要评估患者所处社区环境通道是否无障碍性。对于残疾患者进出的社区环境,需要考虑有无障碍性措施,至少患者可以在环境中可以自由地活动,进出方便,或者顺利地进行某些作业活动。如在楼梯、走廊、过道是否装有扶手,门或通道有无足够的宽度以便轮椅通过,患者自己是否可以顺利地进行洗漱及如厕等。

3. 可使用性 患者可能具有不同的功能障碍,例如,有的是行走障碍、有的是手部功能活动障碍。因此,治疗师在检查环境时,要尽可能合理地安排环境的布局,要能够使患者单独在环境中进行部分作业活动或治疗。患者所要借助的许多物品都需要进行改造,以便适应患者,方便取用。例如,调节桌椅的高度,改变杯子把手,勺子柄改为粗柄,改变门的把手(将旋转的门把改成既长又宽的并向下按的压把门锁,这样即使患者手部功能较差也可以开门等)。另外,治疗师在考虑物品方便给患者使用的同时,还应注意患者是否容易获取、物品的摆放是否科学等。

### 三、注意事项

1. 环境评定时要重点关注环境的安全性，以保障患者及其家属所处环境的安全，避免不必要的人身伤害及损失。

2. 在环境评定的过程中，要注重患者的社会、文化背景、当地风俗及尊重患者个人的生活习惯等情况，充分与患者进行沟通，取得患者的密切配合。

3. 注意根据患者特点及其功能障碍类型，对其周围生活环境及患者的适应性进行评估。如对于认知障碍的患者，要着重对影响其思维定向能力的因素进行评定；对于活动功能障碍的患者，要着重对日常使用物件及建筑物内外无障碍环境等因素进行评定；对于同时具有认知与活动功能障碍的患者，要全面、综合地考虑上述两方面因素。

4. 要结合患者在实际环境中的作业表现进行环境评定。人与环境之间的相互关系是进行环境评定的重点。我们应该充分考虑到患者在实际环境中的作业表现，使其在医院康复治疗过程中所掌握的作业活动能力，能在实际环境中最大限度地发挥出来，以提高患者生活自理能力或独立能力，让患者更好地适应环境，进一步提高其生存质量，融入社会。

社区环境评定因受患者个体情况和社会背景等各方面因素的影响，目前还没有一个公认的、适合于世界各地的标准化评定方法。但各地可根据自身的实际情况，考虑社区环境评定中所需关注的各种因素，设计符合本地实际情况的标准化的评定量表，以便进行研究、比较和交流。在标准化的评定方法中，可参考本章第一节的表 16-1-1。

## 第三节

# 工作环境评定

对工作环境进行考察是环境评定的重要组成部分，评定患者工作环境的最有效方法是进行实地考察。

### 一、评估流程

实地进行工作环境评估的流程如下：

### （一）工作分析

由于工作特点决定了完成该工作所参与的功能活动种类和所需的功能水平，因此需要对残疾人从前或今后可能从事的具体工作进行解析，即解析该项工作的基本组成和特征，以及完成该项工作所处的环境特点。

### （二）人体工程学分析

人体工程学，即工效学，是根据人体解剖学、生理学、心理学等特点，通过研究人体与工作模式的关系来研究人的作业能力状况，其目的是寻找和建立最佳的工作方法、工作环境及人体姿势，使工作模式与人体相适应，进而最终实现工作高效、安全及舒适的目的。因此，人体工程学技术通常被用来判断某种累积性创伤病症是否由于某一种特定的工作活动所引起。

人体工程学分析是通过在工作现场进行工作模式与人体姿势或体位之间关系的评价，找出已经存在或潜在的、可引起患者肌肉、韧带、骨骼损伤的危险因素。

### （三）提出和制订减少或消除危险因素，优化和提高功能水平的计划

治疗师根据现有工作环境特点，提供改进建议，如建议患者在工作时使用适应性辅助器具或运用生物力学原理采取正确的姿势和体位，从而减少损伤的发生，提高功能水平。

### 二、评估内容

### （一）工作及环境特点

1. 用人单位的一般资料　包括用人单位的规模、经营状况、人员状况、收入水平，是否聘用过残疾人，对残疾人就业的态度等。

2. 工作要求

（1）工作任务：工作职务的描述、特定的任务活动内容。

（2）工具和技术：工作中使用的机器、设备、工具、软件和信息技术。

（3）工作要求：工作时间、产量与质量标准、工作流程等。

3. 工作环境

（1）工作空间：大小、内部设备、色调、采光、通

风、噪声、温度、湿度。

(2) 工作环境无障碍：大门、走廊、电梯、办公室、座位、厕所等（表16-3-1）。

表16-3-1　工作环境调查评定

| 评定项目 | 评定内容 |
|---|---|
| 电梯 | 1. 有电梯吗？ |
| | 2. 电梯到达所有楼层吗？ |
| | 3. 电梯控制按钮距离地面的高度是多少？ |
| | 4. 控制按钮容易操作吗？ |
| | 5. 有无紧急用电话？ |
| 公用电话 | 1. 残疾人能够使用电话吗？ |
| | 2. 电话是触键式还是拨号式？ |
| | 3. 电话距地面的高度？ |
| 地面 | 1. 地面滑吗？ |
| | 2. 如果有地毯，地毯是用胶固定在地面上的吗？ |
| 厕所 | 1. 残疾人能够进入吗？ |
| | 2. 厕所的入口宽度是多少？ |
| | 3. 厕所内有无扶手？ |
| | 4. 坐便器高度是多少？ |
| | 5. 容易拿到卫生纸吗？ |
| | 6. 厕所内公共活动面积是多少？ |
| | 7. 洗手池下面有无放膝关节的空间？ |
| | 8. 水龙头把手高度是多少？ |

(3) 人文环境：人员数量、年龄结构、教育程度、雇主和工作人员对残疾人的态度、生活习惯（饮食、穿着）、行为、交往方式（礼节）、语言、价值观等。

(4) 交通的便利性：交通工具、行动辅助器具、公共无障碍设施。

(5) 工作所提供的工资与福利。

**（二）工作对工作者的要求**

1. **生理能力**　提举、攀爬、弯腰、蹲伏、爬行、伸手、跑步、走路、站、坐、转身、拉、推、平衡、视觉、听觉等。

2. **工作认知能力**　短期记忆、长期记忆、抽象推理、组织归纳、决策能力、数字计算、图文辨识、空间概念、创造性等。

3. **操作能力**　操作手部工具、度量工具、机器、计算机、交通工具等。

4. **沟通能力**　读、写、说，使用电话、听从指令等。

5. **社会行为**　可靠、准时，外表整洁、接受监督、反应敏捷、注意安全等。

6. 职业技能要求。

7. 学历和职业资格要求。

8. 工作经验。

**（三）就业市场的动态评定**

了解就业市场的动态和就业前景，以及整个社会经济文化环境因素对职业发展趋势的影响。专业人员应参考相关资料，协助残疾者掌握社会发展趋势，做好职业规划。

## 三、个人与工作环境匹配

经过对个人与潜在工作环境的评定后，就着手比对个人评定结果和工作环境的评定结果，分析个人与工作间的匹配程度，以及个人所需的训练、支持和调整等。

**（一）个人与工作的匹配**

专业人员可根据工作环境要求与对被评估者个人的评定结果，评估两者匹配的程度。如果个人的能力能满足工作要求，即可进入就业安置阶段。如果暂时不能满足工作要求，但通过训练、支持或工作调整使被评估者个人的能力符合要求，则不应将被评估者排除在工作之外。

**（二）分析工作要求与个人能力之间的差异**

分析个人和潜在工作之间的差异，如物理环境的障碍、个人工作态度和习惯、工作技能及工作流程等。

**（三）提出解决方法**

从被评估者个人本身、工作环境以及两者间的相互关系着手，找出消除个人和工作要求之间差距的方法。具体的支持策略包括加强工作适应性训练、职业技能培训、改善工作环境、加强督导、调整工作内容、改良工作流程等，使个人与工作环境间的差异减到最小，促进被评估者实现就业目标。

（夏　青　王　杨）

# 第十七章

# 居家环境改造

居家环境,即人类的家庭居住环境。针对家庭环境的改造,即为居家环境改造。家庭是社会的组成单位,为社会的本位,是每个人每天作业活动的重要场地,也是人们感情与精神的重要依托,是大部分人生命中不可或缺的环境,由此"家庭"和人之间建立了不可分割的关系。契合的居家环境可以为人类提供良好的物质保障与灵魂庇护。

面对人口老龄化的重大挑战,目前我国实行居家为基础、社区为依托、机构充分发展的养老服务体系。大多数老年人80%的活动都是在家中进行的,原居安老是大多数老年人的优先选择,良好的居家环境可以直接提升他们在日常生活中的行动积极性以及参与家庭互动的热情,通过居家环境的优化提升,能够让老年人实现尽可能长久地在自己熟悉的生活环境中安全、独立、舒适的居住愿望,并尽量减少来自外界的持续性援助需要,从而提高晚年生命质量。

此外,不同急、慢性病患者,由于各种原因导致的肢体障碍、心理障碍、活动参与障碍、沟通障碍等问题困扰,会在医疗康复机构中进行不同时长、不同频率、不同程度的康复训练,其中绝大多数有重返家庭的需求,对于存在日常生活活动能力障碍的人,作业治疗师应帮助他们尽快回归家庭和社会,最大限度地助其在居家环境中完成日常生活自理。一般来说,个人的居家环境设计和改造,需要根据每个人的具体需求出发,结合国际和我国无障碍设计的标准进行居家环境改造。居家环境设计不应只是简单地去掉门槛、加大通道宽度和布局房间的问题,还应该从不同居住者的年龄、身体功能、生活习惯、心理感受等诸多方面入手,把设计细化到每一件家具的功能、尺寸和色彩,在辅助技术设备上提高功能障碍者的自理能力,充分利用现代先进科技智能化技术,创造出既方便又温馨和睦的居家环境,以确保功能障碍者尽可能顺利地重返或重塑家庭角色,形成新的生活方式融入家庭并体现家庭内价值与获得其他家庭成员认可,从而更好地获得价值感与幸福感,这对于功能障碍者及其家庭来讲是重要且有意义的。

## 第一节
## 居家无障碍的基本要求

功能障碍者在准备出院前,或多或少已学习并掌握部分日常生活活动技能,实践这些功能也仅局限于医疗机构的环境下,医疗机构的环境往往以无障碍居多,而原家庭环境可能会限制功能障碍者返回家庭后的活动表现。预判功能障碍者可能出现的问题及熟知居家无障碍环境的基本要求是针对性环境改造的基础。

### 一、环境设计要求

"居家无障碍"要求功能障碍者回归家庭后能够完成住宅内的日常生活活动、各种转移活动、家务活动以及与家人沟通并维持良好的家庭关系等。居住环境需具备可及性、安全性、适用性、自立性、舒适与艺术性等要求。

1. 可及性 是居家无障碍环境设计的最基本原则,包含三方面含义:可感知、可到达和可操作。为功能障碍者进行居家无障碍设计的首要任务就是要确保功能障碍者能够按照自己的意愿毫无障碍地接近、通过、出入与到达各个家庭功能区域,并能顺利使用其中设备,进行相应居家活动。

2. 安全性 是居家无障碍设计中不容忽视的一个功能元素，是保证功能障碍者居家活动的前提，如为有在家沐浴需求的偏瘫患者设计淋浴间改造前，须优先考虑沐浴安全与否，从环境设计予以弥补，尽可能地避免或降低功能障碍者出现安全隐患，使其安全使用。

3. 适用性 居家无障碍设计本着满足功能障碍者及其家属需求原则，设计通常为便于功能障碍者操作完成居家各项活动，同时也满足家庭其他成员使用，避免对其他成员造成损害。

4. 自立性 许多肢体运动功能障碍者和老年人都不愿拖累家属，其迫切愿望就是实现生活独立与自理。通过为有障碍的人提供辅助器具和便于活动的空间，帮助其提高自身的功能去适应家庭环境，使他们能够独立自理、做家务、与家庭成员互动、参加家庭工作娱乐活动，甚至为家庭做出贡献。

5. 舒适与艺术性 随着时代的进步，以往只关注于功能性使用而忽略其他设计元素，考虑到生理障碍往往伴有一些心理障碍，在无障碍设计时还应该对形态、色彩、质感、声音及气味等进行综合设计处理，以满足功能障碍者不同感官要求，使其感受愉悦。

## 二、基本内容

根据功能障碍者出院前残留的常见的功能障碍，回归家庭后常出现如下几方面问题：日常生活活动障碍，室内移动障碍，家务活动障碍，与家人交流障碍等。作业治疗师需要重点关注以上问题，通过居家环境改造使功能障碍者在特定环境下无障碍。

### （一）日常生活活动环境无障碍

日常生活活动环境障碍即自理活动障碍，主要是由各种原因引起运动、感觉、认知等问题导致功能障碍者的生活自理困难，主要群体有年老体弱、肢体功能障碍、智力障碍、精神障碍及视觉障碍者。针对功能障碍者常见的不同自理活动问题，作业治疗师可对环境进行改造，使其在特定环境下完成进食、穿脱、个人卫生等自理活动。

1. 进食 能自主进食、饮水等。如加粗勺子手柄，或结合万能袖带辅助手功能障碍者进食（图17-1-1）。

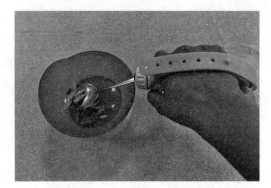

图17-1-1 万能袖带加粗柄勺子

2. 穿脱 包括穿脱衣、裤及穿脱鞋、袜等。如鞋柜前放一小凳可协助下肢功能障碍者独立坐位下穿脱鞋袜（图17-1-2）；或使用穿袜器、长柄鞋拔等辅助器具穿脱袜与鞋（图17-1-3）；将左右衣袖分别缝制不同颜色的醒目标志来提醒认知障碍者分辨左右衣袖穿衣。

3. 护理身体各部 包括护理皮肤、牙齿、毛发、手指甲、脚趾甲等。一些生活辅助器具可以协助功能障碍者完成这些活动。如加长指甲刀柄部长度与宽度、改不锈钢金属材质为防滑塑料材质、加装放大镜等可方便老年人修剪指甲（图17-1-4），如将此指甲刀固定，可以让单侧运动功能障碍者单手操作护理指甲。

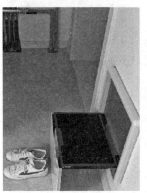
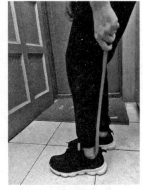

图17-1-2 鞋柜前加装小凳　　图17-1-3 长柄鞋拔

4. 如厕 包括控制小便、控制大便、便后清理等。如安装坐厕及扶手可以使下肢功能障碍者独立如厕，自动坐便器座可以协助双上肢功能障碍者如厕后清洗及烘干。

5. 自己清洗和擦干身体 包括自己清洗和擦干部分身体、自己清洗和擦干全身等。如在墙上钉一个挂钩挂住大浴巾的一端，可以让一侧上肢功能障碍者擦干肢体。

6. 照顾个人健康　包括确保身体舒适、控制饮食、维持个人健康等。如可鼓励与帮助患者建立个人生活活动时间表,辅助患者构建健康、积极、乐观的幸福生活。

### (二)居家行动活动环境无障碍

居家行动活动常见障碍多由于身体自身结构和功能损伤导致功能障碍者室内的行动困难,主要群体是肢体功能障碍者和视觉障碍者。居家行动困难主要包括:卧坐转移、坐站转移、室内移动或使用轮椅、助行器等辅助器具时无法完成室内各处移动等。治疗师除了帮助功能障碍者选配合适的辅助器具并教授使用,还要充分考虑功能障碍者动线及便捷度,清空障碍物,使功能障碍者能够完成室内所有功能区域可及。如合适高度的床可有助于下肢功能障碍或轮椅使用者方便地转移,严重功能障碍者可以通过自动翻身床来进行独立翻身;合适的手杖可辅助下肢力量不足的老年人安全省力地从卧室移动到厕所如厕;选用满足轮椅靠近的桌子,使乘轮椅者能够靠近桌边在桌上进餐。

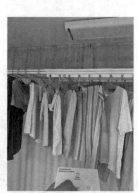
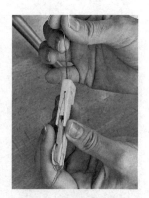

图 17-1-4　可升降晾衣杆　　图 17-1-5　穿针器

### (三)家务活动环境无障碍

家务活动环境无障碍是指从事家务活动环境无障碍,肢体运动、视力、认知等功能障碍的患者可能会出现如下家务活动不能完成,通过一些物品改造或辅助器具使用等方法可能帮助功能障碍者实现家务活动无障碍。

1. 准备膳食　包括摘菜、洗菜、切菜、烹饪等。如单侧运动功能障碍者患手不能切易滚动的蔬菜,可使用带固定器的菜板辅助固定蔬菜;使用打蛋器打散蛋液等。

2. 做家务　包括清洗和晾干衣服、清洁烹饪区和餐具、清洁生活区、使用家用电器、贮藏日用品、处理垃圾等。如使用可升降晾衣杆(图 17-1-4),方便功能障碍者晾晒衣物;用洗碗机代替人工洗碗等。

3. 照管居室物品　包括缝补衣服、维修器具、照看室内植物、照管宠物等。如使用穿针器穿针(图 17-1-5),使用自动宠物喂食槽协助功能障碍者照顾宠物等。

### (四)居家交流环境无障碍

居家交流环境障碍常由于身体结构和功能及环境障碍,从而导致功能障碍者与家庭成员的交流困难。如视觉障碍、听觉障碍和言语障碍者,由于感官功能和结构的损伤而导致交流困难;智力障碍、精神障碍者,由于认知受限、心理障碍而难以沟通,产生交流困难;肢体功能障碍者,如偏瘫和脑瘫,因中枢神经系统损伤致张力异常,影响口腔的协调动作或语言发育障碍而造成交流困难。为帮助功能障碍者能够与家庭成员或照顾者实现无障碍交流活动,需要增加人造环境,以便克服交流活动的障碍。具体如下:

1. 交流接收　如帮助听觉障碍者寻配助听器(图 17-1-6);帮助视觉障碍者选配助视器、触摸阅读材料、触摸电脑等,使其能够顺利地接收他人信息。

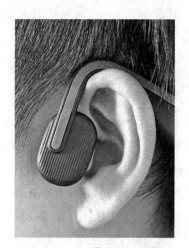

图 17-1-6　骨传导助听器

2. 交流生成　如帮助言语障碍者选配发声辅助器;教授闭锁综合征恢复期、渐冻症等严重肢体运动功能障碍者使用 eViacam 等软件生成交流。

## 三、无障碍标准

参照 2012 年发布的中华人民共和国国家标准《无障碍设计规范》(GB 50763—2012),我国居家无障碍标准如下:

**1. 住宅门口**　包括门前、门、门槛、楼房住宅门的改造。

(1)门前:①门前要有不小于 1.50 m×1.50 m 的轮椅活动面积。②门前有台阶时,要建可移动或固定坡道,坡道的规范如表 17-1-1。③标准坡度是 1/12,最多 9 m 长,接着是 1.5 m 长的休息平台,然后才能再接坡道。

表 17-1-1　坡道的坡度与高度的最大容许值

| 坡度(高/长比例) | 最大高度/m | 水平长度/m |
| --- | --- | --- |
| 1/20 | 1.20 | 24.00 |
| 1/16 | 0.90 | 14.40 |
| 1/12 | 0.75 | 9.00 |
| 1/10 | 0.60 | 6.00 |
| 1/8 | 0.30 | 2.40 |

(2)门:①最好是自动门,也可采用推拉门、折叠门或平开门,若是推拉门、折叠门或平开门,则需要安装水平门把手。②自动门宽度为 1.00 m,其他门宽度不小于 0.80 m(表 17-1-2)。③在门扇的下方应安装高 0.35 m 的护门板。

表 17-1-2　门的净宽度

| 类别 | 净宽/m |
| --- | --- |
| 自动门 | ≥1.00 |
| 推拉门、折叠门 | ≥0.80 |
| 平开门 | ≥0.80 |
| 弹簧门 | ≥0.80 |

(3)门槛:①对于四肢瘫用手动轮椅者,不能有门槛。②对其他的轮椅用户,门槛的高度不应大于 1.5 cm,否则要修坡道。

(4)楼房住宅门:通常都是平开门,在门把手一侧的墙面应留有不小于 0.5 m 的墙面宽度,以便开门(图 17-1-7)。

**2. 客厅和走廊**

(1)宽度:①迎面或同时通过两个轮椅的客厅和走廊至少宽 1.80 m(图 17-1-8)。②迎面或同时

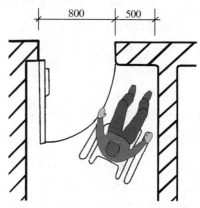

图 17-1-7　楼房住宅门

通过一个轮椅和一个行人的客厅和走廊宽 1.50 m(图 17-1-9)。③由于轮椅常会将墙皮碰落,故离地面 35 cm 以下的墙面应贴以保护墙皮的轮椅挡板。④轮椅旋转 90°处所需要的空间应为 1.5 m×1.5 m,以车轮为中心旋转 180°时一定要有 1.7 m×1.7 m 的空间,旋转 360°时需有 2.1 m×2.1 m 的空间。⑤单拐步行时通道所需的宽度为 0.70~0.90 m,双拐步行时需 0.90~1.20 m。

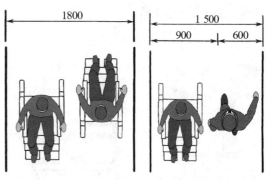

图 17-1-8　通过两个
轮椅宽度　　　图 17-1-9　通过一个
轮椅和一个行人宽度

(2)扶手:高度为 0.85~0.90 m,双层扶手的上层扶手高度应为 0.85~0.90 m,下层扶手高度应为 0.65~0.70 m,扶手末端应向内拐到墙面或向下延伸 0.10 m。

(3)墙角:做成圆弧形。

(4)墙面:应设自地面高 0.35 m 的护墙板,防止轮椅脚托板撞墙。

(5)地面:应平整,选用遇水不滑的地面材料,要有轮椅移动的足够空间。

(6)门槛:走廊到住宅内各室的门槛要求同于住宅门口。

　　(7) 设施:家具的摆放要考虑乘轮椅者能通过并接近和操作,如轮椅到椅子和沙发的转移,电灯、电话、电视、音响、空调、插座等电器的操作方便。

　　3. 浴室和厕所

　　(1) 门:宽度不小于 0.80 m,方便轮椅进出,门扇内侧要设置关门拉手。

　　(2) 地面:应平整并选用遇水不滑的地面材料,要有轮椅移动的足够空间。

　　(3) 坐便器:①高度与标准轮椅坐高一致(0.45 m),坐便器两侧需设置 0.70 m 水平抓杆,该尺寸是普通人从坐位到起立时需要支撑的高度。坐便器内侧的 L 形扶手固定在墙上,其中的垂直安全抓杆有助于防止如厕后起立时摔倒(图 17-1-10)。坐便器外侧的 L 形扶手是活动扶手,通常立于地面,当轮椅乘坐者靠近坐便器时,可将水平杆向上旋转 90°靠在后墙上,便于轮椅乘坐者转移到坐便器上。即 L 形扶手的墙端和中点均为铰链,并且水平杆要向外延伸 0.2 m 后再向下延伸(图 17-1-11)。②要方便取手纸。

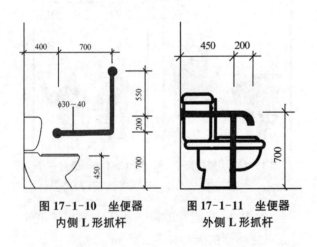

图 17-1-10　坐便器　　　图 17-1-11　坐便器
内侧 L 形抓杆　　　　　外侧 L 形抓杆

　　(4) 洗浴器:①浴盆上安放活动坐板或在浴盆一端设置 0.45 m 的洗浴坐台,便于轮椅转移。浴盆内侧的墙面要有两层水平抓杆或水平连垂直的抓杆,外侧有 0.9 m 高的扶手,便于洗浴时扶稳和洗浴后的转移支撑(图 17-1-12)。②若淋浴,则淋浴椅高度要与轮椅一致,要方便开关水龙头。

　　(5) 洗手盆:①最大高度为 0.8 m,应采用单杠杆水龙头或感应水龙头。②洗手盆下部要方便轮椅靠近使用,为防止洗面时轮椅最前端的踏板撞墙

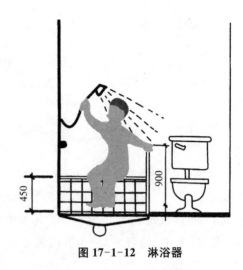

图 17-1-12　淋浴器

或碰水管,则脚轮触地处与墙面需 0.4 m。③电源插座要设在使用方便的地方。④洗手盆上方的镜子底边距地面为 0.9 m,顶端向前倾斜 15°,便于站立者和坐轮椅者均可使用(图 17-1-13)。

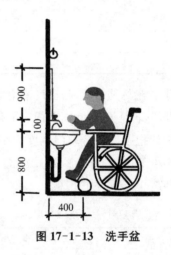

图 17-1-13　洗手盆

　　(6) 应急:①设紧急呼叫按钮。②门扇向外开,其上需设置观察窗口。③能开关电灯。

　　4. 厨房和餐厅

　　(1) 门:厨房和餐厅合一且为开敞式方便功能障碍者,若有门则推拉门比较方便实用。

　　(2) 案台:台面距地面 0.75～0.80 m 的高度,对乘轮椅者和可保持站立姿势的功能障碍者都可使用;案台下方为便于乘轮椅者深入,最小空间宽度为 0.70 m,高度为 0.60 m,深度为 0.25 m;案台最好是高度可调的,案台两侧可设抽屉式落地柜。

　　(3) 吊柜:案台上的吊柜底面距案台 0.3 m,吊柜自身高度 0.6～0.8 m,深度 0.25～0.3 m,方便取餐具、调料、食物和开关柜门,最好是高度可调的

（图 17-1-14）。

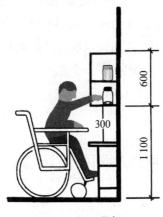

**图 17-1-14 吊柜**

（4）炉灶：应采用案台上安放的炉灶，控制开关在案台前面操作。

（5）洗涤池：①洗涤池应采用单杠杆水龙头或感应水龙头。②洗涤池的上口与地面距离不应大于 0.80 m，洗涤池深度为 0.10～0.15 m。③洗涤池下方轮椅的空间同于案台。

（6）设备：①冰箱和冰柜的取物要方便。②微波炉、电水壶、电开关等使用方便。

（7）饭桌：桌面高度和桌下空间要求同于案台。此外，厨房面积要考虑到乘轮椅者进入和操作的位置及回转方便等。

5. 卧室和书房

（1）均要有轮椅活动的足够空间，家具如床和椅子的高度与标准轮椅坐高一致（0.45 m）便于转移。

（2）床边有助站扶手，床位的一侧要留有直径不小于 1.50 m 的轮椅回转空间。

（3）乘轮椅者要能自行开关窗户和窗帘、电灯、电话，以及床头柜和衣柜取物。

（4）书桌的桌面高度和桌下空间要求同于案台。

6. 阳台和窗户

（1）阳台深度在 1.5 m 以上，便于乘轮椅者在此处休闲等活动。

（2）窗扇的开启和窗把手的高度要适合乘轮椅者的使用要求。

（3）乘轮椅者的视线水平高度一般为 1.10 m，阳台围栏或外窗窗台的高度不大于 0.80 m，以适合乘轮椅者的视野效果。

# 居家环境改造的流程及方法

## 一、流程

居家物理环境改造通常遵循以下流程：

1. 对环境、功能障碍者的功能状况和需求进行详细的评定，包括了解功能障碍者的身体功能情况、需要进行的活动、环境情况、经济能力、个人及家庭的要求等。

2. 分析活动受限的环境方面的因素，进行阶梯化的环境改造过程。

（1）首先，考虑是否可以通过调整活动改善个案生活方式以达到适应环境的目的。

（2）其次，考虑是否可能通过调整家居等物品的位置来解决道路、空间不顺畅等问题。

（3）然后，考虑是否可以通过使用辅助器具来协助解决活动问题。

（4）最后，才考虑物理结构的改造。

3. 出具环境改造方案 确定环境改造方法后需出具具体的环境改造方案，如需进行物理结构的改造，由于涉及防水层、承重墙等土建工程，还需出具图纸，对比改造前的图纸，详细标明需改造的环境的位置、尺寸、具体要求等信息。

4. 实施环境改造 根据环境改造方案，进行活动调整、物品重新摆放或教授功能障碍者使用辅助器具。物理结构改造一般由功能障碍者家属自行施工或请工程队施工，施工过程按所建议的环境改造方案结合功能障碍者及其家属对装饰风格的喜好综合进行。

5. 再评定 改造完成后需要进行再次评定，确保使用者可安全使用改造的环境，对需要训练者进行环境适应训练，患者或家属掌握方法后方可交付使用。

6. 随访 定期进行随访，了解使用者环境适应情况和独立生活情况。

## 二、方法

1. 面谈 对居家环境的探索一般从功能障碍

者和家庭照顾者面谈开始,通常起始于作业治疗首日评估。如果功能障碍者的活动受限程度仅影响单独的任务或活动,或可及性问题仅涉及有限的环境障碍,面谈可能就可以确定环境障碍的重点,通过家属提供简单的图片与视频资料结合功能障碍者功能等评估结果,提供合适的建议和指导,可能就会改善功能障碍者的作业活动表现,从而解决可及性的问题。如果功能障碍者存在诸多的活动受限或较重的功能障碍,面谈可能是所有环境评估和数据收集方法的第一步。面谈可了解患者居家环境的整体特征,推断患者可能会遇到的问题,提醒作业治疗师潜在的安全隐患是什么,并确定进一步家访时可能需要评估和测量的重点,以针对性获取必要的信息。面谈的过程还可提供给作业治疗师机会,获取功能障碍者家属或照顾者的信息,包括对功能障碍者的态度,对功能障碍者回归既往环境的期望值、目标和能力等,这些都可能会影响他们对环境改造建议的接受程度。

2. **家访** 家访的目的是对功能障碍者的居住环境以及他们在实际环境中的作业表现进行评估,提出环境改造意见和方案供功能障碍者和家属参考和选择,同时为功能障碍者及家属提供必要的辅导咨询。家访的时机应该在功能障碍者出院前1~2周,以便提供时间让家属为功能障碍者做好必要的居家环境改造。根据第一步面谈结果,治疗师可列出功能障碍者及其认为的最有可能发生问题的作业活动,以便在家访时有针对性的重点评估,同时准备必要的工具,如卷尺、相机、记事本等进行家访。家访中理想的情况是有功能障碍者本人及其家属或照顾者在场,从功能障碍者居家环境实际出发,进行相应评估与测量,参照2012年发布的中华人民共和国国家标准GB 50763—2012《无障碍设计规范》,充分考虑功能障碍者动线及便捷度,结合个案本身的能力、经济状况和环境空间等,遵循居家无障碍设计原则来综合考虑,对物理环境的危险因素提供即时的改造建议。

3. **建议** 如果有必要对物理环境和结构进行改造,在经过准确的现场测量和考证后,画出建筑平面图和安装设计图,再由功能障碍者或家属找合适的施工单位进行改造和安装,并办理有关手续。

对预先列举的作业活动包括自理、行动和家务活动进行评估,同时找出风险源,提出作业活动方式、生活习惯方式方面的调整和改进建议。同时,可以在实际环境中为家属或照顾者提供必要的知识以及技术和技巧上的指导。

## 第三节
## 常见居家环境障碍及环境改造方法

针对功能障碍者回归家庭常出现的问题,具体改造策略通常包括健康教育、功能强化训练和技巧性训练、活动调整、辅助器具使用、物品改造、物理环境改造等。这些策略从首次作业治疗就已经开始陆续实施。

### 一、居家环境改造策略

#### (一)健康教育

由于功能障碍者存在肢体功能方面的障碍,治疗师要教会他们或家属用省力、安全的方式进行活动。特别是教会其掌握人体工效学的正确应用方法,如尽量在关节活动范围的中间角度进行活动,避免过度活动关节和弯腰、扭转身体等动作;不要同一姿势维持太久,需经常变换姿势;将物品按使用频率放置,常用的放在易拿到的地方,不常用的放在较远位置,将同一活动使用的物品放于同一区域;使用符合人体工效学的工具;尽量用双手而不是单手操作;应用省力原理;使用智能化、自动化工具代替传统工具,如用扫地机器人进行清洁而不是用扫帚扫地(图17-3-1)。

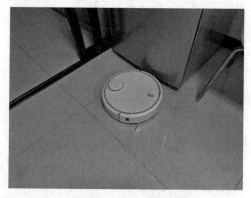

**图17-3-1 扫地机器人**

### （二）功能强化训练或技巧性训练

如功能障碍者主要由于运动功能障碍导致居家活动受限，可针对运动功能受损进行肌力训练、关节活动度训练、协调性训练等，如能通过训练和强化的方式改善这些功能则需优先进行功能训练。如果功能难以改善或难以短时间内改善则需进行技巧性训练，教会患者完成活动的技巧。

### （三）活动调整

由于功能障碍者体力、关节活动度、感觉和认知等功能的下降，应当考虑对作业活动实施的步骤进行调适，治疗师可以从作业活动的下列五个方面去考虑：

1. 简化作业活动　作业活动的复杂程度与活动所需的技巧水平有关，如果功能障碍者无法完成整个作业活动，可以进行调节以适合患者的功能状况。例如，穿带纽扣的衬衫时，可以先将纽扣扣上，作为套头衫穿上。

2. 预定活动流程　为活动编排好流程，事先设定好活动的步骤以及所需的时间，将规范活动记录下来，认知障碍的功能障碍者可反复练习。使得作业活动步骤清晰明了，有利于功能障碍者操作。例如，将正确的洗漱活动记录下来，遵照步骤反复强化训练，形成习惯。

3. 调节活动结果　降低对活动完成质量和数量的要求。例如，根据功能障碍者的活动能力，在穿衣活动中不一定要求扣完全部纽扣，在进餐活动中可以剩饭等。

4. 节省体能　包括改变活动形式、节省功能障碍者的体能消耗和降低完成活动的技能要求。例如，取高处的物体不一定要手举过头顶，可以站在凳子或梯子上去取物。

5. 注重活动协作　活动可以单独也可以是合作的形式进行，必要时可通过多人协作完成本需一人完成的活动。例如，抬桌子、准备洗漱用水和饮食准备等均可由多人合作完成。

### （四）辅助器具使用

辅助器具主要是为功能障碍者的自理活动提供有效和重要的帮助，以减少其对他人的依赖。辅助器具是物理环境中的人工物件的一种，因此，辅助器具的使用也是环境改造的一部分。例如，培训轮椅或助行器具的使用方法，可以使部分功能障碍者转移到达其所需要到达的位置，并且无安全方面的顾虑。

当功能障碍者由于功能的受限而影响在家庭环境下进行日常活动时，在物理环改造前，需先考虑是否可以通过辅助器具解决问题。如步行不稳定者，可通过使用手杖提高步行的安全性（图17-3-2）；视觉障碍者可通过使用助视器完成日常活动。

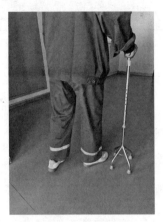

**图 17-3-2　手杖**

### （五）物品改造

物品改造的目的是使物品更实用、易于使用或更易于拿取。在保证物品使用满足配合患者的感觉运动能力和认知功能水平的前提下要有效地弥补环境的缺陷与不足，同时尽量使物品外观给使用者与他人舒适感，不宜过于唐突。例如，在坐便器周围安装适合的扶手，可以弥补患者肌力和关节活动度的不足。

### （六）物理环境改造

环境改造要符合无障碍设计，包括非房屋结构的改造和房屋结构的改造。

1. 非房屋结构的改造　是指作业治疗师帮助功能障碍者排除一些有可能导致其跌倒隐患的物品及家具，或重新规划合理安置以腾出更多的空间方便功能障碍者日常的生活活动，提高活动的安全性。

2. 房屋结构上的改造　指在非房屋结构改造不能有效地为功能障碍者提供方便时，作业治疗师要帮助功能障碍者根据其自身身体情况、家庭环境真实状况、经济状况等综合因素，提供物理环境改造建议。例如，去掉门槛、扩大门的宽度、浴室和厕所环境设置的改造等。改造的目的通常是为了增加活动的安全性和可出入性。当然，在考虑环境物理结构的改造时,一定要顾及功能障碍者及其家属的喜好、文化背景等因素和功能障碍者的病情及其转归等。

## 二、不同功能水平对居家环境的需求

针对不同功能水平的功能障碍者,居家环境改造的方案是不同的,如表 17-3-1。

## 三、常见居家环境障碍及改造方法

肢体功能障碍者常见的居住环境障碍及环境改造示例,如表 17-3-2。

表 17-3-1　不同功能水平患者居家环境改造比较

| 功能水平 | 独立步行<br>(需要/不需要辅助器具) | 使用辅助器具<br>不能步行 | 使用轮椅独立 | 使用轮椅受限 | 使用电动轮椅能独立 |
|---|---|---|---|---|---|
| ADL 水平 | 独立/监护 | 监护/帮助 | 转移独立/监护 | 转移帮助/依赖 | 转移需或不需帮助 |
| 需要空间 | 最小 | 适合助行架+照顾者的空间 | 轮椅尺寸最小或反向转移空间:直径=轮椅对角线长度+5 cm 通道最小尺寸=轮椅最大宽度+2 倍肘的宽度 | 轮椅/浴缸/便盆尺寸+辅助者所需空间最小或反向转移空间:直径=轮椅对角线长度+2 cm 通道最小尺寸=轮椅最大宽度+2 cm | 轮椅空间+制动空间±辅助者所需空间 |
| 能否达到 | ★ | ★★ | ★★★ | ★★★ | ★★★ |
| 功能独立程度 | ★★★ | ★★ | ★★★ | ★ | ★★★ |
| 照顾者技术 | ★ | ★★★ | ★ | ★★★ | ★★ |
| 安全性 | ★★ | ★★★ | ★★ | ★★★ | ★★★ |
| 环境改造的类型 | 现场的间隔或简单改造 | 次要的家居环境的改造 | 主要建筑的间隔 | 主要建筑的间隔 | 主要建筑的间隔 |
| 例子:马路边石/台阶 | 现场的训练 | 现场的训练±较小的改造 | 拆除或降低马路边石或设立适当角度的斜坡 | 拆除或降低马路边石或设立较陡的斜坡 | 拆除或降低马路边石或设立斜坡 |

注:★★★,最优先考虑环境改建;★★,考虑环境改建;★,最后考虑环境改建。ALD,日常生活活动能力。

表 17-3-2　常见居住环境障碍及环境改造方法示例

| 区域 | 常见障碍 | 环境调适方法示例 |
|---|---|---|
| 门口 | 门口有台阶 | 去除台阶,改为斜坡,门外留有至少 1.50 m×1.50 m 平台 |
| | 有门槛 | 去除门槛或加装斜坡 |
| | 门口太窄 | 1. 适当地减少轮椅的宽度<br>2. 加宽门口 |
| | 门外有不平地面或斜坡 | 平整地面,至少有 1.50 m×1.50 m 平台 |
| 厕所 | 门太窄 | 适当地减少轮椅的宽度或加宽门口 |
| | 有台阶或高度差 | 1. 去除台阶或高度差<br>2. 增加小斜坡 |
| | 无坐厕 | 1. 使用坐便椅<br>2. 加装坐厕及扶手 |
| | 无法转移 | 1. 进行力量及转移技巧训练<br>2. 加装扶手 |
| 浴室 | 花洒高度过高 | 调低高度或使用高度可调的滑动花洒 |
| | 椅面、地面、浴缸内过滑 | 更换防滑砖或加铺防滑垫 |
| | 耐力不足,无法完成全过程 | 1. 进行耐力训练,节省体能训练<br>2. 使用洗澡椅或凳坐位下洗澡 |

（续表）

| 区域 | 常见障碍 | 环境调适方法示例 |
|---|---|---|
| 室内通道 | 地面有障碍 | 去除地毯等障碍物 |
| | 太长,通过困难 | 加装扶手 |
| | 太窄 | 1. 如有物品,调整通道两侧物品位置<br>2. 加宽通道或减小轮椅宽度 |
| | 回转空间不足 | 增大空间或减小轮椅宽度 |
| 卧室 | 门太窄 | 适当地减少轮椅的宽度或加宽门口 |
| | 床边空间不足轮椅转移困难 | 1. 更换大一点房间<br>2. 调整床的位置和适当地减小床的宽度<br>3. 调整转移方法并进行转移技巧训练 |
| | 衣柜高度不合适 | 1. 使用辅助器具,如拾物器<br>2. 衣柜内加装高度可调的下拉式衣柜/下拉式衣杆 |
| 厨房 | 门及通道太窄 | 适当减少轮椅的宽度或加宽门口 |
| | 洗手盆无法靠近 | 洗手盆下留空以使轮椅上腿部可进入 |
| | 工作台无法靠近 | 工作台下留空一个轮椅可进入部分的位置 |
| | 活动空间不足 | 1. 调整物品摆放位置<br>2. 增大空间和减小轮椅尺寸 |
| | 橱柜太高 | 使用升降橱柜,或加装升降物品托 |
| 其他 | 安全问题,如跌倒、突然发病等 | 1. 进行预防跌倒教育和安全教育<br>2. 室内光线合理,物品合理摆放<br>3. 去除地面障碍,保持地面干净、干燥,厨房、厕所、浴室地面防滑处理<br>4. 卧室、厕所、浴室等处安装紧急呼叫按钮或铃 |

# 第四节
# 家庭心理障碍及适应性调整

　　家庭是动态的因素,它的变化受生产方式和社会制度的制约,也受社会各种因素的影响。家庭人口的流动,家庭成员的生老病死,家庭角色的变换都影响着家庭结构形态的变化。残疾是对家庭结构有重要影响的社会因素,功能障碍者家庭的每个成员都不同程度地承担着功能障碍者所造成的经济和精神上的压力,他们的婚恋、生育、求学、就业等,无不笼罩着"残疾"的阴影。有功能障碍子女的父母,为了照顾该子女,许多需要放弃自己对事业的追求,不能随意选择职业,更不能远离家庭去工作,直到提前办理退休;有功能障碍兄弟姐妹的年轻人,往往被迫降低自己选择伴侣的"条件",或者一再推迟婚期以照顾功能障碍的兄弟姐妹或从感情上对功能障碍的兄弟姐妹有所慰藉;有功能障碍父母的青少年,常常因为经济上的困难、家务的拖累等原因影响求学。

　　在医院住院的功能障碍者绝大多数是因脑血管意外或其他意外事故导致的,这种后天造成的功能障碍与先天性功能障碍有较多的区别,其中突出的一点就是功能障碍一旦发生,许多人不愿意承认或不敢正视功能障碍的事实,千方百计地寻求"治愈"的办法,这不幸的事实不仅动摇着功能障碍者生存的信念,也直接影响其配偶、父母和子女,使其陷入极度的痛苦中。突然发生的变故,改变了功能障碍者的人生道路,也往往改变了其家属的生活道路。功能障碍者回归社会,首先是回归家庭,其在家庭中的地位和作用是回归社会的重要条件。尽管功能障碍者在家庭中一般会受到父母的怜爱和兄弟姐妹的关照,但这并不等于说他们在家庭中有较高的或真正平等的地位,实际上,这种家庭式的关怀正反映出功能障碍者劣势的地位和被同情、被援助的弱势处境。

　　在传统的家庭伦理观念和社会道德中,"家庭本位"深入人心,人生的目的和意义很大程度在于承担为家庭献身的义务,价值也常常体现于"光宗耀祖"上。于是,家庭的每个成员在家庭中的地位通常以他在社会上的地位来决定,家庭地位和社会地位是一致的,功能障碍者在社会上地位的低下,也就决定了在家庭中的地位较低下。亲情弥补了这种低下,也掩盖了这种不平等,但并不表明在社会生活中处于劣势的功能障碍者已经在家庭中真正得到平等。我们从经济、社会和生理等多个条件看功能障碍者在家庭中的地位,可以得出不平等的结论。这种不平等,绝非家庭其他成员的主观意志所决定的,也不能根据家庭其他成员对他们的关怀爱护去误解,这是一种普遍的、客观的社会现象。

面对以上可能出现的诸多问题与情况,作业治疗师应特别关注到功能障碍者与其家庭成员的情绪、心理状态与相处方式等,寻求合适的时机与方法为其家庭提供有利帮助与引导。

## 一、功能障碍者本人常见心理障碍及应对策略

社会学家发现一个人对于自身出现功能障碍的反应不仅受到发生时间、发作形态、受损的功能、严重度及稳定度、功能障碍可见度及疼痛的经验影响,也受性别、被影响的活动、兴趣、价值观、目标、内在资源、人格与气质、自我形象以及环境因素影响。

1. **依赖心理** 有些功能障碍者认识到自身功能障碍后,会过多依赖家人,在心理和行为方面出现倒退,生活上原本力所能及的事情也要依赖家人。可能出现不愿出院,对参加康复训练也不积极,没有勇气带着肢体功能障碍独立面对社会而过多依赖家庭和社会。此时可予以支持疗法,了解其内心的感受,进行安慰和鼓励,让功能障碍者与其家人分担情感反应,采用各种作业活动使其负性注意力分散,体会进步与成功。教会家属对康复中功能障碍者的任何一点努力和学会的任何一种技能都要予以肯定和支持,使其逐步感受到独立与进步的喜悦。根据功能障碍者的能力给予家属合理建议,引导家属为功能障碍者提供尽可能多的参与活动的软环境,并得到正向反馈,使其内心恢复独立与坚韧。

2. **恐惧心理** 各种常见的慢性疼痛如肌肉痉挛、肩手综合征、挛缩等并发症可导致功能障碍者恐惧各种活动,甚至拒绝康复训练。此时康复治疗,建议设计轻柔的动作,尽量避免疼痛,强化正确运动模式从而减轻疼痛症状,亦可进行松弛训练、生物反馈、针灸和音乐治疗等。例如,以小组训练的形式教授偏瘫患者降张操,可有效地缓解高肌张力患者对于上肢肌肉痉挛甚至疼痛带来的恐惧感和无助感。此外,也有部分功能障碍者介意他人歧视而产生恐惧回归家庭与社会的心理。应给予功能障碍者支持,鼓励正视自身功能障碍与潜力,帮助患者重新学习并掌握各项活动技能,助其重拾自信,克服恐惧。

3. **固执绝望** 多见于老年人及家庭关系复杂的功能障碍者,他们可能面临肢体、认知等长期功能障碍或家属不支持等情况。帮助功能障碍者认识自身的各种潜能和需要,帮助他们冷静全面地看待问题,认识到自己尚存的功能、能力和内在价值,认识到机体功能训练是可以改善的,找到自己努力的方向,尽早投入到康复训练中去。对功能障碍者实施有效的心理疏导,对疾病发生、发展过程及转归预防、康复措施,向功能障碍者恰当说明,以求得理解,同时给予足够的心理支持,使其能够积极配合康复治疗。要加强积极暗示,避免消极暗示,暗示对疾病的转归有不可忽视的作用。积极暗示要严肃认真、态度和蔼、仪表大方、感情真切,在患者心目中树立足够的威信。在治疗过程中,把欢乐留给患者,使他们身心愉快地接受治疗。另外,针对功能障碍者体质不同,适当减少每天的运动量,避免因疲劳而产生厌倦。

4. **急切心理** 常见于中青年功能障碍者。大多功能障碍者初发病时对疾病转归认知不足,越不能接受功能障碍状态的功能障碍者往往康复动机越强,但也经常伴随康复心理迫切而易走入康复误区。有些功能障碍者过高地估计功能训练的作用,这可能会导致他们急切且盲目地进行一些高难度动作,为了尽早完成动作出现代偿,反而强化错误模式使用。另外,有些功能障碍者盲目认为输液作用强、恢复快,甚至要求每天在患侧肢体做静脉输液,实际上可能对其康复更不利。所以应该耐心细

致地解释疾病恢复过程,让其了解康复的不同阶段应采取的不同锻炼措施,制订一套个体化、切实可行、循序渐进的康复计划,使之早日康复。

5. 角色转变的冲突　功能障碍者出现肢体功能障碍后,失去生活、工作能力,成为"患者"角色,甚至"残疾人角色"。这样的严酷事实,使他们一时难以接受,对能否恢复原来的角色忧心忡忡,出现情绪低沉,不愿与人交往等。此时应调动其主观能动性,帮助其重整生活,振作精神,配合训练,说明加强锻炼会明显提高肢体功能,并讲述通过肢体功能锻炼成功的实例,激励其积极锻炼。

## 二、功能障碍者家属常见的心理问题及应对策略

功能障碍者的病情是伤、病、残,作为一种重要的负性生活事件,不仅给功能障碍者本人,同时也给其家属造成极大的心理刺激。以往研究发现,功能障碍者的家属所承受的心理压力并不轻于功能障碍者本人,家属在体重、食欲、睡眠时间、睡眠质量、体力、精力等方面都发生一些不良的变化,身心处于疲惫状态。

### (一)功能障碍者家属常见的心理问题

家属是功能障碍者最重要的看护者和社会支持者,家属能否给予精神上的支持,对他们的病情和转归起着重要的作用。在医学高度发展的今天,功能障碍者家属的心理健康需求逐渐受到医护人员的关注。家属常见心理问题如下。

1. 紧张、焦虑　功能障碍发生后,会对家属产生强烈的情感冲击。

(1)来自经济方面的压力,担心治疗费用是否可以承受。

(2)担心功能障碍者的病情是否会恶化及其预后,能否恢复到理想状态,有无后遗症等。

2. 恐惧　担心预后不良,家属容易产生恐惧心理。

3. 否认　当功能障碍突然发生时,家属常常否认其真实性,或心存侥幸心理。

4. 抑郁悲观

(1)功能障碍者恢复希望小、年龄小或是家中的顶梁柱时,家属通常更加难以应对这种家庭变故,巨大的压力可能会导致家属出现抑郁及悲观的情绪。

(2)康复持续时间长,长期照顾患者扰乱了家属的学习、工作和生活。

(3)自费的付费方式产生了沉重的经济压力等诸多原因使患者的家属产生抑郁心理,常表现为哭泣、不语、食欲缺乏、睡眠障碍、疲惫不堪等。

5. 内疚　这种心理问题常常发生在工作忙碌而无暇照顾功能障碍者的家属身上,往往会产生强烈的内疚感。此外,家属的心理还受生活环境、文化程度、个性特征等影响。

### (二)应对策略

无论是功能障碍者还是家属,在长期不能痊愈的情况下和/或长期处于医疗康复介入的环境下,均难以避免出现各种各样的复杂心理问题,情绪忧伤、精神压抑能抑制自身免疫系统的正常功能,降低机体的抗病能力,长此以往,形成心理问题的同时也可能造成家属出现睡眠障碍、免疫力低下导致各种疾病,从而影响功能障碍者康复进度。故早期关注功能障碍者家属的心理,及时发现问题、评估并做相应处理,将为功能障碍者的康复及其家庭带来积极作用。针对如上家属常见的心理问题,应对策略主要以心理支持为主,主要内容如下:

1. 建立良好的医患关系　由于家属对疾病的相关知识缺乏而存在焦虑、抑郁等负性心理,应及时与家属进行沟通,建立良好的医患关系,向家属介绍疾病的康复知识,提高其对康复的认识。对家属提出的问题给予详细解答,以消除由于知识缺乏所致的焦虑。

2. 减轻经济负担　在康复治疗过程中,应根据家庭的经济状况争取社会支持,通过动员社会力量等一系列措施,使家属更好地适应功能障碍伤、病、残带来的心理冲击。

3. 减轻心理负荷　给予精神上的安慰、支持,认真听取家属的倾诉,定时召开家属座谈会,交流照顾功能障碍者的经验,可有效地减轻家属的焦虑。同时,交给家属放松训练、发泄疗法等以减轻家属的心理压力,从而为功能障碍者康复提供良好的家庭氛围和环境,对功能障碍者心理康复和病情

的稳定起到重要的作用。

　　总之,作业治疗师需要敏感捕捉功能障碍者与家属的心理状态,不断挖掘功能障碍者自身的内发驱动力,引导家庭环境等外发驱动力内化为坚定的动机并燃起源源不断的希望,提高其耐力、毅力及抗逆能力,运用合适难度的作业治疗给功能障碍者正向反馈并带来成就感及正面情绪。关注家属的心理状态,给予支持和宣教,引导家属在不同时期给予功能障碍者不同形式的支持,引导其逐步支持功能障碍者重塑原有或新的家庭角色。

（杜芳芳　汪　杰）

# 第十八章

# 社区环境改造

社区是社会的一部分,是每一个人居住、出行、工作、休闲娱乐和参与社会活动的共同的重要载体。社区环境改造则为功能障碍者参与社区活动提供机会,使参与者找到归属感,最终获得一定的社会满足感。无障碍的社区环境是连接功能障碍者与社会之间的一座重要桥梁。

社区环境改造需要结合功能障碍者所在的社区情况。作业治疗师需要采用专业的评估工具,评估功能障碍者参与社区活动的环境,确定环境存在的问题,提供相应的改造建议。社区环境改造往往会涉及公众利益以及政府部门(如交通局、城建局、民政局等)的相关政策。在社区环境中,要考虑楼梯(结构、高低差、颜色差、宽度)、行人天桥、行人隧道及上下坡的坡度、路边石的高度、盲道、安全扶手、噪声、绿化资源等。

## 第一节

## 社区环境无障碍的基本要求

"社区环境无障碍"要求患者回归社区后能够完成社区内的家务活动、各种转移活动、文体活动、宗教活动以及与社区居民沟通并维持良好的邻里关系等。社区无障碍环境需具备可及性、安全舒适、符合使用者特征、能够提升功能障碍者的能力等要求。故社区环境无障碍的基本要求及主要内容包括社区公共活动环境无障碍、社区建筑环境无障碍、社区行动环境无障碍、文体环境无障碍、交流环境无障碍等。

### 一、公共活动环境无障碍

社区公共活动环境无障碍是指从事正式或非

正式社团活动、典礼的环境无障碍。

针对肢体功能障碍者,提供参与正式或非正式社团活动、典礼所需的肢体能力的相关辅助器具或设备或人力支持;针对视觉障碍者,提供音响设备及盲文指引;针对听觉障碍者,提供手语服务员或字幕;对智力障碍者,提供解说指导员等。

### 二、建筑环境无障碍

参照 2012 年发布的中华人民共和国国家标准《无障碍设计规范》(GB 50763—2012)。

1. **城市道路** 城市道路的范围包括人行道、人行横道、人行天桥、人行地道、桥梁、隧道、立体交叉的人行道等,无障碍要求如下:

(1) 人行道在各种路口应设缘石坡道(宽度不应小于 1.5 cm,坡度不应大于 1∶20)。

(2) 城市主要道路、建筑物和居住区的人行天桥和人行地道,应设轮椅坡道和安全梯道。

(3) 在坡道和梯道两侧应设扶手(高度为 0.85 m)。

(4) 城市中心地区可设垂直升降梯取代轮椅坡道。

(5) 盲道:盲道分行进盲道和提示盲道。行进盲道是用表面呈长条形的凸起标识,用于指引视觉障碍者继续向前直行;提示盲道是用表面呈圆点形的凸起标识,表示盲道要拐弯或为起点、终点,具有提醒注意作用。要求:①城市中心区道路、广场、步行街、商业街、桥梁、隧道、立体交叉及主要建筑物地段的人行道应设盲道;人行天桥、人行地道、人行横道及主要公交车站应设提示盲道。②城市中心区、政府机关地段、商业街及交通建筑等重点地段应设盲道,公交候车站地段应设提示盲道。③城市中心区、商业区、居住区及主要公共建筑设置的人行天桥和人行地道应设符合轮椅通行的轮椅坡道或电梯,坡道和台阶的两侧应设扶手,上口和下口及桥下防护区应设提示盲道。④桥梁、隧道入口的人行道应设缘石坡道,桥梁、隧道的人行道应设盲道。⑤立体交叉的人行道口应设缘石坡道,立体交叉的人行道应设盲道。

(6)设有红绿灯的路口,宜设失明者过街音响提示装置。

2. 居住区 居住区就是指小区,实施无障碍的范围主要是道路和绿地,具体要求如下:

(1)居住区的道路:要求与城市道路相同。

(2)人行步道:有台阶或公共绿地有高度差时,应同时设轮椅坡道和扶手。

(3)厕所:应为无障碍厕所。无障碍厕所是指在出入口、室内空间及地面材质等方面,均方便行动困难者使用且无障碍设施齐全的小型、无性别厕所。无障碍厕所的尺寸为 2 m×2 m,内有坐便器、洗手盆、放物台、挂衣钩、呼叫按钮和安全扶手等。

(4)无障碍机动车停车位:居住区停车场和车库的总停车位应设置不少于 0.5% 的无障碍机动车停车位。若设多个停车场和车库,每处应设不少于一个无障碍机动车停车位。无障碍机动车停车位应设在通行方便、行走距离路线最短的位置。无障碍机动车停车位的地面应涂有停车线、轮椅通道线和无障碍标志。无障碍机动车停车位的一侧应设宽度不小于 1.20 m 的通道,供轮椅使用者直接进入人行道和到达无障碍出入口。

3. 公共建筑 公共建筑的范围包括办公、科研、商业、服务、文化、纪念、观演、体育、交通、医疗、学校、园林、居住建筑等,无障碍要求如下:

(1)出入口设施:门前平台和坡道要求同于居家无障碍,但门扇同时开启的最小间距≥1.5 m,应采用自动门。在旋转门一侧应另设残疾人使用的门。

(2)大厅和走廊:可参考居家无障碍,但宽度不应小于 1.8 m,以便两台轮椅可并排通过。走廊两侧应设扶手,走廊内不得设置障碍物,走廊转弯处的阳角应为弧墙面或切角墙面。

(3)楼梯和台阶:应采用有休息平台的直线形梯段和台阶,宽度不应小于 1.5 m,两侧应设高

0.85 m 的扶手,直径为 35～45 mm。楼梯和台阶的起点和终点应设提示盲道。

(4)电梯:无障碍电梯是指适合于行动困难和视觉障碍者进出和使用的电梯。无障碍电梯的轿厢门宽≥0.8 m,深度≥1.4 m,正面和侧面应设高 0.80～0.85 m 的扶手,正面有高 0.90 m 至顶部的镜子,侧面应设高 0.90～1.10 m 带盲文的选层按钮(候梯厅等同),有上下运行、数显和报层音响。

(5)公共厕所:男、女公共厕所应各设一个无障碍厕位。无障碍厕位是指在公共厕所内设置的带坐便器及安全扶手且方便行走困难者进出和使用的带隔间的厕位。无障碍厕位的面积不应小于 1.80 m×1.40 m,坐便器和扶手尺寸同于居家无障碍;洗手盆两侧和前缘应设安全扶手,盆前应有 1.10 m×0.80 m 乘轮椅者使用面积;男厕所小便器两侧和上方应设安全扶手。

(6)设备:要考虑乘轮椅者使用方便,包括服务台、收款窗口、售票口、挂号口、取药口、饮水器、公用电话、电灯开关等。

(7)轮椅席位:轮椅席位应设在便于到达疏散口及通道的附近,不得设在公共通道范围内,旁边应设 1∶1 的陪护席位,每个轮椅席位面积不应小于 1.10 m×0.80 m,通往轮椅席位的通道宽度不应小于 1.20 m,边缘处安装栏杆或栏板。

(8)无障碍机动车停车位:公共建筑总停车数在 100 辆以下时应设置不少于 1 个居住区停车场和车库的总停车位,无障碍机动车停车位,100 辆以上时应设置不少于 1% 的无障碍机动车停车位。

(9)标识:①盲道:在楼门口、服务台、门厅、楼梯口及楼梯平台、电梯、电话、厕所等应设提示盲道。②指示牌:如紧急出口、厕所、电梯口、服务台、公用电话等,要有指示牌;建筑物外要有无障碍通道、停车场、无障碍机动车停车位等标识。

## 三、行动环境无障碍

社区行动环境是指个人室外移动和交通的环境。行动环境无障碍是指功能障碍者为实现个人室外移动和交通而需要增加的人造环境,以便克服行动活动的障碍。具体主要包括如下行动活动无障碍(除第十七章居家行动环境无障碍内

容外):

1. 行走　包括短距离行走、长距离行走、不同地表面行走、绕障碍物行走,如障碍坡道可以使轮椅使用者在小区内活动,台阶边的扶手可帮助下肢功能障碍者安全上下台阶。

2. 不同形式移动　包括爬行、攀登、奔跑、跳跃、游泳,如残奥会游泳池必须符合 FINA FR2 所述泳池的标准,游泳馆无障碍设施的建设方便功能障碍者进出游泳池。

3. 不同场所移动　包括住所内移动、建筑物内移动、住所和建筑物外移动,如地面和楼梯的防滑垫预防功能障碍者滑倒,地铁处楼梯升降台辅助下肢移动障碍者上下楼梯。

4. 借助辅助器具移动　包括使用助行器移动、使用各种轮椅移动,如手杖、助行架、电动轮椅等。

5. 乘坐交通工具　包括乘坐各种汽车、乘坐火车、乘坐飞机、乘坐轮船等,如在无障碍公交车上配备无障碍导乘板帮助轮椅使用者乘坐公交车。

6. 驾驶车辆　包括驾驶自行车、驾驶三轮车、驾驶摩托车、驾驶汽车等,如商场设有无障碍停车位方便双下肢功能障碍者停放改装的汽车。

## 四、文体环境无障碍

文体环境是指从事文化、娱乐和体育活动的环境。文体环境无障碍是指功能障碍者为实现文化、娱乐和体育活动而需要增加的人造环境,以便克服文体活动的障碍。具体主要包括如下文体活动:

1. 游戏　包括棋类游戏、牌类游戏、电子游戏等。

2. 运动　包括保龄球、各种大球、各种小球、田径、游泳等。

3. 艺术和文化　包括看节目,看电影电视,参观展览,表演节目如唱歌、跳舞、小品,演奏乐器,书法、绘画等。

4. 手工制作　包括编织、陶瓷等。

5. 业余爱好　如集邮,收藏硬币或文物等。

6. 社会活动　包括走访亲朋、参加公共场所活动等。

# 社区环境改造的流程及方法

无障碍设计的原则同样适用于社区环境的改造,为方便功能障碍者更好地融入社区生活,除居住环境改造的一般原则外,社区环境还需满足社区建筑环境无障碍的要求(详见本章第一节)。

## 一、流程

### (一)评估

评估功能障碍者的功能水平和居住的社区环境(评估由作业治疗师、物理治疗师及其他与社区环境评估相关的专业人员),包括功能障碍者的功能情况、社区物理环境、社区人际环境、需进行的社区活动及其作业活动表现、个人及家庭的要求等。

### (二)分析影响功能活动和环境的障碍因素

在确定社区环境干预的方案时,作业治疗师会根据所遇到的不同阻碍而采用不同的方式进行解决。通过分析功能障碍者的功能情况如何影响社区活动的完成,分析环境如何阻碍社区活动的完成,从而针对各种不同的障碍因素制订干预方案。

### (三)确定环境干预方法

评估后找到问题,依据 Dunn 的模式(1994)从患者、参与的活动任务及环境三个角度分析进行干预:

1. 提高患者的功能水平(感觉运动、认知和社会心理技能)。

2. 替换活动任务执行的环境。

3. 调节环境和任务需求(包括使用辅助器具或设备)。

4. 规避任务执行时环境中的障碍(包括使用辅助器具或设备)。

5. 改造物理环境,提高患者适应性或执行力。

### (四)制订改造方案

针对不同的社区环境障碍,为政府有关部门提供符合实际的改造方案。通过社区环境改造方法来制订具体的环境改造方案,如需进行社区道路空间或建筑空间的改造,还需出具图纸,对比改造前的图纸,详细标明需要改造的环境位置、尺寸、具体要求等信息。

**（五）实施社区环境改造**

根据社区环境改造方案，进行任务调整、环境中物品调整或使用辅助器具。需要进行物理结构改造的一般由商家和相关政府部门来施工。

**（六）再评估**

改造完成后需进行再次评估，确保使用者可安全使用改造的环境，对需要训练者进行社区环境适应的康复训练及社区真实环境体验训练，并教导患者及家属使用。

**（七）随访**

定期进行随访，了解使用者社区环境适应情况和独立生活情况。

## 二、方法

根据环境改造的实施方法，社区环境改造也可运用作业活动的调整、物件的改造、辅助器具的使用、物理结构环境的改造和人际环境的改造五个方面。

**（一）作业活动的调整**

1. 简化作业活动　作业活动的复杂程度应适合患者的功能水平。例如，对于低视力者提供加大、加粗打印的社区宣传板报栏。

2. 预定活动流程　预定活动流程可以节省活动时间、节省体能。活动前计划好整个活动流程，确定活动的步骤及所需时间，并将规范活动录制下来，对有相关功能障碍的患者进行反复练习。例如，对于记忆力减退的老年人去小区内超市购物这一活动，可将去购物这一活动分解成若干步骤，逐一记录下来，遵照步骤反复强化训练，形成习惯化动作。

3. 调节活动结果　为提高患者参与完成日常活动的能力，可降低其活动完成的质量和数量要求。例如，允许偏瘫可拄拐步行者用更长的时间来完成小区内散步这一活动，在散步活动中也不一定要求步行距离。

4. 节省体力训练　包括改变活动形式、减少体力消耗和降低活动完成的技能要求。例如，心肺功能欠佳者去小区水果超市买水果时，不必提水果，可以用便携拖轮挂袋拖水果；肩周炎者在取超

市高处物体时，不一定要手举过头顶，可以站在凳子或梯子上去取物；腰肌劳损者在捡东西时，注意正确的姿势，利用深蹲、单腿蹲的姿势去捡起物体，维持脊柱中立稳定，不弯腰。

5. 注重活动协助　单人完成的活动必要时可通过合作或多人协助完成。例如，轮椅代步者过马路、进出电梯均可由多人合作完成。

**（二）物件的改造**

物件的改造需具备实用、相匹配的外观、便于使用、与患者功能水平相符合等特点。例如，拐杖上固定照明灯，方便光线较暗处使用；轮椅前方扶手处可固定后视镜，方便轮椅倒行及观察后方情况；对于认知障碍的患者，可以在自动感应洗手池旁边加一些简单的指引或图片，以便于患者理解自动感应水龙头的使用。

**（三）辅助器具的使用**

当功能障碍者在社区环境内进行相应活动受限时，可优先考虑使用辅助器具。例如，对于手功能障碍者参与纸牌休闲活动可使用纸牌固定器；下肢功能障碍者需远距离外出时可使用电动轮椅。

**（四）社区物理结构环境的改造**

社区物理结构的改造包括非房屋结构的改造和房屋结构的改造。

1. 非房屋结构的改造　对容易引起跌倒危险的物品或物件规范摆放，如规范放置超市出入口购物车，相关工作人员定期清理盲道上的机动车等。

2. 房屋结构上的改造　对公共建筑物出入口、楼梯台阶、小区道路的改造。改造的目的是增加活动的安全性。例如，在楼梯上增加安装楼梯内侧扶手，在台阶处设置水泥砂浆坡道，定制标准坡度的活动铝合金坡道和安装安全扶手，建筑出入口设置雨篷，减少雨雪造成建筑出入口地面湿滑。

**（五）社区人际环境的改造**

1. 树立无障碍意识　充分利用报纸、电视、微信公众号、微博等网络媒体的宣传来推动全社会关注功能障碍者，保护无障碍环境，从而建立社会公众的无障碍意识。具体方法包括：树立社会公众的无障碍意识可以在学校思想道德课程中从理论到

实践去落实;在社区举行一些无障碍环境建设的活动,让社区的人们模拟功能障碍者亲身体验社区生活来了解无障碍环境对功能障碍者的重要性,提高他们的无障碍意识;向社会公众普及无障碍环境的基本法律条例知识,使得社会公众逐步认识到建设无障碍环境的重要性。最终使得功能障碍者能够更加容易地融入社会,参与社会生活。

2. 更正障碍者的称谓 语言作为文化的载体,障碍文化的重建在社会层面上可以从很多方面切入。在国际社会,受障碍文化的兴起与认同政治的影响,功能障碍者权利运动的倡议者与障碍研究的学者进一步挑战障碍的文化符号的刻板印象。最明显的就是从语言入手,致力于用字的改变以及对障碍的称谓进行批判性反思。在语言的使用上,英文不再使用 cripple(跛子、残疾的人)或 mentally retarded(智障)等歧视性的字眼,也不再使用有次人一等意涵的 handicapped(残障)来称呼障碍者。改用以人为优先的语言(people first language),如:使用 people with disabilities(有障碍的人、障碍者)取代 disabled person,disabled people(残疾人)或 the disabled(残疾人)。

3. 建立非歧视的制度性原则 功能障碍者只是身体功能的减损或丧失,在人性上是完整的,享有为人的基本权利和受到尊重的权利。运用法律制度来确保功能障碍者受到尊重不被歧视对功能障碍者来说是至关重要的。在保障功能障碍者的人权方面,我国在宪法中规定"国家尊重和保障人权"原则,并且规定"不得歧视和侮辱残疾人",但具体的保护措施却没有明确,内容太抽象。从西方经验看,为落实保障障碍者制定《残疾人反歧视法》有非常积极的价值。

4. 建立自我认同感 自我认同首先需功能障碍者对自己"残损"的事实能够正视,视其为正常,而不是羞愧于此"残损"。从功能障碍者自身来看,功能障碍者难以接受自己身体功能的缺陷这一事实,拒绝与社会接触,继而与社会交流就会出现障碍。因此,为了让功能障碍者能更好地融入社会,正视自己身体功能的缺陷是首要任务。功能障碍者切实融入社会的能力的提升能帮助他们树立自信和自我认同。

# 常见社区环境障碍及环境改造方法

## 一、常见障碍

### (一)社区公共活动环境常见障碍

社区公共活动环境障碍即参与正式或非正式社团活动的障碍。常见障碍常由于身体自身损伤及环境障碍引起,公共环境对各类残疾人都有不同程度的障碍。肢体功能障碍者,由于下肢移动的困难或上肢活动的困难或手眼协调的困难,导致公共活动的障碍;视觉障碍者由于视力问题,智力障碍者由于认知问题,均会导致公共活动的障碍;听觉、言语障碍者,由于交流障碍会导致部分公共活动的障碍。

### (二)社区建筑环境常见障碍

社区建筑环境障碍是功能障碍者回归原有或新的社区环境中,社区的部分物理结构可能对其各项活动造成障碍或存在不安全隐患。常见社区建筑环境具体内容有三项:包括:①公共建筑物的出入口设施;②建筑物内的设施;③公共建筑物为指示道路、行进路线和目的地而建造的标识。社区建筑环境常见障碍如下:

1. 城市道路 陡斜坡或长斜坡及梯道只有一侧有扶手或没有扶手,道路不平整、打滑,盲道设施不符合无障碍设计规范,盲道被破坏、被占用,红绿灯路口无失明者过街音响提示装置,无休息区,缺少室外公共厕所等。

2. 居住区 道路、通道不符合无障碍设计,有台阶或公共绿地有高度差时无坡道和扶手,厕所不符合无障碍设计规范等。

3. 公共建筑 出入口设施不符合无障碍设计,走廊无扶手且走廊内有障碍物,楼梯和台阶的起点和终点无提示盲道等,无法乘坐扶手电梯,公共使用设备(如服务台、收款窗口、售票口、挂号口、饮水器、公用电话等)高度过高,缺少盲道和指示牌的无障碍标识等。

### (三)社区行动环境常见障碍

社区行动环境障碍多由于身体自身结构、功能损伤或存在环境障碍,从而导致行动困难,主要群体是肢体功能障碍者和视觉障碍者。躯体活动障碍者在稳定坐姿、站姿、转移等存在困难；上肢活动障碍者在搬运、抓放、拾物、手精细操作及推、拉、伸、旋转等存在困难；下肢活动障碍者在行走、使用助行器、驾驶交通工具等移动行为中存在障碍；失明者在不规范的盲道行走、过马路、乘坐公共交通工具等方面存在障碍。

### （四）文体环境常见障碍

文体环境障碍常由于身体自身损伤及环境障碍而造成的文体活动困难。例如，肢体功能障碍者由于行动困难，听觉、视觉、言语障碍者由于沟通困难，都会导致文体活动困难。

## 二、环境改造策略

社区环境改造可以从以下几个方面入手：

1. 进行健康教育　教育功能障碍者及家属正确地认识疾病和残疾，克服恐惧心理。同时，对周围居民进行教育，让他们正确地对待功能障碍人士，真心关爱而不是好奇、议论等。

2. 社区资源利用　充分利用社区资源，创造功能障碍者社区融入的环境。例如，申请社区环境改造补助金、增加社区无障碍设备等，也可组织社区志愿者协助出门确有困难的功能障碍者外出等。

3. 进行功能训练和技巧性训练　一方面，对功能障碍者进行功能强化训练，特别是肌力、耐力、平衡、功能性移动能力的训练，通过功能的改善来减少环境的限制；另一方面，进行技巧和适应性训练，掌握省力、转移、活动技巧，掌握外出的基本常识和技巧，如出门前少喝水并提前排尿排便、过马路请求别人帮忙的技巧等。

4. 进行活动调整　由于患者体力、耐力、移动能力等的下降，应当考虑对作业活动实施的步骤进行改造，治疗师同样可以从简化作业活动、预定活动流程、调节活动结果、节省体力技术、注重活动协作等方面进行考虑。

5. 辅助器具使用　当患者由于功能受限而影响在社区环境下进行日常活动时，应考虑使用必要的辅助器具，如步行障碍者可使用拐杖、轮椅，需进行较远距离活动的可使用电动轮椅或机动轮椅代替手动轮椅，视觉障碍者可使用导盲杖、导盲犬等。

6. 物理环境改造　必要时参照无障碍设计原则，结合功能障碍者的功能情况进行物理环境改造，包括改台阶为斜坡，减小斜坡角度，门口马路上设置减速标志和减速带等。

## 三、环境改造方法

### （一）社区公共活动环境改造方法

针对不同的肢体障碍群体，选择合适的社区公共活动，或提供肢体功能障碍者参加社区活动所必需的辅助器具和设备，如配手语服务员或字幕，以及音响设备，以便照顾参加公共活动的听觉障碍者及老年人。

### （二）社区建筑环境改造方法

对社区建筑环境进行无障碍改造时，可参照2012年发布的中华人民共和国国家标准《无障碍设计规范》（GB 50763—2012）实施。

常见的社区建筑环境障碍及环境改造示例，如表18-3-1。

表18-3-1　常见社区环境障碍及环境改造方法示例

| 活动项目 | 常见障碍 | 环境调适方法示例 |
|---|---|---|
| 户外活动 | 无法过台阶 | 1. 进行过障碍专门训练，包括使用轮椅过台阶等<br>2. 去除台阶或改为斜坡<br>3. 加装扶手 |
| | 无法通过陡斜坡或长斜坡 | 1. 进行耐力和过斜坡训练<br>2. 改陡斜坡为缓斜坡<br>3. 长斜坡中间改为休息平台，变成多个短斜坡 |
| | 路面不平、打滑 | 1. 平整路面，防滑处理<br>2. 使用拐杖或轮椅，特别是适合农村环境的轮椅 |
| | 无休息区 | 设立简易休息长凳或椅；自带折叠休息椅（凳） |
| | 大小便控制不好且室外无厕所 | 1. 出门前排空大小便<br>2. 外出前少喝水<br>3. 使用纸尿裤并及时更换 |
| 外出购物及买菜 | 路途遥远 | 1. 进行耐力训练<br>2. 使用拐杖、轮椅或电动轮椅 |
| | 无法乘坐扶手电梯 | 1. 选用升降电梯<br>2. 进行扶手电梯使用训练<br>3. 请求家人或其他人员（如工作人员）协助 |
| | 道路、通道不符合无障碍设计 | 1. 与有关部门协调，增加无障碍设施或进行无障碍改造<br>2. 进行功能强化训练、技巧训练，如轮椅过台阶技巧 |

（续表）

| 活动项目 | 常见障碍 | 环境调适方法示例 |
|---|---|---|
| | 无法提物品 | 1. 使用购物车、购物袋<br>2. 轮椅下（后）加物品袋，腿上放物品框<br>3. 拿大件物品时请家人协助或用送货服务 |
| 外出用餐 | 道路、通道不符合无障碍设计 | 同购物处理 |
| | 餐厅地面湿滑 | 1. 请工作人员处理地面<br>2. 使用拐杖或轮椅 |
| | 轮椅无法靠近的餐桌 | 换轮椅可进入的餐桌或选择有该种餐桌的餐厅 |
| 休闲活动（如看电影、去歌厅） | 路途及无障碍环境问题 | 同前处理 |
| | 门口或通道狭窄 | 选用狭窄轮椅，练习过窄门技巧 |
| | 无轮椅专用坐位 | 转移至靠近的普通坐位，必要时请求帮助 |
| 去银行或办理其他事情 | 柜台过高 | 1. 寻找无障碍前台<br>2. 使用高度可升降轮椅<br>3. 请求工作人员协助 |

### （三）社区行动环境改造方法

针对社区行动环境障碍常见的行动活动的困难，选配相应的康复辅助器具，从而实现行动环境的无障碍。其中躯体、上肢和部分下肢活动障碍者

选配相应康复辅助器具详见第十七章第三节常见居家环境障碍及改造方法。

行动活动项目及相关康复辅助器具，如表18-3-2。

表18-3-2　行动活动项目及相关康复辅助器具

| 序号 | ICF代码 | 行动活动项目 | ISO代码 | 康复辅助器具举例 |
|---|---|---|---|---|
| 1 | d465 | 利用设备到处移动 | 12 22 | 各种人力轮椅车和动力轮椅车 |
| 2 | d470 | 利用交通工具 | 12 10 | 各种无障碍汽车 |
| 3 | d475 | 驾驶 | 12 12<br>12 16<br>12 18 | 汽车改装，各种摩托车和两用车，各种脚踏车 |

此外，盲人行动无障碍的辅助器具有盲道、过马路的蜂鸣器、盲杖、电子导盲装置、公交车辆语音提示系统等。

### （四）文体环境无障碍改造方法

文体环境的改造包括提供文体活动的辅助器具，如肢体功能障碍者的文体活动辅助器具：硬地滚球、篮球轮椅、竞速轮椅等；听觉障碍者的文体环境改造：文体活动的手语和字幕；视觉障碍者的文体活动辅助器具：盲人门球、盲人扑克牌等；智力障碍者的文体活动辅助器具：旱冰壶、室内篮球等。

（黄　云　朱　茜）

# 第十九章

# 工作环境改造

工作环境改造被认为是一种技术和环境人格化的体现,在今天的社会中具有越来越重要的意义。工作环境改造也是属于现代康复医学中职业康复的内容,主要是通过降低工作强度、调整工作程序和步骤、调整工作或休息时间、使用辅助性工具或设备以及应用人体功效学原理对工作场所中的物品或是工具,进行适当地调整或改造来达到职业回归的目的。职业治疗师明白,物理环境会影响个人从事职业的能力和从职业参与中获得意义的能力。更重要的是,职业治疗师必须了解环境改造在实现有意义的工作目标中的价值,并认识到残疾人在环境中经常有许多障碍。这包括有心理健康、智力和感官需求的人,不仅仅是有身体残疾的人。因此,改造的动力是对活动或职业的环境改造,一个人只能通过活动才能与环境产生互动。

现国际上指导环境改造的理论模型主要有三种:WHO 在 2001 年 5 月 22 日第 54 届世界卫生大会上正式命名并在国际上使用的分类标准——《国际功能、残疾和健康分类》(ICF),其结合了残疾的主要模式,认识到环境因素在造成残疾方面的影响;以人为中心的模型,被建议作为环境改造评估和改造的指南;生态模型,如人类行为生态学模式(ecology of human performanc,EHP)、人—环境—职业行为模式(person-environment-occupational performance model,PEOP)和人,环境与作业模式(person-environment-occupation,PEO)等。

## 第一节

## 工作环境改造的流程

工作环境改造的流程与其他场所环境改造大体流程一致,但又有所区别,主要包括判断职业回归类型、对重返工作环境的评估、制订工作环境改造计划、工作环境改造计划的具体实施、再评估及随访等步骤。

### 一、判断职业回归类型

如回归原岗位、原公司的其他岗位或是重新就业,以及确定可能涉及的工作环境。在出院前对患者的职业能力进行评定,需要以此来了解患者现阶段的躯体功能以及工作能力,从而判断该患者适合的职业回归类型并确定其将来可能涉及的工作环境。

### 二、对重返工作环境的评估

1. 根据回归类型决定评估方式 根据不同的职业回归类型,患者对重返工作环境的评估需求会有所差异。如果该患者是重返原岗位,那么在其职业康复的过程中有现场工作分析及评估。通过对之前的现场工作探访,职业治疗师可以根据探访的结果总结出该工作环境同该患者工作能力之间的融合程度,从而制订环境改造的计划。如果该患者重返其他岗位,在条件允许的情况下可以进行现场工作探访,对现场环境进行评估,从而分析该患者与环境之间的问题(包括物理环境问题、社会环境问题和文化环境问题)。

2. 评估前准备 对患者进行实际工作环境的评估之前需要提前准备,包括提前从相关部门获取书面同意以便能顺利对工人及工厂进行相关评估及使用数字记录设备;提前为现场评估做准备,包括同意书及实行计划并提前同需要采访的工厂人员联系,以保证现场评估顺利进行;提前准备好现场评估需要的各种材料,包括问题清单、活动清单、评定量表及工具等。

3. 评估内容 评估内容包括:①对工作内容的描述,包括日常事务、职责、工作内容安排的顺序、工作的具体过程、时间安排、可能存在的风险、工作复杂程度及变化等。②对工厂进行实地的评估,获取关于工作站及工作场地的信息,如结构、周围环境、布局、环境障碍及位置等,也包括通道宽度、有无台阶、地板有无障碍物等。③对工作的具体内容及完成过程中的细节进行分析等。

工作分析内容如下:

(1) 个人:包括技能、能力、态度、限制和气质。

(2) 工作任务:包括工具、设备及其对身体的要求。

(3) 工作岗位:包括设计和布局、工作流程、无障碍和人体工程学特点。

(4) 工作环境:包括一般无障碍环境、雇主的期望、态度、督导意识及合作工人的接纳程度。

## 三、制订工作环境改造计划

分析环境评估所得信息及数据,找出影响个体回归工作的环境方面的主要问题,包括未来工作的环境、工作相关的设备工具、时间安排、工作流程、与同事交流、安全等可能存在的问题。设定相应的工作环境改造的方案,包括环境的无障碍改造、提供就业辅助器具、改造工作时间、简化工作流程等都可以作为工作改造的策略。这些改造的建议可以来自残疾人、雇主、职业康复师或康复工程专家。同时,在许多情况下,来自同事的建议也很有价值。如果有尽可能多的建议加入,问题往往能得到最好的解决。工作改造要考虑到成本,因此改造方案的实施原则是首先考虑无成本改造,其次是简单的改造,最后才选择广泛的改造。

## 四、工作环境改造计划的具体实施

通过降低工作强度、调整工作程序和步骤、调整工作或休息时间、使用辅助性工具或设备,以及应用人体功效学原理对工作场所中的物品或工具进行适当地调整或改造的方式,辅以相应的训练来达到工作环境改造及重返工作的目的。

1. 工作环境的改造

(1) 无成本改造:通常包括去除不必要的工作职能、缩短工作时间、提供灵活的作息时间、简化工作流程或在家里完成工作。

(2) 简单的改造:包括购买和使用标准的商业产品以解决工作中存在的问题,如使用购买的放大镜或高亮度灯。

(3) 广泛的改造:如果购买的产品仍无法满足需要,就要考虑改造和设计辅助装置,即广泛的改造。广泛的改造往往需要复杂的设备和/或改造,也可能结合简单的和无成本的改造,通常涉及改造现有的设施,包括改造或设计适于残疾员工的生产设备和工具,工作场所的无障碍改造,如入口处安装坡道、改造厕所,或为行动不便的员工提供无障碍机动车停车位等。

(4) 合理的改造必须不对雇主构成不必要的困难。不必要的困难是指对于一个个案,"改造行为存在大量的困难或牺牲"。确定改造是否会施加不必要的困难,需要考虑雇主改造的规模、资源、性质以及成本。如果改造会带来不必要的困难,雇主必须尝试找出一个替代的改造方法,满足员工的需要而不会带来困难,经过对工作进行合理的改造,可保障残疾员工和非残疾员工同等的就业机会和工作权益。很多人错误地认为工作改造是一个复杂而昂贵的过程。但实际情况相反,大多数工作改造简单而且费用低廉,对于小企业,税收优惠可帮助其弥补提供改造的费用。

2. 工作辅助器具的选择

(1) 选择就业辅助器具需要经过一定的评估,根据评估结果选择适合的辅助器具来协助残疾人实现就业目标。

(2) 选择就业辅助器具的时候应先使用补偿性方法,补偿方法不能满足需求,考虑使用低技术辅助器具,最后才是高技术辅助器具。

(3) 同样的道理,辅助器具选择也要先购买市面上的成品,市面上没有的才需要改装辅助器具,不能改造时才需要特别定制。

(4) 就业辅助器具的选择要尊重残疾人本人的意见,因为只有残疾人最了解自己的需求,最知道什么样的辅助器具最有可能提升自己的工作能力和职业表现。

（5）就业辅助器具包括提高沟通能力的辅助器具、提高操作能力的辅助器具和提高移动能力的辅助器具。

## 五、再评估及随访

由于改造可能不会一次到位，改造完成后还应做进一步追踪随访。随着残疾员工工作能力的提高或病情的变化，以往的改造可能不再适用，工作中会呈现出新的限制和需求。在 3～6 个月（随访时间因伤病者情况而定）内定期对重返工作者进行随访和评估，发现这些问题后再做进一步改进和调适，帮助残疾员工与工作和工作环境不断融合，确保其在工作过程中的安全及对工作的把控。

## 第二节
# 常见工作环境障碍及改造策略

个体在工作上的表现是其个人能力和工作环境相互作用的结果，其障碍的程度可以通过环境的改善（如职务的调整、辅助器具的应用、无障碍环境的改造等）得以减轻，从而使工作效率得以提高。在职业康复过程中，我们一方面要致力于提升残疾人的职业能力、帮助残疾人选择适合的职业，另一方面也要重视通过调整工作环境、改善工作方法或采用适当的辅助器具改变作业流程，帮助他们实现就业和职业生涯的可持续发展。

## 一、常见工作环境障碍

1. 人际环境障碍　部分单位可能存在同事间关系冷漠，缺少对功能障碍者的关爱；伤（病）后职工工作行为改变，同事关系紧张等。

2. 物理环境障碍　主要包括上下班交通问题；工作单位出入口、通道等不符合无障碍环境要求，进入工作场所困难；缺少无障碍厕所，工作期间如厕困难；工作场地、物品杂乱，工作台高度不适合功能障碍者的需要等。

3. 作业环境障碍　包括工作环境不能满足功能障碍者需要，不能完成完整工序等。

## 二、工作环境改造策略

工作环境改造可从以下几方面入手：

1. 进行健康教育　教育功能障碍者正确认识疾病、残疾和工作，同时对其周围领导和同事进行教育，让他们正确地对待功能障碍者，关爱他们并提供力所能及的支持和帮助等。

2. 进行功能训练和技巧性训练　对功能障碍者进行工作重整、工作强化、工作模拟、现场工作强化等职业康复训练，并对职场人际关系的处理、培养良好的工作行为等方面进行训练和指导。

3. 进行工作调整　由于功能障碍者体力、耐力、移动能力等的下降，应当考虑对工作活动实施的步骤进行调整，包括简化工作程序、流水作业、预定活动流程、调节活动结果、节省体力技术、注重活动协作等方面。

4. 辅助器具使用　当患者由于功能的受限而影响工作时，应考虑使用必要的辅助器具和对工作工具进行改造，如使用加粗手柄工具、使用电动工具及进行机械化操作等。

5. 物理环境改造　参照无障碍设计原则，结合功能障碍者的功能情况进行物理环境改造，包括改台阶为斜坡、工作台改造、车间环境改造等。

（1）建筑环境：工作场所建筑环境应符合无障碍环境要求，包括出入口、通道、台阶、斜坡、楼梯、电梯、停车场等。

（2）办公室

1）办公室符合无障碍要求，门口净宽至少 0.80 m，无门槛台阶等障碍，室内外不应有高度差；地面平整、防滑，无障碍物。

2）办公桌（台）高度合理，一般为 0.75～0.76 cm，宽度至少为 0.60 m，办公桌（台）下有足够的空间，可伸展双脚及允许轮椅部分进入工作台下；办公桌上物品摆放合理，以最大限度地减少身体扭转活动。办公椅应符合人体工效学要求。

（3）车间、工作间：

1）车间通风采光良好，噪声应控制在安全范围；物品摆放合理；地面平整、防滑，无障碍物。

2）工作台（操作台）高度合理，一般坐位工作台高度 0.75 cm，坐位时台面高度与肘部高度一致，台下留有轮椅前部进入空间;站立工作台高度一般为80～85 cm,工作台面应有足够的空间。

3)工作椅应牢固、安全,带轮子的工作椅需稳定性好,转动顺畅,椅子应符合人体工效学要求,高度可调节。

4)工作工具设备摆放合理;可能有操作风险的设备需有明确标识。

(4)厕所:工作场所应设无障碍厕所,以满足肢体功能障碍者的需要。

## 三、常见工作环境障碍改造示例

首先通过工作分析以及工地探访,找出影响患者回到工作或者影响其顺利参与工作环境方面的问题(如不恰当的环境布局所导致的工作任务繁复;由于工种需要,长时间坐位下进行计算机相关工作,计算机安置及座椅高度不合适,长期以来导致的腰背部疼痛等),再根据功能障碍者这些问题对工作环境进行改造,或通过正确地使用辅助器具来达到提高工人工作能力和回归工作岗位的可能性。例如,对于中枢神经系统损伤所致功能障碍者、脊髓损伤所致功能障碍者、烧伤所致功能障碍者、骨骼肌肉损伤所致功能障碍者、颈肩腰腿疼者及其他功能障碍者等,根据患者残存的功能、受伤前的工种、工作习惯及受伤康复后掌握的技能对工作岗位环境进行改造。例如,对于一位脊髓损伤的患者来说,首先应考虑到工作场地的无障碍设施要方便普通轮椅或电动轮椅的出入,工作场地要有足够的空间方便轮椅调头、工作操作面应和轮椅操作面高度相同、放置物品或工具的位置也要方便坐在轮椅上的操作人员拿取等。

1. 工作场所常见环境障碍改造示例　如表19-2-1。

表19-2-1　工作场所常见环境障碍改造示例

| 项目 | 常见障碍 | 环境改造示例 |
| --- | --- | --- |
| 上下班,无法到达或离开办公或工作区 | 没有公共交通工具 | 1. 使用机动轮椅车、电动轮椅车<br>2. 使用改装汽车 |
| | 无法乘坐交通工具(地铁、公共汽车) | 1. 进行功能和相应技巧训练<br>2. 使用残疾人专用巴士、的士 |
| | 无法进入工作区(台阶、楼梯) | 1. 进行功能和技巧训练,如轮椅过障碍<br>2. 加装扶手<br>3. 进行环境改造,如去除台阶、增加斜坡 |
| 办公区 | 办工台无法靠近 | 更换工作台 |
| | 会议室不方便使用 | 会议室设轮椅专用位置 |
| | 物品柜内取物困难 | 1. 物品摆放合理,常用物品放于易拿取位置<br>2. 使用拾物器<br>3. 使用可升降电动轮椅<br>4. 更换为方便拿取柜子或增加升降物品筐 |
| | 没有无障碍厕所 | 增加无障碍厕所;使用如厕辅助器具 |
| | 计算机使用困难 | 1. 使用计算机辅助器具,如敲键杖、轨迹球鼠标等<br>2. 语音输入 |
| | 不能久坐 | 1. 定时休息,工作间进行适当运动锻炼<br>2. 使用人体工效学座椅 |
| 工作间 | 活动空间不足 | 物品重新摆放;增大活动空间;减小轮椅尺寸 |
| | 工作台不合适 | 调整工作台高度和底部空间 |
| | 工作间内移动困难 | 去除障碍物;减少工作时的移动 |
| | 不安全的工作环境,如光线不足,地面湿滑,物品杂乱,噪声等 | 1. 进行工作安全教育<br>2. 良好的通风和采光,噪声控制在安全范围<br>3. 地面物品摆放合理,去除地面及通道障碍<br>4. 设备设置使用规范和安全标识 |

2. 以下用不同情况的残疾员工工作场所的环境改造举例

（1）轮椅使用者：轮椅使用者的无障碍工作环境包括足够的空间、坡道或者垂直电梯，工作岗位周边办公家具的合理配置，地面平坦无落差，以便轮椅使用者可以行动进出所有必要的区域。

（2）拐杖使用者：对于拐杖使用者和其他行走不便者，须尽量避免使用楼梯，或将楼梯加以改造，楼梯和坡道一定要安装扶手，地面也需要重视防滑的设计。

（3）视觉障碍者：对于视觉障碍者需要通过无障碍设施弥补其视觉信息接收障碍，包括门、楼梯、坡道及巷道等应使用对比强烈的色彩；盲道以不同的地板材料来发挥引导的功能；标志应辅以照明设备，并通过语音系统或刻有盲文的扶手来辅助。

（4）听觉障碍者：对于听觉障碍者，可通过视觉来传递信息，如将警示铃声改装为信号灯来提示安全。电话则应以电视、计算机或文本电话等来辅助。另外，应使用闪灯提示听觉障碍者厕所是否有人。

3. 以下以就业辅助器具的选择举例

（1）为听觉障碍的员工购置电话扩声器或文本电话。

（2）为行动不便的装配生产线工人提供站立轮椅。

（3）为下肢残疾的工人将脚踏启动装置改成手动装置。

（4）为工作地点有许多斜坡的电动轮椅使用者提供更充足的电池。

（5）为搬运材料的工人改装助行器等。

（6）近年来，计算机技术的飞速发展为广大残疾人带来福音，适合残疾人的各种计算机辅助器具应运而生，如替代输入设备（单手键盘、轨迹球鼠标、触摸屏、电子指针设备）、替代输出设备（屏幕放大器、盲文显示器、盲文打印机）等。

## 四、禁忌证

工作环境改造的禁忌证包括认知功能严重损害者、环境改造及辅助技术的运用也不能保证其工作安全者。

## 五、注意事项

1. 确保在评估及训练过程中患者的安全，以防意外的发生。

2. 注意作业治疗师在评估及改造过程中的安全。

3. 确保每次外出评估或环境改造时，都有人知道具体地点和具体时间。如有变动一定要及时通知他人。

4. 保持通信流畅，提前准备好手机备用电池。

5. 注意留意周围的环境。要了解出口位置及安全逃生路线。

6. 若感觉不安全或不舒服，尽早离开。

7. 如有必要，可以同其他同事一起进行。

（解　益）

# 第二十章

# 环境控制系统与智能家居

随着现代科技的发展、自动化及远程控制等技术的应用，一些科技含量较高的辅助技术系统使重度功能障碍者参与日常生活活动成为可能，如环境控制系统可利用简单的遥控装置或语音控制家庭中门窗的开关、室温的调节、电器的使用等，而智能家居可使功能障碍者的居家生活更方便、快捷、无障碍。

## 第一节
## 环境控制系统

### 一、概念

环境控制系统（environmental control system, ECS），是一种专门为有特殊需求的人群设计的自动控制的电子机械辅助装置，它能使各种特殊人群对居室环境中的各种护理或服务设施进行控制，如开关门，控制窗帘，控制电扇、电话、电灯、电视等家电设备，控制室内温度，控制家中、学校或工作场所的其他设备。

2014年，《物理医学与康复名词》中将环境控制系统定义为"利用残疾者残存功能操作和控制周围环境的装置或设备的系统"。2016年发布的国家标准《残疾人辅助器具：日常生活的环境控制系统》将环境控制系统定义为"为残疾人提供遥控和操作日常生活环境中其组成部分的电子和电气设备的方式的系统，使用者可不受残疾和所处环境限制尽可能自理"。环境控制系统也可为其他系统或设备的组成部分，如通信辅助器具或电动轮椅。

环境控制系统可使严重功能障碍者在没有他人援助的情况下，在家庭内开展活动，最终实现生活自理、重建生活、回归家庭、回归社会的目的。

### 二、环境控制系统的组成

环境控制系统主要包括控制部分和执行部分。

1. 控制部分　主要包括中央控制器（微型计算机系统）、控制信号发生器、显示器、打印机和软磁盘等组成。主要通过有线或无线的方式对执行系统进行控制。控制系统可根据需要整合一系列开关，如门的控制、窗帘控制、空调的控制、电视的开关及频道选择、灯光的控制、电动床升降、轮椅的驱动、转移装置的控制等。

2. 执行部分　主要由周围环境组成，如门、窗帘、空调、电视机、灯、电动床、电动轮椅、电动移位机（或天轨移位系统）等，还可以包括多种智能化的辅助器具，甚至是护理机器人等。

### 三、环境控制系统的选择

环境控制系统选择时考虑的因素包括以下方面：

1. 安全　环境控制系统的使用首先要确保安全，避免跌倒、碰撞伤、擦伤、拉伤、触电等危险。

2. 实用　所控制装置适合使用者的需要，符合使用者的特点。

3. 方便　使用和操控方便，根据使用者自身保存的功能选择按键开关、语音控制、气控（通过吹气来控制）、眼动控制等控制方式，且执行系统的操作同样方便。

4. 其他考虑　需考虑使用装置时的位置、环境，需要控制的装置、装置的数量及位置等。

## 四、应用示例

环境控制系统可以选择专门针对严重功能障碍者的系统,如智能天轨控制系统,也可灵活应用生活中的部分环境装置控制,如智能音箱。

1. 智能天轨控制系统　主要用于严重功能障碍者的转移和及辅助护理相关工作。应用信息物理融合系统(CPS)技术,动态检测使用者所处环境,实现智能化精准定位、精准控制,帮助使用者完成床到厕所、客厅、餐厅等的转移(图 20-1-1),让患者可以正常地融入家庭生活,增强患者与家人的交流,增强生活质量,减轻患者家属的护理难度。此外,可应用物联网技术,通过中央控制系统,很好地结合更多智能的模块,利用移动终端设备,诸如 PAD、手机等控制,整合自动窗帘、遥控电视、空调、电饭煲等居家设备让患者可以很轻松地实现自我如厕、自动转移到客厅和餐厅、自我开启电视和窗帘,甚至自我照顾,如煮饭等功能。

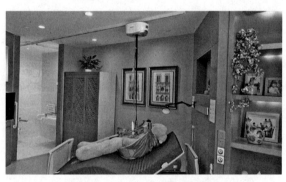

图 20-1-1　智能天轨控制系统

2. 智能音箱的应用　可通过智能音箱(如百度、小米、华为等的智能音箱)控制家中所有可以通过遥控器控制的物品,如电视、电灯、空调、扫地机器人等,不需要高昂的成本而完成家中生活用品的控制,享受科技带来的便利(图 20-1-2)。

## 五、康复护理机器人

随着科技的发展,一些护理机器人的出现可很好地协助严重功能障碍者独立生活,并且能与环境控制系统结合使用,如助餐机器人、洗澡机器人、护理机器人等。

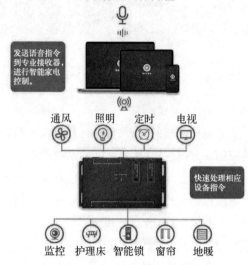

**电器尽数智能化**
与电器连接的插座原位替换,无需重新布线
电视机、热水器、空调、冰箱、照明、
窗帘等,都可以通过智能主机实现
手机控制,自由掌握

发送语音指令到专业接收器,进行智能家电控制。

通风　照明　定时　电视

快速处理相应设备指令

监控　护理床　智能锁　窗帘　地暖

图 20-1-2　智能家电控制网

1. 助餐机器人　通过模拟正常人进食时餐勺的取餐、送餐和喂餐动作,帮助上肢功能严重障碍或丧失上肢功能者进餐。如美国研发的一款进食机器人的记忆和学习功能,可自动根据使用者嘴部位置进行喂食。2020 年国家科技部支持的重点研发计划中,资助一款可自动识别食物、自动喂食、多种方式控制的进食机器人。

2. 洗澡机器人　这类机器人有自动清洗、按摩等功能,还加装了自动加热、调节水温的喷洒装置,可以提供多种服务,如涂洗发水、沐浴露、润肤露、汗蒸、音乐疗法、芳香疗法,自动控制温度,自动清洁、消毒等。系统操作简单,还具备自动调节功能,如可以通过红外装置自动感应使用者是否进入了浴室,自动调节灯光。

3. 护理机器人　目前,国际市场已有多种护理机器人,包括情感陪护机器人、宠物机器人、搬运机器人、生活照料机器人、助餐机器人等,还可根据不同的需要进行功能定制,可以识别不同的语言甚至方言,甚至识别情感,自动应对,可具有语言、视觉、听觉、嗅觉等功能,而且还可转移、搬运功能障碍者。

4. 其他护理机器人　如智能护理床机器人可实现电动轮椅与床的转换、智能大小便处理。

# 第二节
## 智能家居

### 一、智能家居概念

智能家居（smart home）是环境控制系统的一个分支，是以住宅为平台，利用综合布线技术、网络通信技术、安全防范技术、自动控制技术、音视频技术将家居生活有关的设施集成，构建高效的住宅设施与家庭日程事务的信息管理系统，提升家居安全性、便利性、舒适性、艺术性，并实现环保节能的居住环境。

随着人口老龄化不断加剧，通过对老龄群体身心特征及需求进行分析，结合智能控制技术在家居行业中发展智能家居是未来重要的趋势。近日，英国皇家盲人协会前首席科学家约翰·姬儿·欧比发布了一系列信息及通信技术方面的最新无障碍设计指南，其中包括专门面向功能障碍者和老年人推出的"智能家居"无障碍设计标准。作为在广泛领域内推行建筑无障碍系统设计的先驱，约翰·姬儿·欧比有着多年起草并撰写指导性方案的经验。指南中还包含一份清单，其中罗列了信息及通信技术中所涉及的各种无障碍理念，以及相关设备能够对不同功能障碍者所带来的帮助。"智能家居"系统的无障碍技术包括尽可能地提供语音控制和免提操作界面，以各种不同方式呈现原先仅显示在屏幕上的信息等。

在该指南中，有一个部分着重提到了如何增强"智能家居"无障碍程度的问题，详细阐述了已经被采用在家庭环境中的技术体系和服务内容，借助这些新技术，功能障碍者和老年人的生活品质将会得到很大的提升。该指南以一个通过压力板控制的照明系统为例，介绍了未来的智能家居设施。在特定的时间段里，只要主人离开床榻，进入厕所，相应的照明灯就会自动点亮。此外，若主人在一定的时间后仍未离开厕所，安全警报系统就会自行启动等。

### 二、智能家居的组成

智能家居可以包含以下几部分：

1. 智能家居控制系统（主机）　目前，国内主流厂家的智能家居系统都采取主机＋产品的架构，主机作为核心产品出现。智能家居控制模式主要有无线控制、综合布线控制、电力载波通信技术等三种。无线控制包括无线网络通信技术（Wi-Fi）、紫蜂协议（Zig Bee）、315 M无线模块、433 M无线模块等，缺点是穿透性不好、辐射较大、易被干扰等；综合布线的方式，如转以太网转换器（485）、CAN-bus通信接口等，克服了易被干扰的问题，但需要专门布多组线，给施工和维修带来不便。近年来，电力载波通信技术得到了广泛的应用，利用现有的电力网络作为通信介质，这样不但没有无线干扰，而且也不用额外的布线，是智能家居发展的一个趋势。

2. 中央控制系统　这套控制系统可以将使用者护理与家居等有机结合，完整、完善地解决特殊人群的各项需求，真正解决特殊人群的生活所需，从而让使用者具有生活自理能力。可通过APP控制房间全套设施，包含护理床、窗帘、空调、电视、天轨转移系统、室内监控系统（紧急状态下触发开启）。

3. 智能家居网控、网关系统　目前，国内很多公司开发出了网控、网关系统。这种网控、网类系统可以替代更换原有的电器电源系统，无须重新布线，就可以很好地与电视机、热水器、空调、冰箱、照明、窗帘等连接，从而实现智能主机控制、远程控制等。

4. 智能家电控制系统　电器控制采用弱电控制强电方式，既安全又智能，可以用遥控、定时等多种智能控制方式实现对家里的灯、电视、窗帘、摄像头、饮水机、插座、空调、地暖、投影机、新风系统等进行智能控制。智能照明系统可以实现对全宅灯光的遥控开关、调光。图20-2-1展示了智能窗户的例子。

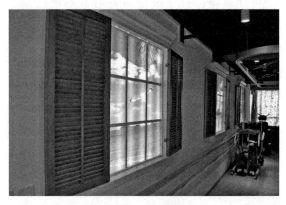

**图 20-2-1　智能窗户**

## 三、智能家居的分类

智能家居一般涵盖智慧家庭和智慧社区两个层次。智慧家庭是指以住宅为平台，利用通信、安防、控制技术等将家居生活有关的设施集成，构建高效的住宅设施与家庭日程事务的信息管理系统。智慧社区基于智慧家庭，但将应用范畴从住宅扩展至整个社区。除智慧家庭系统外，智慧社区还包含社区安全防范系统和社区智能管理系统等，可扩展到医院、养老院、护理中心等。

1. 以家为中心的应用场景　使用者需要能便捷地控制家庭中的各种终端设备，家庭中各种终端设备能无缝连接、共享信息，甚至能自动为使用者完成特定的指令，家庭设备与外界交互与反馈（通过设备监测自动发出联系家人、购物、安全、娱乐等指令，与智能社区交互），从而极大地提升家居生活的舒适性、便利性和安全性。

2. 出门在外的场景　随着生活水平的提高，以及人们生活观念的改变，特殊人群不再只是固守在家，他们需要走出家门，融入社会生活。这就需要有一款或多款智能终端设备，能够采集个人或环境信息，并能借之与各类场景进行交互，提升移动生活的便利性、舒适性和娱乐性。这些智能终端设备主要由智能手机和可穿戴设备组成，这些场景可能包括驾驶场景（与智能汽车交互）、室内场景（与智能建筑交互）、室外场景（与智慧城市交互）等。

3. 可穿戴设备　一般指持续开机、能轻松被人体穿戴的智能终端设备。可穿戴设备的形态变化多端，可以是手表、眼镜、织物、隐形眼镜、屏幕、手环，也可以是助听器，甚至是皮肤上的文身。不久前，某公司研发了能够控制空调的可穿戴设备——智能手表，这让空调的使用比智能手机应用更随心，回家前，家中空调根据智能手表传达的体温、心率等信息自动调节到适宜的温度；对着手腕上的手表，简单地发个指令，空调便调节出风量，实现开关机、调节风量、湿度等空调功能。

智能家居与可穿戴设备，同是智能化时代的产物。当智能家居平台足够完善，可穿戴设备技术成熟，二者的交互融合是大势所趋。如智能手环、智能手表、GPS智能皮鞋等的使用，可知道老年人离开家门的时间，随时定位老年人所在位置等，防止失智老年人走失。

## 四、智能家居应用示例

智能家居在残疾人、老年人家庭中的应用越来越广泛，可以协助功能障碍者较好地进行日常活动，监控活动中的风险，如目前较多用于独居老年人的智能家居系统可以达到以下功能：

1. 健康监测　可动态监控血压、心率、呼吸、血糖等健康相关指标，并有提示和预警功能，自动将异常情况发送至子女或其他指定监护人员。

2. 离床或跌倒预警　可监测老人在床及离床时间，超出设定时间范围则可自动发送预警，还可监测进入厕所的时间，如长时间未从厕所出来，则可能有意外的情况，会发出预警和提醒。

3. 监测居家安全　如认知障碍者、记忆减退者时常出现忘记关厨房的燃气灶、忘记关水龙头等，安装了智能监测系统可在燃气超过一定的浓度时报警，家中湿度或地面水位达到一定的程度时触发报警开关，提醒及时处理，避免带来不必要的损失和安全隐患。

（傅道元　李奎成）

# 参考文献

[1] 李奎成,闫彦宁.作业治疗学[M].北京:电子工业出版社,2019.

[2] 肖晓鸿,李古强.康复辅助器具技术[M].2版.北京:人民卫生出版社,2019.

[3] 舒彬.临床康复工程学[M].3版.北京:人民卫生出版社,2019.

[4] 窦祖林.作业治疗学[M].3版.北京:人民卫生出版社,2018.

[5] 刘夕东.康复工程学[M].2版.北京:人民卫生出版社,2018.

[6] 黄群.造物研究:通用设计[M].武汉:武汉理工大学出版社,2020.

[7] 朱图陵.功能障碍者辅助器具基础与应用[M].2版.深圳:海天出版社,2019.

[8] 陈世海.通用设计[M].北京:北京理工大学出版社,2018.

[9] 王荣光.辅助器具适配教程[M].沈阳:辽宁人民出版社,2016.

[10] 何成奇.作业治疗技能操作手册[M].北京:人民卫生出版社,2017.

[11] 沈光宇,杨卫新,谭文捷.康复医学[M].3版.南京:东南大学出版社,2016.

[12] 佛罗斯特.轮椅服务中级教程[M].钟磊,赫琳,译.北京:求真出版社,2016.

[13] 范佳进.社会福利之残疾人辅助器具服务的技术与管理[M].深圳:海天出版社,2014.

[14] 闵水平,孙晓莉.作业治疗技术[M].北京:人民卫生出版社,2016.

[15] 焦舰,孙蕾,杨旻.城市无障碍设计[M].北京:中国建筑工业出版社,2014.

[16] 刘连新,蒋宁山.城镇无障碍设计[M].北京:中国建筑工业出版社,2014.

[17] 范佳进.社会福利之残疾人辅助器具服务的技术与管理[J].深圳:海天出版社,2014.

[18] 中华人民共和国国家质量监督检验检疫总局,中国国家标准化管理委员会.中华人民共和国国家标准:康复辅助器具分类和术语:GB/T 16432—2016/ISO 9999:2011[S].北京:中华人民共和国国家质量监督检验检疫总局,中国国家标准化管理委员会,2016.

[19] 中华人民共和国国家质量监督检验检疫总局,中国国家标准化委员会.残疾人辅助器具日常生活的环境控制系统(GB/T 28922—2012)[S].北京:中国标准出版社,2013.

[20] 中国残疾人康复辅助器具中心,中国标准出版第六编辑室.残疾人康复辅助器具标准化工作手册[S].北京:中国标准出版社,2010.

[21] 张旭,陈功.老龄化背景下的康复辅助器具利用与需求研究进展[J].中国康复理论与实践,2016,22(11):1350-1353.

[22] 魏晨婧,孙利宁,赖卿,李高峰.计算机辅助器具适配方法与挑战[J].中国康复理论与实践,2015,(6):737-740.

[23] 刘怿,解韬.基于安居养老的居家环境适老化改造服务研究:澳大利亚的经验与启示[J].老龄科学研究,2021,9(7):64-77.